国家出版基金项目
NATIONAL PUBLICATION FOUNDATION

"十四五"时期国家重点出版物出版专项规划项目

新一代人工智能理论、技术及应用丛书

机器学习辅助医学影像分析与临床诊断

刘小伟　侯木舟　殷亚妮　张　洁　著

科学出版社

北　京

内 容 简 介

随着现代医学发展，疾病数据的生产和积累已经远远超出了医务工作者人脑智能所能承担的处理上限。机器学习将临床疾病诊断由人脑智能跨入人工智能时代，有助于高效解决现代健康问题。本书以统一而较为简明的方式介绍了机器学习在图像识别与疾病诊断中的应用及进展，首先介绍有关人工智能机器学习各种算法基础以及各种不同人工智能算法在临床诊断中的应用；然后详细阐述不同类别的图像识别技术在临床中的具体运用，包括从消化内镜图像、超声影像、CT 等影像图像到自然光线采集照片在疾病诊断中的应用。本书内容深入浅出，由基础到实践逐一展开，实用性强。

本书适合高等院校计算机、数学、医学专业的学生，也同样可以为在医疗工作中需要求解相关的临床问题的医务或工程人员提供解决方案和理论工具。

图书在版编目（CIP）数据

机器学习辅助医学影像分析与临床诊断 / 刘小伟等著. --北京：科学出版社，2024. 11. --（新一代人工智能理论、技术及应用丛书）.
-- ISBN 978-7-03-079669-1

Ⅰ. R445-39

中国国家版本馆 CIP 数据核字第 2024ZA4691 号

责任编辑：姚庆爽 / 责任校对：崔向琳
责任印制：师艳茹 / 封面设计：陈　敬

科 学 出 版 社 出版
北京东黄城根北街 16 号
邮政编码：100717
http://www.sciencep.com

北京中科印刷有限公司印刷
科学出版社发行　各地新华书店经销
*
2024 年 11 月第 一 版　开本：720×1000　1/16
2024 年 11 月第一次印刷　印张：19
字数：383 000
定价：**180.00 元**
（如有印装质量问题，我社负责调换）

"新一代人工智能理论、技术及应用丛书"编委会

本书编写委员会

主　　任：刘小伟

副 主 任：侯木舟　殷亚妮　张　洁

编写人员：(按姓名拼音排序)

曹　聪　　陈琳琳　　陈水姣　　戴渝卓　　杜　珊

冯莉娟　　傅冬妮　　辜　雷　　郭一鸣　　郝　蓉

何　健　　李　勇　　李筱君　　李钏颖　　刘亚军

卢　爽　　卢放根　　孟　钰　　彭　誉　　粟　日

汪　政　　王姣菊　　王思竹　　吴　宇　　伍明峰

肖　英　　徐　峰　　严　璐　　颜腊梅　　易　俊

张晓梅　　周美容

"新一代人工智能理论、技术及应用丛书"序

科学技术发展的历史就是一部不断模拟和扩展人类能力的历史。按照人类能力复杂的程度和科技发展成熟的程度,科学技术最早聚焦于模拟和扩展人类的体质能力,这就是从古代就启动的材料科学技术。在此基础上,模拟和扩展人类的体力能力是近代才蓬勃兴起的能量科学技术。有了上述的成就做基础,科学技术便进展到模拟和扩展人类的智力能力。这便是 20 世纪中叶迅速崛起的现代信息科学技术,包括它的高端产物——智能科学技术。

人工智能,是以自然智能(特别是人类智能)为原型、以扩展人类的智能为目的、以相关的现代科学技术为手段而发展起来的一门科学技术。这是有史以来科学技术最高级、最复杂、最精彩、最有意义的篇章。人工智能对于人类进步和人类社会发展的重要性,已是不言而喻。

有鉴于此,世界各主要国家都高度重视人工智能的发展,纷纷把发展人工智能作为战略国策。越来越多的国家也在陆续跟进。可以预料,人工智能的发展和应用必将成为推动世界发展和改变世界面貌的世纪大潮。

我国的人工智能研究与应用,已经获得可喜的发展与长足的进步:涌现了一批具有世界水平的理论研究成果,造就了一批朝气蓬勃的龙头企业,培育了大批富有创新意识和创新能力的人才,实现了越来越多的实际应用,为公众提供了越来越好、越来越多的人工智能惠益。我国的人工智能事业正在开足马力,向世界强国的目标努力奋进。

"新一代人工智能理论、技术及应用丛书"是科学出版社在长期跟踪我国科技发展前沿、广泛征求专家意见的基础上,经过长期考察、反复论证后组织出版的。人工智能是众多学科交叉互促的结晶,因此丛书高度重视与人工智能紧密交叉的相关学科的优秀研究成果,包括脑神经科学、认知科学、信息科学、逻辑科学、数学、人文科学、人类学、社会学和相关哲学等学科的研究成果。特别鼓励创造性的研究成果,着重出版我国的人工智能创新著作,同时介绍一些优秀的国外人工智能成果。

尤其值得注意的是,我们所处的时代是工业时代向信息时代转变的时代,也是传统科学向信息科学转变的时代,是传统科学的科学观和方法论向信息科学的科学观和方法论转变的时代。因此,丛书将以极大的热情期待与欢迎具有开创性的跨越时代的科学研究成果。

　　"新一代人工智能理论、技术及应用丛书"是一个开放的出版平台，将长期为我国人工智能的发展提供交流平台和出版服务。我们相信，这个正在朝着"两个一百年"奋斗目标奋力前进的英雄时代，必将是一个人才辈出百业繁荣的时代。

　　希望这套丛书的出版，能给我国一代又一代科技工作者不断为人工智能的发展做出引领性的积极贡献带来一些启迪和帮助。

李衍达

序

随着各种生物检测技术的发展和在医学领域的应用，海量的疾病相关数据不断产生和发展。在大量数据的支撑下，疾病数据模型越来越接近事实，有力地推动疾病的诊疗向个体化和精准化方向发展。目前来说，医生是应用这些数据来诊疗疾病的主体，而人脑储存和处理数据的功能有限。虽然每天都会有大量的医疗数据产生，只有一小部分医疗数据被处理并应用到临床工作，难以达到个体化和精准医疗的目的。相较于人类的有限能力，计算机具有超大储存能力和高速计算能力，如果加持医生的临床思维方法从而集成相应的数学算法，形成医学人工智能技术，就可以为真正达到利用大数据精准诊疗疾病的目标提供无限的潜能。

令人兴奋的是，机器学习人工智能技术在疾病诊疗中运用短短的十几年时间，就已能深入疾病数据的采集、疾病判断、治疗决策和预后评估中。在数据采集方面发展尤为迅速，不仅是单变量监测如血糖、肌酐、心电图和肺功能等，更为复杂的数据构成如电子病历记录的疾病分类和预后等方面的多因素处理都变得简单快速。不仅如此，医学图片判断分析方面更是显示出人工智能技术的超强数据处理能力和优于人脑的准确率，如自然光照片的皮肤疾病判断、眼睛巩膜和舌面照片分析；内窥镜下的各种图片如胃肠镜、支气管镜及泌尿生殖道的图片分析；还有显微镜下组织学照片、CT 图片等的分析，最终转化为该疾病的重要诊疗手段，成为医师的好助手。此外，人工智能技术结合智能手机采集数据这一途径受到重视，研究人员只需要移动感知设备动态记录从健康到疾病再到随访的数据，用这些动态数据建立各种疾病模型，使得疾病的发生发展是可预测的、可预防的。这一人工智能技术利用智能手机可在人群中广泛应用，未来可能改变现有的单一看医生的疾病诊疗方法，实现个体化和可共享的诊疗模式。

机器学习人工智能应用在医疗领域中，短时间内就取得了不俗的成绩，并且引起了业界的广泛关注。然而，医学与人工智能技术是两门学科的结合，机器学习的算法主要依赖于数学原理，医生的思维方法依赖于医学科学规律，目前在临床上应用的人工智能技术并不是严格意义上的数学原理和医学思维方法的深度结合产物，要想取得两者的完美结合，还有很长的路要走。为了解决这一问题，有的高校创立了新的医学学科，即医学工程学，开设计算机学科、机械工程学，培养出来的学生能够将医疗经验和数学科学有机结合，解决现代健康问题，这一类人才将来必定成为医学人工智能的领军人物。

　　总之，数学原理和医学思维方法深度融合，必将推动疾病诊疗模式和医学教育的变革。这本书正是迎合了培养现代医生的需要，将常用的数学算法原理和机器学习在医学图像分析中的应用展示给读者。适用于临床医师、数学及计算机专业的跨学科人才学习，为培养医学人工智能人才和创立医学工程学科打下基础。

中南大学湘雅二医院

2023 年 6 月 18 日

前　言

　　医学的进步离不开数据的获取、储存、传输和处理能力的不断提升。随着现代医学的发展，临床医学数据已进入大数据甚至超大数据时代，而数据获取和加工处理仍然依赖于人脑的智能，如声、光、电、磁获取的人体信号需要人脑智能转译成医疗数据。显然，疾病数据的生产和积累已经远远超出了医务工作者人脑智能所能承担的处理上限。一病医生(一个医生只会看一种病)和一技术医生成了为人脑智能减负的标志。尽管这种医疗模式有助于提高疾病的诊疗能力，但是人体是一个多器官组织结合和功能协调相互影响的有机体，病种和技术的可分性与人体结构的统一性形成了又一突出矛盾。为了诊断和治疗一种疾病，多科室会诊、远程多医院会诊成了常态。这种诊疗形式是利用多个人脑智能处理同一组数据，然而在现实中，往往可能加重病人的经济负担，使诊疗时间延长，甚至医患矛盾增加。

　　近年来，医师们一直致力于寻找能够快速处理超大数据的方法，于是人工智能技术的出现正好契合这一临床研究的要求，使医学人工智能的发展水到渠成。简而言之，这项技术就是使计算机以人脑记忆的方式储存数据，以人脑思维的方式组织计算机的算法处理和获取数据，从而达到代替人脑智能诊断疾病的目的，将临床疾病诊断由人脑智能跨入到人工智能时代。正如医生通过学习获得了疾病诊断能力一样，计算机是从大量疾病个体中提取数据特征，建立疾病判别模型，运用于临床判别疾病，这一过程谓之机器学习。临床上病患的图像往往是找到病因的关键，如内镜图像、CT 图像等。但是临床医生必须经历 3～5 年甚至更长时间的系统学习过程，才能获得正确识别图像的能力，而且还仅限于某一专科病例图片。而计算机深度学习大量的图片，通过各种算法找到图像中的特征性改变的部位，将同一疾病中的这些特征再综合，建立图像识别的应用模型，该应用模型可用于判断未知图像是否适合该疾病的图像标准，从而达到疾病诊断的目的。这一技术大大弥补了人脑处理数据能力的不足。

　　尽管机器学习人工智能技术被广泛应用于肿瘤早期诊断、病理解读、糖尿病视网膜病变的诊断、内镜息肉的检出等方面。但目前在临床医学应用的人工智能技术并不是严格意义上的深度结合数学原理和临床思维原理的产物，还有很大的差距。同时人工智能的发展面临着许多挑战，例如数据标注及均一化处理，图像偏差性的避免，以及数据共享和隐私保护等一系列问题。因此需要培养更多医学人工智能的领军人物，将医疗经验和数学科学有机结合起来，高效解决现代的健康问题。

本书为人工智能的学习打开一扇大门。本书共有9章，内容主要包含了疾病数据获取的图像识别和数据处理两方面内容。首先介绍有关人工智能与机器学习各种算法基础以及各种不同人工智能算法在临床诊断中的应用，满足不同数据的处理；然后在第4章～第8章详细阐述了不同类别的图像识别技术在临床中的具体运用，包括从消化内镜图像、超声影像、CT等影像图像到自然光线采集照片在疾病诊断中的应用；最后以消化系统疾病为例介绍了基于机器学习辅助临床诊治的相关理论和研究成果。

衷心感谢各位专家对本书的贡献。需要说明的是，本书中很多内容基于作者对人工智能和医学专业的理解，如有不当，敬请批评指正。

目　　录

第1章 引　言

1.1　医学影像学分析与人工智能

1.1.1　基本概况

1. 医学影像学定义

医学影像学是指涉及 X 射线、计算机断层扫描术(computer tomography，CT)、磁共振、超声学、数字减影血管造影(digital subtraction angiography，DSA)、核医学影像学、介入等技术手段的应用及影像诊断的学科。但本书中我们采用的是更广义的概念，除了传统医学影像学所包括的内容之外，还纳入可能涉及的其他影像，如自然光线采集照片、内镜影像等，以求从更宏观的角度介绍人工智能(artificial intelligence，AI)在影像分析中的应用，希望能为读者提供新的视角与思路。

2. 人工智能定义

人工智能有很多种定义，一般指计算机科学的一个领域，致力于建立并执行一个系统，以完成以往需要人类智能才能完成的任务。人工智能具有模仿人类认知功能的能力，通过先进的计算能力、大量的数据和不断更新的算法解决实际问题。人工智能可以广泛应用于医疗保健的各个领域。

1.1.2　技术手段

人工智能目前已有多种较为成熟的技术手段。一般来说，人工智能有三种类型：基于规则的搜索引擎输出答案的符号方法、基于贝叶斯定理的方法、基于深层神经网络的连接主义方法。每种方法都有其优缺点，而联结主义方法最近在解决复杂问题方面受到了广泛关注。此处我们主要向读者介绍基于深层神经网络的连接主义方法，主要阐述机器学习与深度学习在医学影像方面的应用。机器学习是 Arthur Samuel 在 1959 年提出的一个术语，用来描述人工智能的一个子领域，其中包括所有允许计算机在没有明确编程的情况下从数据中学习的方法。机器学习已经被广泛应用于医学成像。在属于机器学习范畴的各种技术中，深度学习已经成为最有前途的技术之一。

1. 机器学习

机器学习包含了模仿大脑中生物神经网络结构的计算模型和算法，即人工神经网络。人工神经网络由层和连接的节点组成，相互连接的节点组成分层结构，目的是以与人类大脑相似的方式接收信息。神经网络由大量互联的基本计算单元(人工神经元)组成，带有输入层(接收输入数据，如图像)、隐藏层(提取数据中的模式)和输出层(产生数据处理的结果，如诊断)，形成一个复杂的多层网络。在训练过程中，通过学习算法对权值进行参数化，确定每个节点的权值。每个节点的权重都朝着梯度下降的方向动态优化，以减少损失从而提高准确性，通过迭代反向传播，可以得到最优的权值。

算法是创建模型的一系列步骤，创建好的模型可以用于根据训练样本的特征最准确地预测类。机器学习算法可以根据训练方式分为：有监督、半监督、无监督和强化学习。监督式学习算法的例子包括支持向量机(support vector machine，SVM)算法、决策树算法、线性回归算法、Logit 模型算法、朴素贝叶斯算法、K 近邻算法、随机森林算法和神经网络算法。

临床影像学的数据通常是复杂的，具有高分辨率、三维(three-dimension，3D)、四维(four-dimension，4D)、多模态、多通道且海量的特征，机器学习可以通过图像重建和增强，通过成像设备产生的源数据生成适合人类判读的图像；可以通过自动标记，从叙述性报告和临床笔记中提取信息，快速生成用于机器学习研究的训练数据，对临床影像的工作起到辅助作用。

2. 深度学习

前面我们提到了隐藏层的概念，深层神经网络就具有大量的隐藏层。早期的神经网络通常深度较低，层数一般小于 5 层，这主要是因为计算能力不足以处理更多的层。随着计算能力的提高，深度学习逐渐发展起来。不同类型的深度学习可以实现不同的目的，如图像的自动目标检测和分割，自动语音识别，以及生物信息学中疾病的基因型和表型检测和分类等。其中卷积神经网络(CNN)是目前最成功的图像分析模型。CNN 是生物性神经网络，模仿大脑皮层行为，即大脑皮层中包含一个对视野小区域敏感的细胞复杂结构。深度 CNN 的结构允许从简单的特征(如图像强度)组合复杂的特征(如形状)来解码图像原始数据，而不需要检测特定的特征[1]。CNN 可以模拟卷积的数学运算，使用卷积层和池化层，与人工显著减神经网络相比，显著减少了权重的数量，还可以考虑空间不变性[1]。深度学习在医学影像分析中可以完成以下典型的任务：分类、检测、分割、配准、检索、图像生成和增强。深度学习在医学各个领域的诊断上也有广泛应用前景，下面来详细介绍。

1.1.3　应用领域

从图像采集与处理到辅助诊断，人工智能在影像学中的广泛应用，将显著影响影像科医生的工作方式。

1. 图像采集与处理

图像去噪是医学图像分析中的一个重要预处理步骤，基于机器学习[2]和深度学习的医学图像去噪方法已经成功实现。

2. 辅助诊断

1) 呼吸系统

人工智能在呼吸系统的应用是研究的热门领域。在肺结节、肺结核的检测中都有着大量报道。深度学习模型与人工识别肺结节相比，总体敏感性提高，读片时间减少，并且不受辐射剂量、患者年龄或 CT 制造商影响[3]。肺结节的三维分割往往通过人工标注，需要耗费大量时间精力，基于人工智能的肺结节算法研究可以提高分割效率[4]。经过预先训练的深度卷积神经网络——AlexNet 的模型可以用于胸片中肺结核病检测[5]。

2) 消化系统

人工智能在结肠息肉检出中有巨大潜力[6]。卷积三维网络更适合于视频数据集，具有实时检测息肉的能力。腺瘤检出率是结肠镜检查质量的指标，人工智能系统显著增加腺瘤检出率和平均每例腺瘤数[7]。基于深度卷积神经网络开发的上消化道癌内镜 AI 辅助诊断系统(GRAIDS)对上消化道肿瘤的诊断敏感性高达 90%以上，且具有实时活检部位精确提示、内镜检查智能质控和自动采图等功能，在医生进行内镜检查的同时自动捕获图像并进行云端分析，实时提示精确的可疑病灶区域，指导内镜医生选择活检部位。在检查过程中，该系统能对检查时间和检查部位进行质控，减少遗漏关键信息，提高检查质量；在临床操作中，该系统能够依据指南要求自动采图存储，减少医生"一心两用""手脚并用"带来遗漏关键信息的可能性，相当于一个顶尖的内镜专家在实时指导内镜检查操作，极大地加快了内镜检查的速度并提高了活检的阳性率，为优化内镜医生工作模式，提高内镜检查效率和诊断准确率提供了可靠的解决方案。此外，人工智能在 IBD 诊断[8]、幽门螺杆菌检测等领域的研究也有突破。

3) 心血管系统

人工智能在预测心血管事件风险上也可以起到辅助作用。回旋神经网络可以辅助超声心动图的诊断。此外，血管内超声可用于检测管腔和中膜外膜的边界，光学相干断层扫描可用于冠状动脉三层的分类，心脏单光子发射计算机断层扫描可用于诊断冠状动脉疾病和提高心肌灌注成像的诊断准确性，磁共振成像(magnetic resonance imaging，MRI)可用于在短轴 MRI 中高效快速地显示心脏分段。除冠心病外，心力衰竭等复杂疾病中也可以运用人工智能。

4) 肿瘤

在肿瘤的检测与治疗中，人工智能可以从医学图像中提取强度、形状、纹理、波长等数据，并通过机器学习的方法，预测治疗反应，进行良性和恶性肿瘤的鉴别，以及评估许多癌症类型的遗传学特征，对预后进行判断等。在乳腺癌中，深度学习可以应用于筛查性乳腺 X 射线辅助诊断(识别和描述乳房中的微量钙沉积)[9]以及乳腺癌转移的预测；有文献报道在区分乳腺癌和乳腺纤维腺瘤方面，深度学习的诊断性能优于医生[10]。在肺癌中，人工智能可以预测肺腺癌和肿瘤组织学亚型的远处转移以及疾病复发、体细胞突变、基因表达谱和总生存率。在肝癌中，深度学习可以用于预测肝细胞癌(HCC)经导管动脉化疗栓塞反应[11]。在结直肠癌中，深度学习算法预测微卫星不稳定性，对于林奇综合征诊断有着重要作用。在胰腺癌中，人工智能在腹部 CT 扫描中的应用有助于发现胰腺导管腺癌。有研究将深度学习与放射科医生的表现做了比较，发现深度学习技术在超声检查和核磁共振检查中的表现与放射科医生不相上下，在 PET-CT 淋巴结转移的分类上，深度学习的敏感性高于放射学家。在肿瘤病理中，人工智能也有很好的应用。显微镜增强现实技术(ARM)可以加载于普通的显微镜上，给普通光学显微镜装上一双智慧之眼，使其可以根据放大倍数的变化，实时无延迟地圈出可疑区域，帮助使用者准确地识别病理特征。目前，这个系统已经在乳腺癌的淋巴结转移和前列腺癌检测中获得了很好的结果。

在肿瘤放疗中，人工智能勾画靶区可以提高准确率，很大程度避免由于靶区勾画得不准确导致的无效治疗。人工智能勾画靶区已经成功运用在肺癌、乳腺癌、鼻咽癌、肝癌、前列腺癌、食管癌和皮肤癌上。手工分割原发肿瘤和转移淋巴结是最耗时间的，肿瘤分割的准确性可以直接影响放疗剂量。此外，人工智能平台还可以通过预测肿瘤的辐射敏感度和根据肿瘤和器官的轮廓制定具体治疗计划所能达到的最佳剂量处方，实现放射治疗的个性化[12]。

5) 其他

在骨科中，人工智能可以用于骨折的分类和骨龄的估计。在神经系统中，人工智能可以用于急性出血的脑部扫描、磁共振出血图像的鉴别等。在眼科，目前应用最为广泛的是筛查糖尿病视网膜病变，此外也有应用于儿童的先天性白内障检测的报道。皮肤科的日常诊疗过程中会产生大量图片，非常适合人工智能的研究，人工智能在皮肤癌的分类中可以起到重要作用。

现在大数据的时代已经来临，每天全世界的医疗机构中都有海量数据生成，如何利用好这些数据为医疗服务是人工智能的重要研究方向。除了医学影像学之外，其实人工智能还涉足了医学的其他领域。例如：精准医疗——基于"组学(omics)数据"，包括基因组学、基因转录组学、蛋白质组学、代谢组学等；辅助诊断——基于病历、文献等医疗大数据；药物研发——解决药品研发周期长成本高的问题。除此之外，还有人工智能与可穿戴设备结合，进行个人健康数据预测和管控疾病风险等。这是一片待开拓的广阔天地，对于多学科的人才而言，都有非常好的前景。

1.2 临床诊断与人工智能

疾病是在致病因素的作用下,影响患病个体的器官和组织的形态结构及功能,从而在不同层面表现出异常变量，如症状、体征，检验检查等。无论可感知还是不可感知的异常变量都是事实存在于患者个体这一实体中，构成疾病的实体变量群。从信息学的角度谓之疾病实体数据集合。尽管疾病的不同阶段和不同患病个体其实体数据集合存在一些差异，而不同疾病各自均具有符合疾病普遍特征的共有数据集合。承担疾病诊断的临床医生通过与患者交流，利用自身感觉器官检查及借助仪器的辅助获取存在于疾病实体中的表型数据。从不同时间和地区的医生收集和积累的大量表型数据中，抽提出用于疾病诊断的表型数据模式。这种疾病表型数据模式就是用于临床的疾病诊断标准或专家共识意见，是当时最接近于疾病实体表型的数据集合。数据模式是可变的，随当时的疾病数据获取能力、贮存能力和传输能力的发展而完善。

临床诊断的目标就是最大限度地获得接近于疾病实体的表型数据模式，以达到及时准确诊断疾病的目的。大量新仪器、新设备和新技术的应用，大大提升了疾病表型数据的获取能力，同时，在数据的贮备能力和传输网络化的加持下，疾病表型数据已经从小数据时代迈入大数据时代。而数据获取和处理仍然仅能通过医生的人脑智能承担，数据产生的速度远远超过人脑贮存和处理的速度，只能通过扩大医院规模的方式以减少人脑智能的负荷。因为，人体是一个相互协调的有机体，只掌握少量数据的医生难以全面诊疗一个疾病。随着计算机的网络的发展，计算机的超大贮存能力、超强计算能力和赋予这些能力智能的各种编程语言的发展，已可以将医生疾病诊断的智能转移到计算机承担，疾病诊疗的人脑时代也逐步迈向了人工智能时代。

1.2.1 疾病诊断的人脑智能时代

纵观临床医学的发展，医学数据的获取、贮存、传输和处理能力一直不断提升，使疾病诊断朝着更准确和更及时的方向发展。而人脑智能的有限性也影响着医疗体系和医院规模的发展。尤其迈入大数据时代仅依靠人脑获取和处理医疗数据已经不堪重负，造成了一个医生难以完全掌握一种疾病的局面。实际上，医学发展历程是人脑智能的有限性与疾病数据获取、贮存和传输无限性相互作用的综合体现。

在临床医学发展的早期，受医学数据的获取、贮存和传输的限制，积累有限额数据仅能存贮在人脑中。医学教育尚未发展，疾病数据获取能力低下，仅靠有限个体记忆少许医疗数据。通过口口相传这种失真的区域性数据传输方式，形成了所谓祖传秘方，医疗世家及医生越老越好的现象。事实上，这些世家或秘方的代名词是一个医生只能看一种病甚至是半种病，或只会用一个秘方。医疗数据的不断积累，促进了医学教育的发展，培育出大批从事疾病数据获取、处理和记录的人才。不仅可以同时在不同地区、不同个体中收集到同一种疾病的表型数据，也可以将不同时期的个体疾病数据以档案的形式贮存，大大提升了疾病表型数据的获取和存储能力。大量医疗设备仪器和新技术的应用，涌现出大量数据生产的科室和公司，疾病数据的生产显现爆发性增长，疾病数据的规模朝着大数据时代不断迈进。

尽管临床医学数据已进入大数据甚至超大数据时代，而数据获取和加工处理仍然依赖于人脑的智能。如声、光、电、磁获取的人体信号，需要人脑智能转译成医疗数据。大量的疾病数据需要人脑智能抽提出接近疾病实体数据的表型数据模式用于疾病诊疗。显然，疾病数据的生产和积累已经远远超出了医务工作者人脑智能所能承担的处理上限，只能通过扩大医院规模和结构改变医疗行为以适应数据的增长。出现了医院数量剧增并向专病化发展，如肝病医院、眼病医院、肺病医院及心脏病医院等；医院规模朝大型化发展，上万医务人员的医院越来越多；医院结构朝多科室发展，临床科室由十几个发展到几十个，一个专科出现多个亚专科如消化科分为肝病、炎性肠病、胆胰病及胃食管病等；数据生产科室同样越来越多和越分越细。一病医生(一个医生只会看一种病)和一技术医生成了为人脑智能减负的标志。出现这一发展趋势的原动力是数据生产超过人脑智能的承受范围。

医疗行为朝着一病医生和一技术医生的方向发展，减少人脑智能的负荷，有助于提高疾病的诊疗能力。但是人体是一个多器官、多组织细胞有机结合和功能协调相互影响的有机体。病种和技术的可分性与人体结构的统一性形成了又一突出矛盾。为了诊断和治疗一种疾病，多科室会诊、远程多医院会诊成了常态。形式上是利用多个人脑智能处理同一组数据，本质是人脑智能的有限性。采用扩大辅助检查范围和增加用药种类成为另一种弥补人脑智能不足的手段。

超大规模医院、先进的检测仪器和专家汇集结果带给患者的只有经济负担加重、检查创伤增多和诊疗时间延长、社会对医疗单位信誉度下降和医患矛盾增加。

电脑的储存额能力、计算能力和编程语言的快速发展，使得快速处理超大数据成为可能。预示着临床疾病诊断将由人脑智能跨入人工智能时代，也将促进医疗规模、结构和行为的更好发展，缓解医患关系和矛盾。

1.2.2　临床诊断的人工智能时代

疾病诊断的人工智能是指将在人脑中获取、处理和记忆的疾病数据的活动，以计算机程序的方式赋予计算机，使计算机以人脑记忆的方式储存数据，并以人脑思维的方式组织计算机的算法处理和获取数据，从而计算机能达到代替人脑智能诊断疾病的目的。人工智能诊断疾病的工作原理仍沿用人脑的工作方式，从疾病个体数据中获取具有特征性的疾病表型数据，将已积累的大量个体数据输入计算机，利用各种算法抽提出特征性的数据集合建立应用模型。运用建立的模型判断获取的个体疾病表型数据集，判别是否患有某种疾病。承担人脑疾病诊断的医生必经是经历了医生教育和获得一定工作经验的个体，通过学习获得了疾病诊断能力。而运用疾病判别模型判别疾病的计算机是从大量疾病个体中提抽数据特征，这一过程谓之机器学习。类似于人具有这一能力首先必须学习的过程。目前部分人工智能临床应用模型仍以单病模型研究为主，多种疾病的诊断模型仍在探索中。

人工智能的图像识别应归属于临床疾病诊断的疾病表型数据获取阶段，仅能得到疾病实体数据集中的一部分。例如，胸部的 X 射线和 CT 图像代表的是胸部疾病的形态学改变，肝脏的 B 超及 CT 图像代表的是肝脏的形态学变化，食管的压力图像代表的是食管的运动状态等。人工智能图像识别主要用深度学习的方法，其工作原理是：将图片信转化为数字信号，一张图像类似于一个数字分布矩阵；通过各种算法找到图像中的特征性改变的部位；对特征部分的数字矩阵的计算找出其特征；将同一疾病中的这些特征再综合，建立图像识别的应用模型。应用模型可用于判断未知图像是否适合该疾病的图像标准，从而达到疾病诊断的目的。目前建立的少数疾病图像识别模式的诊断效能均超过了人脑。这些进步可以减少图像识别的工作人员，有利于图像识别朝标准化和自动化方向发展，避免了因人脑经验不足、能力差异、疲劳和情绪差别而产生的不良影响。现在能建立的图像识别的人工智能模型仍然以监督学习的方法进行。若从多家医院大量数据非监督机器学习的方法建立模型将更有助于提高其识别效能，是今后不错的发展方向。

人工智能疾病表型数据综合处理用于临床诊断是难度最大的一项工作，并不是处理数据的计算方法问题，更为重要的是数据质量问题。影响数据获取质量有如下几方面。人的因素：因为经验、医患交流能力和疲劳影响疾病表型数据收集；仪器设备的敏感性和精密度影响数据的精确性；疾病处于不同阶段或不同个体疾病数据的表现度，及伴随病互相影响。这些因素影响了数据质量，体现在疾病表型数据的冗余度增加和特异性降低，成为了建立疾病诊断模式数据集的噪声，降低了疾病诊断的效能。需要通过采用专家共识意见的方式判断诊断的标准。随着获取疾病数据的新技术、新设备应用越来越多，更新越来越快，生产低质量的数据也越来越多。很难通过改变计算方法解决这一问题。目前采用降低噪声、降低维度和提升聚集度等算法，建立了一些具有一定诊断效能的人工智能诊断模型。而要完成有效的人工智能疾病诊断模型的建立并应用于临床，有待于完成疾病表型原始数据的高质量的获取。

1.3　人工智能在医学影像和临床诊断中的机遇与挑战

　　1956 年，"人工智能"一词首次于达特茅斯会议被提出。人工智能是指探索和发展用于模拟、延伸和拓展人的智慧的原理、方式、技能和应用体系的一种新兴的技术科学。人工智能研究的主要目的之一，就是要让机器能胜任某些通常要求人类智能来做的繁杂任务。

　　医学影像学，就是研究运用某种介质(如 X 射线、电磁场和超声波)和机体之间的相互作用,将个人机体内组织器官的构造和密度特征用影像的形式表现出来,以便医生根据图像所提供的信息作出判断。临床症状、生化检测结果以及医学影像表现，是医生在临床诊断中的重要依据。然而，上述资料都是可标准化的数据，可以交由人工智能进行处理。人工智能可以根据影像学表现与生理指标，快速地列出可能的疾病，辅助医生进行判断。

　　随着公众健康意识的提高，大量的医学影像数据飞速产生，而且医院缺少足够多的医生对图片数据进行快速、精确的阅读，因此对能快速处理海量影像数据的相关技术具有很大需求。目前，人工智能在医学影像与临床诊断中面临前所未有的机遇。人工智能被广泛应用于肿瘤早期诊断、病理解读，糖尿病视网膜病变的诊断、内镜息肉的检出等方面。

　　同时，与人类医生相比，人工智能具有以下优点：①人工智能判断更准确。人体生理结构图像太复杂，人眼通常很难识别这些特征，但是人工智能可以在研究大量案例后发现潜在的规律。例如，有研究表明，在胶囊内镜识别小肠出血的判读中，人工智能表现优于低年资的医生，而与内镜专家持平。②人工智能可以迅速分析大量图像。一次胶囊内镜检查往往包含着 10000 张以上的图像，需要花费医生 1~2h 判读时间，而这个工作，人工智能往往只要数分钟即可完成。③人工可以处理多种图像类型。现代医疗使得医生之间分工明确，影像科医生可能很少有机会接触到病理图像或者内镜图像。而经过训练的人工智能可以很好地判读多种图像类型。人工智能未来可以用于辅助影像科医生识别各种图像；辅助病理科医生判读病理图片；帮助消化科医生审阅内镜图像等。④人工智能可赋能远程医疗。目前，我国的医疗资源分配不均，医疗专家多就职于大型医院。而较为基层的医院，受限其自身水平，一些疾病难以识别。基层医院可以将检查图像上传给人工智能的医学图像中心，图像经过处理以及医疗专家判读后，结果可返回基层医疗机构。这样提升了整体医疗水平，也可方便患者就近获取优质医疗资源。

虽然人工智能在医学影像领域有着广泛而光明的前景，但同时其也面临着许多挑战：①数据标注及均一化处理。人工智能算法的开发需要足够多标记良好的医学影像图片。目前国内医院很多医学图像并非数字化图像，而数字化图像也需要经过医院同意以及匿名处理才可以使用。同时，由于不同类型疾病有不同的影像学表现，还需要对这些图片进行正确标注，才能使得机器学习模型能够进行正确的学习，而这一过程需要大量人工。②偏差性。医院之间由于使用机器不同、放射剂量不同，面对相同的病灶所得的图像可能也有不同。所以用一所医院图像数据训练出来的模型去分析另一医院的图像，准确率可能会下降。为了解决这个问题，在建立人工智能模型时应该尽量采取多中心数据来避免偏差。③数据共享。目前，大部分医院的医疗影像数据储存在自己的信息中心，因为涉及患者隐私等原因并不共享。而公共影像数据库仍处在起步阶段，很多疾病的数据缺乏。④法律法规在人工智能处理医学影像和临床诊断中仍有较多需要完善的地方。人工智能并不能保证一定准确，在作出临床判断后，其后续的临床结果的医疗责任划分，仍然没有明确规定。同时，因为涉及患者的医疗数据，如何保证患者的隐私权需要更多的法律标准。

人工智能在医疗图像识别上的运用才刚刚兴起，其未来的潜力是无限的，在保证医疗质量的前提下，能够提高临床诊断的效率，减轻医生的压力，改善患者的就医体验。虽然目前仍有许多挑战，但有着迅速进展的科技基础和市场的巨大需求，相信人工智能在医学图像识别和临床诊断中大有可为，前景光明。

参 考 文 献

[1] Zhu G, Jiang B, Tong L, et al. Applications of deep learning to neuro-imaging techniques[J]. Frontiers in Neurology, 2019, 10: 869.

[2] Kaur P, Singh G, Kaur P. A review of denoising medical images using machine learning approaches[J]. Current Medical Imaging Reviews, 2018, 14(5): 675-685.

[3] Liu K, Li Q, Ma J, et al. Evaluating a fully automated pulmonary nodule detection approach and its impact on radiologist performance[J]. Radiology-Artificial Intelligence, 2019, 1(3): e180084.

[4] Weikert T, Akinci D, Bremerich J, et al. Evaluation of an AI-powered lung nodule algorithm for detection and 3D segmentation of primary lung tumors[J]. Contrast Media & Molecular Imaging, 2019, 1545747.

[5] Kulkarni S, Jha S. Artificial intelligence, radiology, and tuberculosis: A review[J]. Academic Radiology, 2020, 27(1): 71-75.

[6] Mori Y, Kudo S E, Misawa M, et al. Real-time use of artificial intelligence in identification of diminutive polyps during colonoscopy: A prospective study[J]. Annals of Internal Medicine, 2018, 169(6): 357-366.

[7] Wang P, Berzin T M, Glissen Brown J R, et al. Real-time automatic detection system increases colonoscopic polyp and adenoma detection rates: A prospective randomised controlled study[J]. Gut, 2019, 68, 1813-1819.

[8] Li J, Qian J M. Artificial intelligence in inflammatory bowel disease: Current status and opportunities[J]. Chinese Medical Journal, 2020, 133(7): 757-759.

[9] Lehman C D, Yala A, Schuster T, et al. Mammographic breast density assessment using deep learning: Clinical implementation[J]. Radiology, 2019, 290(1): 52-58.

[10] Shi Z T, Ma Y B, Ma X W, et al. Differentiation between phyllodes tumors and fibroadenomas through breast ultrasound: Deep-learning model outperforms ultrasound physicians[J]. Sensors (Basel, Switzerland), 2023, 23(11): 5099.

[11] Seah J, Boeken T, Sapoval M, et al. Prime time for artificial intelligence in interventional radiology[J]. Cardiovascular and Interventional Radiology, 2022, 45(3): 283-289.

[12] Nguyen D, Long T, Jia X, et al. A feasibility study for predicting optimal radiation therapy dose distributions of prostate cancer patients from patient anatomy using deep learning[J]. Scientific Reports, 2019, 9(1): 1076.

第 2 章　人工智能与机器学习算法基础

2.1　机 器 学 习

机器学习是一门研究如何利用计算的手段，通过不断地学习经验来改善系统自身性能的学科[1-5]。在计算机系统中，"经验"通常使用"数据"的形式进行储存。机器学习研究的核心就是使用计算机从海量的数据中提炼出模型的算法，即"学习算法"。在得到了学习算法之后，将大量的数据投喂给学习算法，训练模型的参数，就可以得到一个基于这些训练数据的模型，这与人通过不断尝试进而得到某种经验的过程类似。聪明的人仅需要少量的尝试就可以从中学到经验和技巧，甚至可以触类旁通，拥有举一反三的能力。那么什么是一个好的学习算法呢？与人类似，一个好的学习算法可以仅使用少量的训练数据，快速地计算得到一个模型，并且这个模型是高精度的且具有较好的鲁棒性。找到一个好的学习模型就是机器学习研究的目标。

要进行机器学习，首先需要有足够大的训练数据集。数据集是一些记录的集合，每一条记录都是关于一个特定事件的描述，在机器学习中被称为"样本"。反应样本的表现或性质的属性被称为特征，这些属性的值被称为特征值，由所有属性张成的空间被称为特征空间或者样本空间。通常将一个样本的所有特征组成的向量叫做特征向量，样本的结果被称为标签或标记。

对于一个包含有 M 个样本的数据集 dataset $= \{x_1, x_2, \cdots, x_M\}$ ，每个样本包含 N 个特征，那么数据集中的第 i 个样本可以被表示为 $x_i = \{x_{i,1}, x_{i,2}, \cdots, x_{i,N}\}$ ， $x_i \in \mathfrak{X}$ 是 N 维样本空间 $\mathfrak{X}$ 中的一个向量， $x_{i,j}$ 表示第 i 个样本的第 j 个特征的取值， N 被称为样本 x_i 的维度。

从数据集中学习得到一个特定模型的过程被称为训练，用于训练的数据被称为训练数据，训练数据中的每一个样本被称为训练样本，所有训练样本构成的集合被称为训练集。模型训练的过程就是从给定的训练集中找到蕴含的规律或真相。所得到的模型也被称为学习器，是学习算法在所使用的训练数据集和参数空间上的一个实例化。

样本的结果信息被称为标记或标签，拥有标记信息的样本被称为样例，通常用 (x_i, y_i) 表示第 i 个样例，其中 $y_i \in \mathfrak{Y}$ 是第 i 个样本的标记， $\mathfrak{Y}$ 是所有标记构成的集合，被称为标记空间或模型的输出空间。

若样本的输出空间是离散值，那么我们通常将这类任务称为分类问题；若模型需要去学习一个具有连续值的输出空间，这类学习任务被称为回归任务。在分类问题中，通常将其中的一个类称为正类，另一个类被称为负类，通常记标记空间 $\mathfrak{Y} = \{+1, -1\}$。对于多分类任务，$|\mathfrak{Y}| > 2$。对于回归问题，$\mathfrak{Y} = \mathbb{R}$ 或 $\mathfrak{Y} = [0,1]$。模型训练的目标就是找到一个从样本空间 $\mathfrak{X}$ 到标记空间 $\mathfrak{Y}$ 的映射 $f : \mathfrak{X} \to \mathfrak{Y}$，满足对给定的训练集，有 $f(x_i) \approx y_i$。

在训练数据集上学习得到了模型后，我们可以使用这个模型对未知的样本进行预测，这一过程被称为测试。用于预测的样本被称为测试样本，测试样本构成的集合被称为测试集。测试的过程是利用在训练集上得到的映射 f 对测试样本进行投射，测试样本在输出空间的投影 $y = f(x)$ 被称为预测值。

根据训练数据集是否包含标签，常用的学习任务通常可以分为有监督学习和无监督学习两大类，当然也有弱监督学习和半监督学习等其他学习任务。有监督学习以分类和回归问题为主要代表，聚类模型则是一种被广泛应用的无监督学习模型。

机器学习的目标是学习一个模型，要求这个模型不仅在已有的训练集上表现优异，并且能对没有遇到过的新样本也能有较好的预测效果。对于有监督的模型，我们希望学习器能够准确地对样本的属性进行分类或回归，对于聚类算法等无监督学习模型，我们也希望学习器得到的规则能将测试样本划分到合适的簇中。这种对于新样本的适应能力被称为模型的泛化能力，一个好的模型应具有较强的泛化能力，能够很好地适用于整个样本空间。训练集是样本空间中的一个采样，由于训练集通常仅有少量的样本，为了更好地反映样本空间的总体特性，通常需要假设样本空间中的每个独立样本满足一个分布 $\mathfrak{D}$，我们假设所给定的训练样本是从这个分布上随机抽取得到的一个采样集合，即所有的样本都是独立同分布的。由中心极限定理保证了随着采样的训练集增加，子集的分布会接近整个样本空间，这样就增加了通过学习得到一个具有强泛化能力模型的可能性。

下面的章节中我们将介绍几种常用的机器学习算法:反向传播神经网络模型、极限学习机模型和支持向量机等模型。

2.1.1　逆传播网络

逆传播网络(back propagation network，BP 网络)，是一种多层前馈式神经网络。多层网络的学习能力远远高于单层感知机，想要训练一个多层网络，原有的感知机规则不再能够满足学习要求。误差逆传播算法(back propagation algorithm，BP 算法)是迄今为止最成功的神经网络学习算法之一。BP 算法不仅可以用于多层前馈神经网络，也可以用于其他类型的神经网络，如递归神经网络等。但是通常意义上的神经网络一般指用 BP 算法训练的多层前馈式神经网络。通过将信号向前传播，同时反向传播误差，输入信号首先从输入层经过隐藏层逐层提取特征，直到输出层。每一层的神经元状态只会影响与其相邻的下一层神经元的状态，与更深的层之间没有直接联系。若输出层的输出与期望不同，则进入反向传播过程。根据预测误差调整网络权值和阈值，使得网络的输出不断接近期望输出。一个 BP 网络的拓扑结构示意图如图 2.1 所示。

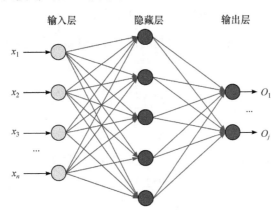

图 2.1　BP 网络拓扑结构示意图

图 2.1BP 网络分为输入层、隐藏层、输出层。BP 网络可以被视为一个非线性函数，BP 网络表达了从 n 个输入到 m 个输出之间的函数映射。一个 BP 网络的训练过程由以下步骤组成。

步骤 1　初始化网络。根据模型的输入 X 以及输出 Y 的变量数量确定网络输入层节点个数 n，隐藏层节点个数 l，输出层节点个数 m，初始化输入层、隐藏层和输出层神经元之间的连接权重系数 ϖ_{ij}、ϖ_{jk}，初始化隐藏层阈值 a，输出层阈值 b，模型的学习率 η 和激活函数 f。

步骤 2　计算隐藏层输出。根据输入变量 X，输出层与隐藏层之间的连接权值 ϖ_{ij}，隐藏层神经元的阈值 a，计算隐藏层网络的输出 H。

$$H_j = f\left(\sum_{i=1}^{n}\varpi_{ij}x_i - a_j\right), \quad j=1,2,\cdots,l$$

步骤 3　计算输出层输出。根据隐藏层输出 H，隐藏层与输出层的连接权值 ϖ_{jk}，输出层神经元的阈值 b，计算输出层网络的输出 O。

$$O_k = \sum_{j=1}^{l}\varpi_{jk}H_j - b_k, \quad k=1,2,\cdots,m$$

步骤 4　计算网络误差。根据输出层网络的输出 O 与期望的输出 Y，计算网络

预测的误差 ε 。

$$\varepsilon_k = O_k - Y_k, \quad k = 1, 2, \cdots, m$$

步骤 5　更新权值。根据网络预测的误差 ε ，更新网络连接权重系数 ϖ_{ij} 、 ϖ_{jk} 。

$$\varpi_{ij} = \varpi_{ij} + \eta H_j (1 - H_j) x(i) \sum_{k=1}^{m} \varpi_{j,k} \varepsilon_k, \quad i = 1, 2, \cdots, n, \quad j = 1, 2, \cdots, l$$

$$\varpi_{jk} = \varpi_{jk} + \eta H_j \varepsilon_k, \quad j = 1, 2, \cdots, l, \quad k = 1, 2, \cdots, m$$

步骤 6　更新阈值。根据网络预测的误差 ε ，更新隐藏层神经元的阈值 a 和输出层神经元的阈值 b 。

$$a_j = a_j + \eta H_j (1 - H_j) \sum_{k=1}^{m} \varpi_{jk} \varepsilon_k, \quad j = 1, 2, \cdots, l$$

$$b_k = b_k + \varepsilon_k, \quad k = 1, 2, \cdots, m$$

步骤 7　判断算法迭代是否结束，若未结束返回步骤 2。

BP 网络具有较强的表示能力，通过不断地更新权值，网络能够储存大量输入输出间的模式映射关系，而不需要预先给出具体的映射方程，通过从数据中挖掘信息，拟合一个数据输入与输出间的非线性映射。BP 算法拥有较好的泛化能力，通过对已有数据集的学习，得到的模型在其后的工作阶段，也能完成输入到输出空间的映射。BP 算法也拥有较强的容错能力，BP 网络允许输入样本带有一定的误差甚至个别错误，由于网络的输出是通过大量的权值所决定，模型中的规律是由全体样本中得到的，个别样本的误差对模型不会产生较大的影响，因此 BP 网络具有较好的鲁棒性。

BP 算法基于梯度下降策略，以目标的负梯度方向对参数进行调整。对误差

$$E_k = \frac{1}{2} \sum_{j=1}^{l} (O_k - Y_k)^2$$

给定的学习率 η ，有

$$\Delta \varpi_{hj} = -\eta \frac{\partial E_k}{\partial \varpi_{hj}}$$

注意到 ϖ_{hj} 首先影响第 j 个神经元的输出值 H_j ，再影响最终的输出值 O_k ，进一步影响误差 E_k ，我们有

$$\frac{\partial E_k}{\partial \varpi_{hj}} = \frac{\partial E_k}{\partial O_k} \cdot \frac{\partial O_k}{\partial H_j} \cdot \frac{\partial H_j}{\partial \varpi_{hj}} = \frac{\partial E_k}{\partial O_k} \cdot \frac{\partial O_k}{\partial H_j} \cdot b_h$$

BP 算法也有它自身的局限性。由于误差是一个 $m \times (n+1) + l \times (m+1) + 1$ 维空

间上的极为复杂的曲面,这个曲面上每一点的高度对应这一点的误差值,每个点的坐标对应 $m \times (n+1) + l \times (m+1)$ 个权值。当输出值 O_k 与期望值 d_k 接近时,误差的梯度接近 0,当输出值 O_k 始终接近 0 或 1 时,由于激活函数具有饱和性,梯度不能较好地往下传递,这使得网络训练的时候大大提高,不能较快地得到最优的权值参数。当误差函数非凸时,由于存在局部极小值,BP 网络容易发生训练较慢或陷入局部极小值的问题。当神经网络层数较多时,梯度下降算法由链式求导法则使用乘法将各层连接起来,当某一层的梯度趋于零或无穷大时,误差会由乘法累积,这导致算法容易产生梯度弥散或梯度爆炸的现象,无法得到较优的模型参数。

只需要一个包含足够多神经元的隐藏层,多层前馈式神经网络就可以以任意精度逼近任意复杂度的连续函数,但是如何设置隐藏层神经元数量尚未得到很好的解决,在实际问题中通常使用穷举法在某一范围内搜索最优解。

由于其强大的表示能力,BP 网络经常会产生过拟合的现象,即在训练集上误差不断下降,但是在测试集上误差升高。有两种常用的缓解 BP 网络过拟合的方法。第一种是提前停止:将数据划分为训练集和验证集,在训练集中,使用样本训练模型,优化参数,计算梯度、更新连接权重和阈值,在验证集上估计误差,当训练集误差保持降低,但是在验证集上误差升高,则停止训练,同时返回使得验证集误差最小的那个模型的连接权值以及阈值。另一种可行的方法是正则化:通过在描述误差的损失函数中加入一项用于描述网络结构复杂度的惩罚项,来避免训练得到的模型过于复杂。结构复杂度惩罚项与训练样本误差的权重通常使用交叉验证法来估计。

由于 BP 算法使用梯度下降法优化网络的权值与阈值,这个过程可以看作参数优化的过程。我们常见的有两种最优:局部最小(local minimum)和全局最小(global minimum)。局部最小是指在参数空间中局部邻域内的最小值,全局最小是指在整个参数空间的最小值,全局最小是局部最小的一种特殊情况。一个明显的事实是,我们在参数优化的过程中希望寻找参数的全局最优解。从某个初始解出发,在每次迭代过程中,我们首先计算误差函数在当前点的梯度,然后选取梯度下降最大的方向为搜索方向,若误差函数在当前点的梯度为 0 时,则已经到达局部极小,参数不再更新,这意味参数优化过程结束。但是当损失函数非凸时,损失函数不止一个局部极小值,算法不能保证找到的解一定是全局最优解。参数陷入局部极小值的问题是我们在训练过程中不希望看到的,在实际问题中,有一些常用的方法试图帮助模型跳出局部极小。一种显然的方法是随机选取多组初始值,从不同的初始位置开始搜索,这样就可能陷入不同的局部极小值,选取这些局部极小值中的最小值就可能获得更接近全局最小的结果。另一种方法是使用"模拟退火"算法,模拟退火技术在每一步都以一定概率接受比当前解更差的结果,从而有助于算法跳出局部极小值，在每一步迭代中，接受"次优解"的概率随时间逐渐降低，这保证了算法是稳定的。还有一种常用的跳出局部极小值的方法是使用随机梯度下降，与标准的梯度下降法不同的是，随机梯度下降法在计算梯度过程中加入了随机值，这使得即使模型陷入局部极小值，梯度依旧可能不为 0，这让算法有机会跳出局部极小进行进一步的搜索。但是这些跳出局部极小的改进大多是启发式算法，并不能保证收敛或一定能找到全局最优解。

2.1.2 极限学习机

使用单隐层前馈式神经网络(single-hidden layer feedforward neural network, SLFN)可以以任意精度逼近一个连续映射。这使得 SLFN 被广泛应用于许多领域，如黄金价格预测、疾病诊断、遥感图像分析、地标识别、蛋白质交互作用等。传统的学习算法如 BP 算法通常使用梯度下降法优化神经网络中的参数，但是梯度下降法由于其自身的缺点与不足，如训练速度慢、容易陷入局部极小值等问题，使得在实际问题中不能有很好的表现。针对单隐层前馈式神经网络模型参数学习也有新方法——极限学习机(extrema learning machine, ELM)。ELM 算法只需随机初始化产生或人为预先给定输入层与隐藏层间的连接权值以及隐藏层神经元的阈值，并设置隐藏层神经元个数。在训练隐藏层与输出层间的连接权重时无须迭代，只需对矩阵求逆和乘积运算，算法即可得到唯一最优解。相比于传统的方法，ELM 具有更快的训练速度和更好的泛化能力。由于 ELM 的这些优点，ELM 算法得到了很多关注，在过去的十几年中也产生了很多改进算法，如正则化 ELM、在线顺序 ELM 等。

一个经典的单隐层前馈式神经网络(图 2.2)由输入层、隐藏层、输出层组成。

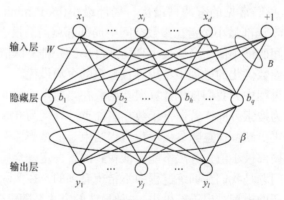

图 2.2　经典的单隐层前馈式神经网络结构示意图

输入层和输出层的神经元分别仅与隐藏层神经元以全连接的方式连接，若输入层有 n 个神经元，隐藏层有 l 个神经元，输出层由 m 个神经元组成。我们可以记

输入层与隐藏层间的连接权重 ω 为

$$\omega = \begin{pmatrix} \omega_{11} & \omega_{12} & \cdots & \omega_{1n} \\ \omega_{21} & \omega_{22} & \cdots & \omega_{2n} \\ \vdots & \vdots & & \vdots \\ \omega_{l1} & \omega_{l2} & \cdots & \omega_{ln} \end{pmatrix}_{l \times n}$$

其中，ω_{ij} 表示第 i 个输入层神经元与第 j 个隐藏层神经元的连接权重。

我们记隐藏层与输出层间的连接权重矩阵 β 为

$$\beta = \begin{pmatrix} \beta_{11} & \beta_{12} & \cdots & \beta_{1m} \\ \beta_{21} & \beta_{22} & \cdots & \beta_{2m} \\ \vdots & \vdots & & \vdots \\ \beta_{l1} & \beta_{l2} & \cdots & \beta_{lm} \end{pmatrix}_{l \times m}$$

其中，β_{ij} 表示第 i 个输出层神经元与第 j 个隐藏层神经元的连接权重。

设隐藏层神经元阈值 $b = (b_1, b_2, \cdots, b_l)^{\mathrm{T}}$；记具有 N 个训练样本，n 个输入特征的训练集数据矩阵为 X，其输出矩阵记为 Y

$$X = \begin{pmatrix} x_{11} & x_{12} & \cdots & x_{1N} \\ x_{21} & x_{22} & \cdots & x_{2N} \\ \vdots & \vdots & & \vdots \\ x_{n1} & x_{n2} & \cdots & x_{nN} \end{pmatrix}_{n \times N}$$

$$Y = \begin{pmatrix} y_{11} & y_{12} & \cdots & y_{1N} \\ y_{21} & y_{22} & \cdots & y_{2N} \\ \vdots & \vdots & & \vdots \\ y_{n1} & y_{n2} & \cdots & y_{nN} \end{pmatrix}_{n \times N}$$

设隐藏层神经元的激活函数为 $g(x)$，则输出 T 为

$$T = [t_1, t_2, \cdots, t_N]^{\mathrm{T}}, \quad t_j = \begin{bmatrix} t_{1j} \\ t_{2j} \\ \vdots \\ t_{mj} \end{bmatrix} = \begin{bmatrix} \sum_{i=1}^{l} \beta_{i1} g(\omega_i x_j + b_i) \\ \sum_{i=1}^{l} \beta_{i2} g(\omega_i x_j + b_i) \\ \vdots \\ \sum_{i=1}^{l} \beta_{im} g(\omega_i x_j + b_i) \end{bmatrix}, \quad j = 1, 2, \cdots, N$$

其中，$\omega_i = [\omega_{i1}, \omega_{i2}, \cdots, \omega_{iN}]$，$x_j = [x_{1j}, x_{2j}, \cdots, x_{nj}]^{\mathrm{T}}$。

那么 ELM 算法可以被表示为 $H\beta = T$ 的形式，H 为 SLFN 隐藏层输出矩阵，即

$$H = \begin{bmatrix} g(\omega_1 \cdot x_1 + b_1) & g(\omega_2 \cdot x_1 + b_2) & \cdots & g(\omega_l \cdot x_1 + b_l) \\ g(\omega_1 \cdot x_2 + b_1) & g(\omega_2 \cdot x_2 + b_2) & \cdots & g(\omega_l \cdot x_2 + b_l) \\ \vdots & & \vdots & \vdots \\ g(\omega_1 \cdot x_N + b_1) & g(\omega_2 \cdot x_N + b_2) & \cdots & g(\omega_l \cdot x_N + b_l) \end{bmatrix}$$

目前有如下定理。

定理 2.1　对给定的 N 个不同样本 (x_i, t_i)，给定的误差 ε，以及一个无限可微函数 $g: \mathbb{R} \to \mathbb{R}$，总存在一个含有 $K(K \leqslant N)$ 个隐藏层神经元的前馈式单隐层神经网络 SLFN，对 $\forall \omega_i \in \mathbb{R}^N, b_i \in \mathbb{R}$ 满足 $\|H\beta - T\| \leqslant \varepsilon$。

定理 2.2　对给定的 N 个不同样本 (x_i, t_i)，以及一个无限可微函数 $g: \mathbb{R} \to \mathbb{R}$，当隐藏层神经元个数 $K = N$ 时，隐藏层输出矩阵 H 可逆，且前馈式单隐层神经网络 SLFN 可以以 0 误差逼近样本的真实输出值，即 $\|H\beta - T\| = 0$。

当训练集样本数量较大时，为降低运算复杂度，一般会选取一个较小的隐藏层神经元个数 K，由于选取的激活函数 g 无限可微，在训练过程中无须对参数进行调整，在训练前随机选取权值 ω 和阈值 b，只需通过求解方程组 $H\beta = T$ 即可得到隐藏层与输出层的连接权重 β，通过最小化网络输出的平方误差 $\|H\beta - y\|^2$，利用极小 2-范数的最小二乘法可以解得

$$\beta^* = H^\dagger y$$

其中，$H^\dagger$ 是 H 的 Moore-Penrose 广义逆。

ELM 算法的学习过程可以被分为以下几步。

步骤 1　给定隐藏层神经元个数 l，随机初始化或预先给定输入层与隐藏层间的连接权重 ω 以及隐藏层神经元的偏置 b；

步骤 2　选取一个无限可微函数 g，并计算隐藏层输出矩阵 H；

步骤 3　计算隐藏层与输出层的连接权重 $\hat{\beta} = H^\dagger T$。

为了保证模型的稳定性与获得更好的泛化能力，在优化条件中加入正则化因子 C，那么优化问题可以表示为

$$\min \|\beta\|^2 + C\|H\beta - y\|^2$$

i.e.

$$\min \frac{1}{2}\left(\|\beta\|^2 + C\sum_{i=1}^{N} \xi^2 \right)$$

$$\text{s.t.} \quad h(x_i)\beta = y_i - \xi_i, \quad i = 1, 2, \cdots, N$$

那么，由于训练样本的数量 N 一般会多于隐藏层节点的个数 M，基于 Karush-Kuhn-Tucker(KKT)条件，上述优化问题的解可以表示为

$$\hat{\beta} = \left(\frac{1}{C}I + H^{\mathrm{T}}H\right)^{-1}H^{\mathrm{T}}y$$

其中，$\hat{\beta}$ 是 β 由数值解法得到的近似值，I 是一个 M 阶的单位矩阵。

一些研究表明，ELM 不仅可以使用非线性函数(如高斯函数、Sigmoid 函数、正弦函数等)作为激活函数，也可以选取一些不可微函数甚至不连续函数作为激活函数使用。

在模型的结构优化方面，目前有增量优化 ELM 及一些变体。增量型极限学习机(incremental extreme learning machine，I-ELM)采用了增量构造的方法，通过调整隐藏节点个数来优化 ELM。原始的 ELM 属于批处理算法，由于一些现实生活中的训练数据具有时间序列的性质，为了提高模型的泛化能力，对样本数据进行分批训练，每一轮的训练中仅输入当前批次的数据并更新网络权值，不需要重复学习之前批次的样本，因此在线顺序超限学习机(online sequential extreme learning machine，OS-ELM)算法在实际应用中具有更好的鲁棒性。

为了提高极限学习机在处理复杂问题时的表示能力，一些基于增加隐藏层数量的改进算法被提出。例如，基于 ELM 的自编码器(ELM-AE)，初始化隐藏层权重，通过将输入数据用作输出数据，并选择隐藏层节点的正交随机权重和随机偏差。基于 ELM-AE，通过将若干隐藏层进行堆叠，设计了多层极限学习机(ML-ELM)。将自动编码器 ELM 的自编码器改为了去噪自编码器(DAE)，选用含有噪声的特征作为网络的输入，将网络的输出与原有的不含噪声的输入进行对比，让网络能够学习到那些不随噪声随机变动的更广泛的特征。去噪自编码极限学习机(ELM-DAE)所提取的特征相较于 AE-ELM 具有更大的尺度。在多层极限学习机的基础上引入核运算，用核函数取代显式特征映射，避免了随机初始化输入权重和偏置，使得多层核函数极限学习机(ML-KELM)具有了更好的泛化能力。但是这些改进的多层 ELM 一般被应用在分类问题中，在回归问题中较少被使用。使用差分整合移动平均自回归模型(ARIMA)来对 ELM 输出的预测值进行修正，可应用于网络流量预测。使用隐马尔可夫模型(HMM)修正 ELM，可应用于空气质量含量预测。

2.1.3　支持向量机

支持向量机(SVM)是一种建立在统计学习理论和结构风险最小化原理基础上的机器学习方法，由于其在文本分类任务中显示出卓越的效果，很快成为了机器学习方法中的主流技术，并在 21 世纪初引领起“统计学习”的风潮。在解决样本数较少、非线性和高维数模式识别问题中可以避免计算量爆炸增长和过拟合问题。SVM 的求解通常借助于凸优化技术。提高算法的效率是使得 SVM 能被应用于大规模问题求解的关键。一些对于线性核函 SVM 的研究如基于割平面的 SVM、基于随机梯度下降的 SVM 等对高效的计算给出了解决方案。基于非线性核的 SVM

其时间复杂度在理论上不会低于$O(N^2)$，一些如基于采样的 CVM 以及基于随机傅里叶特征的方法以快速近似计算为核心进行优化。经典的 SVM 针对二分类问题进行设计，一些研究对其在多分类问题上的应用也进行了推广。

　　SVM 的原理是寻找一个满足分类要求的最优分类超平面。如图 2.3 所示，能够将训练样本划分的超平面有很多，那么判断哪个超平面是最优的是一个需要被解决的问题。在确保这个超平面分类精度的同时，使得超平面位于两类训练样本的正中间，这个划分超平面对训练样本的局部扰动的"容忍"性最好，即拥有较好的鲁棒性。

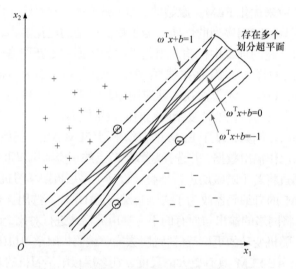

图 2.3　存在多个超平面可以将训练样本分开

　　在样本空间中，划分超平面可以通过式(2.1)所示的线性方程来描述，即

$$\omega^{\mathrm{T}}x + b = 0 \tag{2.1}$$

其中，$\omega = (\omega_1, \omega_2, \cdots, \omega_d)$ 是法向量，它决定了超平面的方向；b 是位移项，它决定了超平面与原点间的距离。那么划分超平面可以由法向量 ω 和位移项 b 唯一确定，记为 (ω, b)，样本空间中的任意一点 x 到超平面 (ω, b) 的距离可以写为

$$r = \frac{\left| \omega^{\mathrm{T}}x + b \right|}{\| \omega \|} \tag{2.2}$$

　　假设超平面 (ω, b) 将训练的样本正确分类，即对于 $\forall (x_i, y_i) \in D$，若 $y_i = 1$，那么有 $\omega^{\mathrm{T}}x_i + b > 0$，若 $y_i = -1$，那么有 $\omega^{\mathrm{T}}x_i + b < 0$，令

$$\begin{cases} \omega^{\mathrm{T}}x_i + b \geqslant +1, & y_i = +1 \\ \omega^{\mathrm{T}}x_i + b \leqslant -1, & y_i = -1 \end{cases} \tag{2.3}$$

如图 2.4 所示, 距离超平面最近的这几个训练样本使得式(2.3)中的等号成立, 它们被称为支持向量, 两个不同类的支持向量到超平面 (ω, b) 的距离之和 $\varUpsilon$ 是两个类的间隔

$$\varUpsilon = \frac{2}{\|\omega\|}$$

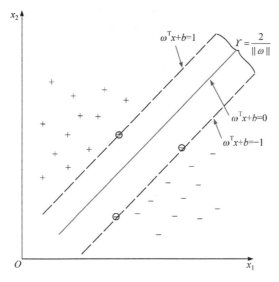

图 2.4　支持向量与间隔

要找到具有最大间隔的划分超平面, 需要找到满足式(2.3)的参数 ω 和 b , 使得 $\varUpsilon$ 最大, 即

$$\max_{\omega,b} \frac{2}{\|\omega\|} \tag{2.4}$$

$$\text{s.t.} \quad y_i(\omega^{\mathrm{T}} x_i + b) \geqslant 1, \quad i = 1, 2, \cdots, m$$

为了最大化间隔 $\varUpsilon$, 只要使得 $\dfrac{1}{\|\omega\|}$ 最大, 即使得 $\|\omega\|^2$ 最小, 故式(2.4)等价于

$$\min_{\omega,b} \frac{\|\omega\|^2}{2} \tag{2.5}$$

$$\text{s.t.} \quad y_i(\omega^{\mathrm{T}} x_i + b) \geqslant 1, \quad i = 1, 2, \cdots, m$$

我们希望得到最大割平面所对应的模型

$$f(x) = \omega^{\mathrm{T}} x + b \tag{2.6}$$

由拉格朗日乘数法可以得到这个问题的对偶问题, 对每个约束条件增加拉格

朗日乘子 $\alpha_i \geqslant 0$，那么这个问题的拉格朗日函数可以被写为

$$L(\omega, b, \alpha) = \frac{\|\omega\|^2}{2} - \sum_{i=1}^{m} \alpha_i (y_i(\omega^{\mathrm{T}} x_i + b) - 1) \tag{2.7}$$

其中，$\alpha = (\alpha_1, \alpha_2, \cdots, \alpha_m)^{\mathrm{T}}$，在式(2.7)中，令 $\frac{\partial}{\partial \omega} L(\omega, b, \alpha) = \frac{\partial}{\partial b} L(\omega, b, \alpha) = 0$，有

$$\omega = \sum_{i=1}^{m} \alpha_i y_i x_i \tag{2.8}$$

$$0 = \sum_{i=1}^{m} \alpha_i y_i \tag{2.9}$$

将式(2.8)、式(2.9)代入式(2.7)，得式(2.6)的对偶问题：

$$\max_{\alpha} \sum_{i=1}^{m} \alpha_i - \frac{1}{2} \sum_{i=1}^{m} \sum_{j=1}^{m} \alpha_i \alpha_j y_i y_j x_i^{\mathrm{T}} x_j \tag{2.10}$$

$$\mathrm{s.t.} \quad \sum_{i=1}^{m} \alpha_i y_i = 0,$$

$$\alpha_i \geqslant 0, \quad i = 1, 2, \cdots, m$$

解出 α 后，求出 ω 和 b 后得到分类模型 $f(x) = \omega^{\mathrm{T}} x + b = \sum_{i=1}^{m} \alpha_i y_i x_i^{\mathrm{T}} x + b$。

从对偶问题解出的 α_i 是式(2.7)中的拉格朗日乘子，这对应训练样本 (x_i, y_i)，式(2.10)中的约束条件等价于满足 KKT 条件，即要求

$$\begin{cases} \alpha_i \geqslant 0 \\ y_i f(x_i) - 1 \geqslant 0 \\ \alpha_i (y_i f(x_i) - 1) = 0 \end{cases} \tag{2.11}$$

于是，对于任意训练样本 (x_i, y_i)，有 $\alpha_i = 0$ 或 $y_i f(x_i) - 1 = 0$。这表明最终的模型仅与那几个支持向量有关。

事实上由于数据不一定是线性可分的，那么不存在满足条件的超平面，对于这样的问题，可以使用一个核函数 $K(\cdot, \cdot)$ 将样本从原始空间映射到一个更高维的空间，通过在更高维的特征空间中寻找一个划分平面解决原空间中线性不可分的问题。

令 $\phi(x)$ 为样本 x 映射到更高维空间的特征向量，那么在新的特征空间中，划分超平面对应的模型可以表示为

$$f(x) = \omega^{\mathrm{T}} \phi(x) + b \tag{2.12}$$

与式(2.12)类似的有

$$\min_{\omega,b} \frac{\|\omega\|^2}{2} \tag{2.13}$$

$$\text{s.t.} \quad y_i(\omega^{\text{T}}\phi(x_i)+b) \geqslant 1, \quad i=1,2,\cdots,m$$

其对偶问题

$$\max_{\alpha} \sum_{i=1}^{m}\alpha_i - \frac{1}{2}\sum_{i=1}^{m}\sum_{j=1}^{m}\alpha_i\alpha_j y_i y_j \phi(x_i)^{\text{T}}\phi(x_j) \tag{2.14}$$

$$\text{s.t.} \quad \sum_{i=1}^{m}\alpha_i y_i = 0,$$

$$\alpha_i \geqslant 0, \quad i=1,2,\cdots,m$$

由于式(2.13)需要计算 $\phi(x_i)^{\text{T}}\phi(x_j)$，这是样本 x_i 和 x_j 在更高维空间上的内积，为了方便计算，我们定义一个核函数 $k(\cdot,\cdot)$

$$\text{s.t.} \quad k(\cdot,\cdot) = (\phi(x_i),\phi(x_j)) = \phi(x_i)^{\text{T}}\phi(x_j) \tag{2.15}$$

令 X 是输入空间，$k(\cdot,\cdot)$ 是定义在 $X \times X$ 上的对称矩阵，那么对任意数据 $D = \{x_1, x_2, \cdots, x_m\}$，核矩阵 K 是半正定的，即

$$K = \begin{bmatrix} k(x_1,x_1) & \cdots & k(x_1,x_j) & \cdots & k(x_1,x_m) \\ \vdots & & \vdots & & \vdots \\ k(x_i,x_1) & \cdots & k(x_i,x_j) & \cdots & k(x_i,x_m) \\ \vdots & & \vdots & & \vdots \\ k(x_m,x_1) & \cdots & k(x_m,x_j) & \cdots & k(x_m,x_m) \end{bmatrix} \tag{2.16}$$

这说明只要一个对称函数的核矩阵是半正定的，那么这个对称函数就能作为一个核函数来使用，则由式(2.16)，式(2.14)可被改写为

$$\max_{\alpha} \sum_{i=1}^{m}\alpha_i - \frac{1}{2}\sum_{i=1}^{m}\sum_{j=1}^{m}\alpha_i\alpha_j y_i y_j k(x_i,x_j) \tag{2.17}$$

$$\text{s.t.} \quad \sum_{i=1}^{m}\alpha_i y_i = 0,$$

$$\alpha_i \geqslant 0, \quad i=1,2,\cdots,m$$

表 2.1 列出了几种常用的核函数。

表 2.1　几种常用的核函数

名称	表达式	参数
线性核函数	$k(x_i,x_j) = x_i^{\text{T}}x_j$	
多项式核函数	$k(x_i,x_j) = (x_i^{\text{T}}x_j)^d$	$d \geqslant 1$ 是多项式的系数

名称	表达式	参数
高斯核函数	$k(x_i, x_j) = \exp\left(-\dfrac{\|x_i - x_j\|^2}{2\sigma^2}\right)$	$\sigma > 0$ 是高斯核的带宽
拉普拉斯核函数	$k(x_i, x_j) = \exp\left(-\dfrac{\|x_i - x_j\|^2}{\sigma^2}\right)$	$\sigma > 0$
Sigmoid 核函数	$k(x_i, x_j) = \tanh(\beta x_i^{\mathrm{T}} x_j + \theta)$	$\beta > 0, \theta < 0$

　　但是在实际实验中，很难找到一个超平面把不同类的样本完全分离成不同的部分，我们允许 SVM 在一小部分的样本上出现错误，故引入松弛变量，见图 2.5。

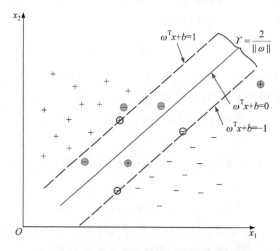

图 2.5　加入松弛变量后的支持向量与间隔

　　允许某些样本不满足约束条件 $y_i(\omega^{\mathrm{T}} x_i + b) \geqslant 1$，但要使得不满足条件的样本尽可能少，那么优化的目标函数可以写成

$$\min_{\omega, b} \frac{\|\omega\|^2}{2} + C\sum_{i=1}^{m} \max(0, 1 - y_i(\omega^{\mathrm{T}} x_i + b)) \tag{2.18}$$

其中，$C > 0$，为常数，是惩罚系数。当 $C \to \infty$ 时，式(2.18)要求所有的样本都满足约束条件，这时式(2.20)与式(2.19)等价；当 C 取有限值时，式(2.18)允许少量的样本不满足约束条件，C 越大不满足约束条件的样本越少。

　　前面已经探讨了使用 SVM 进行分类，现在来考虑回归问题。对于给定的训练样本 $D = \{(x_1, y_1), (x_2, y_2), \cdots, (x_N, y_N)\}, y_i \in \mathbb{R}$，我们也希望得到一个类似分类问题中相似的模型 $f(x) = \omega^{\mathrm{T}} x + b$，使得 $f(x) \approx y$，ω 和 b 是需要求解的模型参数。

对于样本 D，传统的回归模型一般直接基于模型的输出 $f(x)$ 与样本真实的输出 y 计算模型误差，构造损失函数，并对其进行优化。只有当 $f(x)=y$ 时，模型的损失才为 0。与传统算法不同的是，支持向量回归(support vector regression，SVR)假设模型允许有 ε 的误差，当模型的输出 $f(x)$ 与样本真实的输出 y 的误差 $|f(x_i)-y_i|<\varepsilon$ 时，我们不认为他们有误差，只有当模型的输出 $f(x)$ 与样本真实的输出 y 的误差 $|f(x_i)-y_i|>\varepsilon$ 时，我们才对其计算损失。这意味着我们以 $f(x)$ 为中心，构建了一条宽 2ε 的条带状区域，当训练样本在带状区域中时，我们认为预测是正确的。

那么一个 SVR 问题可以转化成式(2.19)，即

$$\min_{\omega,b}\frac{1}{2}|\omega|^2+C\sum_{i=1}^{N}l(f(x_i)-y_i) \tag{2.19}$$

其中，C 为正则化常数；l 是损失函数，$l(x)=\begin{cases}0, & |x|<\varepsilon \\ |x|-\varepsilon, & \text{其他}\end{cases}$。

在模型中引入松弛变量 ξ_i 和 $\hat{\xi}_i$，那么方程可以被改写为

$$\min_{\omega,b,\xi_i,\hat{\xi}_i}\frac{1}{2}|\omega|^2+C\sum_{i=1}^{N}\left(\xi_i+\hat{\xi}_i\right)$$

$$\text{s.t.}\quad f(x_i)-y_i\leqslant\varepsilon+\xi_i$$

$$y_i-f(x_i)\leqslant\varepsilon+\hat{\xi}_i$$

$$\xi_i,\hat{\xi}_i\geqslant 0,\quad i=1,2,\cdots,N$$

构造拉格朗日函数

$$L(\omega,b,\alpha,\hat{\alpha},\xi,\hat{\xi},\mu,\hat{\mu})$$

$$=\frac{1}{2}\|\omega\|^2+C\sum_{i=1}^{N}\left(\xi_i+\hat{\xi}_i\right)-\sum_{i=1}^{N}\mu_i\xi_i-\sum_{i=1}^{N}\hat{\mu}_i\hat{\xi}_i$$

$$+\sum_{i=1}^{N}\alpha_i(f(x_i)-y_i-\varepsilon-\xi_i)+\sum_{i=1}^{N}\hat{\alpha}_i(y_i-f(x_i)-\varepsilon-\hat{\xi}_i)$$

令 $L(\omega,b,\alpha,\hat{\alpha},\xi,\hat{\xi},\mu,\hat{\mu})$ 分别对 ω、b、ξ、$\hat{\xi}$ 的偏导数为 0，有

$$\omega=\sum_{i=1}^{N}(\hat{\alpha}_i-\alpha_i)x_i$$

$$0=\sum_{i=1}^{N}(\hat{\alpha}_i-\alpha_i)$$

$$C=\alpha_i+\mu_i=\hat{\alpha}_i+\hat{\mu}_i$$

代入式(2.19)，得到 SVR 问题的对偶问题

$$\max_{\alpha,\hat\alpha}\sum_{i=1}^{N}(\hat\alpha_i-\alpha_i)y_i-\varepsilon(\hat\alpha_i+\alpha_i)-\frac{1}{2}\sum_{i=1}^{N}\sum_{j=1}^{N}(\hat\alpha_i-\alpha_i)(\hat\alpha_i-\alpha_j)x_i^{\mathrm T}x_i$$

$$\text{s.t.}\quad 0=\sum_{i=1}^{N}(\hat\alpha_i-\alpha_i)$$

$$0\leqslant\hat\alpha_i,\quad \alpha_i\leqslant C$$

由 KKT 条件，有

$$\begin{cases}\alpha_i(f(x_i)-y_i-\varepsilon-\xi_i)=0\\ \hat\alpha_i(y_i-f(x_i)-\varepsilon-\hat\xi_i)=0\\ \alpha_i\hat\alpha_i=0,\quad \xi_i\hat\xi_i=0\\ (C-\alpha_i)\xi_i=0,\quad (C-\hat\alpha_i)\hat\xi_i=0\end{cases}$$

当 $f(x_i)-y_i-\varepsilon-\xi_i\neq0$ 时，$\alpha_i=0$；当 $y_i-f(x_i)-\varepsilon-\hat\xi_i\neq0$ 时，$\hat\alpha_i=0$。这说明 α_i 和 $\hat\alpha_i$ 至少有一个为 0。

那么 SVR 的解有式(2.20)，即

$$f(x)=\sum_{i=1}^{N}(\hat\alpha_i-\alpha_i)x_i^{\mathrm T}x+b \tag{2.20}$$

使得 $\hat\alpha_i-\alpha_i\neq0$ 的样本被称为 SVR 的支持向量，即不在宽 2ε 条带内部的点。一个明显的事实是，SVR 的支持向量只是所有训练样本中的一部分。由 KKT 条件，对每个样本 (x_i,y_i) 有 $(C-\alpha_i)\xi_i=0$，且 $\alpha_i(f(x_i)-y_i-\varepsilon-\xi_i)=0$，当 $\alpha_i\neq0$ 时，有 $\xi_i=0$，那么

$$b=y_i+\varepsilon-\sum_{i=1}^{N}(\hat\alpha_i-\alpha_i)x_i^{\mathrm T}x \tag{2.21}$$

因此，对于每一个使得 $\alpha_i\neq0$ 的样本，都可以求得一个对应的 b。实践中常取所有满足 $\alpha_i\neq0$ 的样本，分别求得 b_i，取这些 b_i 的平均值作为整个模型中的 b。

若将样本先使用特征映射将其投影到高维空间，可以被改写为

$$\omega=\sum_{i=1}^{N}(\hat\alpha_i-\alpha_i)\phi(x_i) \tag{2.22}$$

这时，有

$$f(x)=\sum_{i=1}^{N}(\hat\alpha_i-\alpha_i)k(x_i,x)+b \tag{2.23}$$

其中，$k(x_i,x)=\phi(x_i)^{\mathrm T}\phi(x_i)$ 为核函数。

2.1.4　深度学习算法

理论上来说，拥有更多参数的模型复杂度更高，"容量"(capacity)更大，这使得模型具有完成更复杂学习任务的能力。但一般情况下，复杂模型的训练效率较低，容易陷入过拟合，因此难以受到人们的青睐。但随着大数据时代的到来，训练数据量大幅提升，降低了过拟合的风险，另外，计算能力显著提高，缓解了模型训练的低效性，以"深度学习"为代表的复杂模型再一次被人们所关注。

进入 21 世纪，基于深度神经网络的学习飞速发展，大量应用于计算机视觉、语音识别、自然语言处理等领域。传统的机器学习算法在处理原始形式的自然数据时，由于没有很好地进行特征工程设计，其性能会受到一定的限制。一个优秀的机器学习模型需要一定的问题背景与工程技术知识，通过合理地构造特征，将原始数据转换为特征向量，并通过机器学习算法依据特征进行回归或分类。将单隐层神经网络的隐藏层数量增加到多层，就可以得到多隐层神经网络，即深度神经网络。深度学习本质上是一种多层表征学习的方法，整个深度学习模型通过一些非线性模块的叠加组合在一起，每一层对前一层的数据进行特征提取，分层地将输入的数据转化为更抽象、更高级的表征。通过组合不同表征的学习方式，深度学习能够提取一些较为复杂的特征。

最典型的深度学习模型就是深层的神经网络，显然对于一个神经网络模型，提高模型复杂度的有效方法之一就是增加网络隐藏层的数量(图 2.6)，更多的隐藏层意味着更多的连接权值以及阈值参数。另一种方法是增加神经元数量，单隐层前馈神经网络已经具有强大的表示能力，能够以任意精度逼近一个连续函数，但增加网络隐藏层数量对模型复杂度的提高更为显著。多隐层神经网络难以用传统的训练方式进行优化(如标准 BP 算法)，这是由于误差在多隐层网络内逆传播时容易发散，而使得模型不能收敛到稳定状态。

深度学习根据目标不同可以被分为两类：有监督学习(supervised learning)和无监督学习(unsupervised learning)。对于有监督学习，模型的目标是使得网络的输出更接近真实解，使得构造的损失函数最小；对于无监督学习，由于没有告诉模型什么是真实解，其目标更注重于从原始数据中自发地挖掘出规律，根据特征进行分类或进行异常检测等。

无监督逐层训练是一种多隐层网络训练的有效手段，每次训练一层的隐藏层节点参数，将上一层隐藏层节点的输出作为输入，当前隐藏层节点的输出作为下一层的输入，逐层地进行预训练，使得各隐藏层参数达到一个较优的解。在预训练完成后再使用 BP 算法对整个网络进行微调，使得网络各隐藏层参数达到最优。这种预训练加微调的训练方法有效降低了模型训练的复杂度，提高模型训练的效率。另一种常用的降低训练复杂度的方法是共享权重，即一组神经元使用相同的连接权值和阈值参数。这种方法被广泛用于卷积神经网络中。

常用的深度学习算法有深度神经网络(deep neural network，DNN)、卷积神经网络(convolutional neural network，CNN)、循环神经网络(rank neural network，RNN)、长短期记忆网络(long and short time memory neural network，LSTM)、深度信念网络(deep belief network，DBN)、深度卷积逆向图网络(deep convolutional inverse graphics network，DCIGN)、对抗神经网络(generative adversative nets，GAN)等。随着技术的不断发展，各种深度神经网络的变体也越来越多。

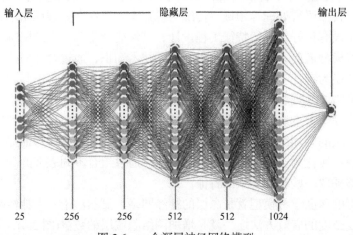

图 2.6　一个深层神经网络模型

深度学习模型中具有大量的参数需要被优化，因此深度学习算法需要大量的训练数据才能有较好的结果。由于网络模型过于复杂，通常情况下模型都会不可避免地产生一些过拟合的现象，即在测试集上的误差明显高于训练集。通常会采用剪枝、随机连接、增加数据量等方法减少过拟合现象的发生。

一些简单的机器学习算法在不同的重要问题上都效果良好，但是他们都不能解决人工智能中的核心问题，如语音识别或对象识别。深度学习发展的目的在于解决传统的机器学习算法的泛化能力不足，特别是在一些高维数据时，传统的机器学习中泛化机制不适合学习高维空间中复杂的函数，需要付出巨大的计算代价。

当数据的维数很高时，许多机器学习问题变得十分困难，这种现象被称为维数灾难。一组变量可能的组合方式会随着变量数目的增加而指数级爆炸式增长。由维数灾难造成的一个问题是统计挑战。当变量的可能组合配置数量远大于训练样本数。大部分的配置没有相关的样本，只简单地假设一个新点的输出与最接近的训练点输出相同的假设不足以满足高维空间的需要。为了有更好的泛化能力，深度学习算法需要由先验信息引导应该学习何种类型的函数。由于由模型参数的概率分布可以形成的先验信息，我们发现先验信息可以间接体现在选择一些偏好某类函数的算法，尽管这些偏好没有通过对不同函数置信度的概率分布体现出来。

一个广泛使用的先验信息是局部不变先验(local constancy prior)或被称为平滑先验(smoothness prior)，即我们学习的目标函数在小区域内不会发生剧烈的变化。许多简单算法完全依赖平滑先验条件取得良好的泛化能力，但是这个结果并不足以推广用于解决人工智能级别任务中的统计挑战。有许多不同的显式或隐式地表示学习函数应该是光滑或局部不变的先验假设，这些方法都旨在引导学习过程能够学习出函数 f^* 对于大多数设置 x 和一个较小的扰动 ε，满足约束条件式(2.24)：

$$f^*(x) \approx f^*(x+\varepsilon) \tag{2.24}$$

即若我们已知输入向量 x 的函数值，那么这个函数值在 x 的邻域内也成立。若在一些邻域内有不止一个函数值，我们可以通过这些函数值的组合(通过某种形式的平均或插值)产生一个尽可能与大多数输入一致的结果。大部分核机器也是在和附近训练样本相关的训练集输出上插值。一类重要的核函数是局部核(local kernel)，其核函数为 $k(u,v)$，当 $u=v$ 时很大，当 u 和 v 距离增大时，$k(u,v)$ 减小。局部核可以被视为执行模板匹配的相似函数，可以用于度量测试样本 x 和每个训练样本 $x^{(i)}$ 的相似程度。近年来深度学习的一些改进来自于研究局部模板匹配的局限性，以及深度学习如何克服这些局限性。

但是只假设函数的平滑性并不足以保证方法能在区间数目远大于训练样本时依旧有较好的泛化能力。我们想象一个案例，一个目标函数作用于一个 128×128 的网格上，这个网格只有一个简单的结构，但是包含了大量的变化。当训练样本的数量远小于网格的数量时，基于局部泛化和平滑性或局部不变性的先验假设，一个显然的事实是，如果新的测试点和某个训练点位于同一个网格中，那么我们可以正确地预测新点的函数值，但是当新的测试点所在的网格没用训练点时，学习器并不能举一反三，如果仅依靠这个先验假设，得到网格中每一点函数值的唯一方法是，训练集至少需要在每一个网格中有一个训练样本。

2.1.5　其他机器学习

本章将简单介绍一些其他常用的机器学习算法，如决策树(decision tree)、贝叶斯分类(Bayesian classification)等，集成方法(ensemble methods)也被常用在一些算法的改进中。

1. 决策树

决策树是一种基本的用于解决分类与回归问题的有效算法，并且具有较高的可解释性。以分类决策树为例，在分类问题中，表示基于特征对实例进行分类的过程可以认为是 if-then 的集合，也可以被认为是定义在特征空间与类空间上的条件概率分布。一个决策树算法通常包含以下三个步骤：特征选择、决策树的生成与决策树的修剪。从根节点开始，对实例的某一特征进行测试，根据测试结果将实例分配到其子节点，此时每个子节点对应这一特征的一个取值。如此逐层递归地对实例进行测试并分配，直到达到叶节点，最后将实例分到叶节点所在的类中。决策树的示意图如图 2.7 所示。

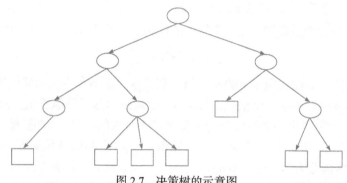

图 2.7　决策树的示意图

圆表示内部节点，方框表示叶节点决策树学习的目标是从给定的训练数据集中构建一个决策树模型，使得其对实例能够有正确的分类。这种算法的本质是从训练集中归纳出一组分类规则，即从训练集中估计一个条件概率模型。在决策树算法中，一般选取正则化的极大似然函数作为损失函数，通过最小化损失函数选取最优的决策树模型。

决策树算法通常是一个递归地选择最优特征，并根据这一特征对训练数据进行分割，使得各个子数据集有一个最好的分类效果的过程。这一过程对应着对特征空间的划分，也对应决策树的构建。

先是构建根节点。将所有训练数据都放在根节点中，选取一个最优特征，按照这一特征对数据集进行划分，使得各个子集有一个在当前条件下最好的分类。如果这些子集已经能够被基本正确地分类，那么构建叶节点，将这些子集分别分到所对应的叶节点中。反之，若还有子集不能被正确地分类，那么在这些子集中进一步选取新的最优特征，对子集进行划分，构建相应的内部节点与叶节点。如此递归地进行直到所有训练数据子集都被正确地分类或没有没有合适的特征为止。最终每个子集都被分到对应的叶节点上，即有了明确的类，这样就生成了一棵决策树。

决策树由于计算复杂度较低，且模型具有较好的可解释性，对中间值的缺失不敏感，可以处理不相关特征的数据，被广泛使用于数值型和标称型数据问题中，但某些情形下也会产生过拟合的问题。

　　划分数据集的基本原则是将无序的数据变得更加有序。在数据集划分前后信息发生的变化被称为信息增益，获得使得信息增益最高的特征就是最好的特征。信息量的度量方式称为熵，通常可以被计算为

$$H(X) = \sum_{i=1}^{n} p(X_i) I(X_i)$$

其中，$I(X_i) = -\log_2 p(X_i)$ 是事件 X_i 的信息，一种用来消除类 X_i 不确定性的东西；$p(X_i)$ 是发生事件 X_i 的概率；n 是分类的数目。一个事件的熵越大，随机变量的不确定性也越大。当熵中的概率从数据中得到时，所对应的熵成为经验熵（empirical entropy）。

　　条件熵

$$H(Y \mid X) = -\sum_{i=1}^{n} \sum_{j=1}^{m} p(X = X_i, Y = Y_j)$$

　　衡量在随机变量 X 的条件下，随机变量 Y 的不确定性，一个显而易见的事实是，条件熵小于信息熵，当已知的先验知识增加时，信息的不确定性下降。互信息，即信息增益，是一种对两个随机变量间相关性的度量，即给定随机变量 X 的条件下，随机变量 Y 不确定性减少的程度，可以被计算为

$$I(X, Y) = H(Y) - H(Y \mid X)$$

　　在决策树学习中，信息增益等价于训练集中类与特征的互信息。信息增益的大小是相对于训练数据集而言的，没有绝对意义，在经验熵大的数据集上，通常信息增益也会偏大，反之信息增益会偏小。使用信息增益比对问题进行校正。信息增益比计算公式为

$$\mathrm{gr}(D, A) = \frac{I(D, A)}{H(A)}$$

　　当训练数据集具有多余两个特征时，可能存在多余两个分支的数据集划分。在第一次划分后，数据集被向下传递到树的分支的下一个节点，在子节点上，再次划分数据，采用递归的思想依次处理数据集。构建决策树的算法如 C4.5、ID3 和 CART 等，这些算法并不总在每次划分数据分组时消耗特征。由于特征数量并不是在每次划分数据分组时都会减少，决策树生成算法递归地产生决策树，直到不能继续下去为止。因此，这些算法在实际使用时可能会有过拟合的现象，通常解决这个问题的方法是，降低决策树的复杂度，对已生成的决策树进行简化。

　　ID3 算法的核心是在决策树各个节点上利用信息准则选取特征，递归地构建决策树。对于一个训练数据集 D、特征 A、阈值 ε，ID3 算法可以被分为 6 个步骤：

　　步骤 1　若 D 中所有实例属于同一类 C_k，则 T 为单节点树，并将类 C_k 作为

这个节点的类标记，返回 T；

步骤2　若 $A \neq \varnothing$，则 T 为单节点树，并将 D 中实例数最大的类 C_k 作为这一节点的类标记，返回 T；

步骤3　否则，计算 A 中各特征对 D 的信息增益，选取信息增益最大额度特征 A；

步骤4　若 A_k 的信息增益小于阈值 ε，则 T 单节点树，并将 D 中的实例数最大的类 C_k 作为该节点的类标记，返回 T；

步骤5　否则，对 A_k 的每一个可能值 a_i，按照 $A_k = a_i$，将 D 分割为若干非空子集 D_i，将 D_i 中实例数最大的类作为标记，构建子节点，由节点及其子节点构成树 T，并将其返回；

步骤6　对第 i 个子节点，使用 D_i 作为训练集，选取 $A - \{A_k\}$ 作为特征集，使用步骤1~步骤5得到子树 T_i。

C4.5 算法使用信息增益比作为选取特征的标准，与 ID3 算法类似。

使用递归的算法产生的决策树，通常在训练集上分类很准确，由于过拟合的现象，在未知的数据集上分类准确率明显低于训练集，通常使用剪枝的方法降低模型复杂度。从已生成的树上裁掉一些子树或叶节点，将其根节点或父节点作为新的叶子节点，从而简化树模型。决策树剪枝的基本策略有预剪枝(pre-pruning)和后剪枝(post-pruning)。预剪枝是指在决策树生成过程中，对每个节点在划分前预先进行估计，若当前节点的划分不能使得决策树泛化能力得到提升，则停止划分并将当前节点标记为叶节点。预剪枝使得决策树的很多分支没有展开，这不仅降低了过拟合的风险，也显著减少了决策树的训练时间。另外，有些分支当前的划分虽然不能提高模型的泛化能力，甚至导致泛化性能的暂时下降，但是在其基础上进行的后续划分却有可能导致性能显著提高。预剪枝基于"贪婪"的本质禁止了这些分支的进一步划分，这使得预剪枝决策树存在欠拟合的可能。后剪枝则是先从训练集中生成一棵完整的决策树，然后自下而上地对每个非叶子节点进行考察，若将这个节点对应的子树换为叶子节点可以提高模型的泛化能力，则将这一子树换为叶子节点。相比于预剪枝，后剪枝通常保留更多的分支，一般情形下，后剪枝决策树的欠拟合风险较小，泛化能力通常优于预剪枝决策树。但是由于后剪枝决策树首先需要生成完全决策树，只会自下而上地对每一个非叶节点逐一考察，因此其训练时间远大于未剪枝决策树以及预剪枝决策树。通过在损失函数中加入用以描述结构复杂度的项就可以避免决策树模型过于复杂。

在决策树学习过程中，损失函数被定义为

$$C_\alpha(T) = \sum_{t=1}^{|T|} N_t H_t(T) + \alpha |T|$$

其中，$\alpha \geqslant 0$ 是结构惩罚系数。α 越大，选取的结构越复杂；反之，当 $\alpha=0$ 时，意味着只考虑模型与训练数据的拟合程度，不考虑模型复杂度。

一些决策树算法可以进行增量学习，即在接收新的样本后对已学到的模型进行调整，而不用再从头开始完全重新学习。主要的机制是通过调整分支路径上的划分属性次序对树进行部分重构，代表性的算法有 ID4、ID5R 等。增量学习可以有效地降低每次收到新样本后训练的时间复杂度，但是多步增量学习后得到模型与基于完全数据训练得到的模型有较大的区别。

2. 贝叶斯分类

贝叶斯决策论是在概率论的框架加实施决策的基本方法。对于分类任务，在所有的概率已知的理想情况下，贝叶斯分类考虑如何基于这些概率和误判的损失来选择最优的类别标签。假设有 N 种可能的类别标记，即 $Y=\{c_1,c_2,\cdots,c_N\}$，λ_{ij} 是将一个标记真实标记为 c_i 的样本错误地分类为 c_j 类所产生的损失。基于后验概率 $P\{c_i|x\}$ 可以获得将样本 x 分类为 c_i 所产生的期望损失，这也被称为条件风险。

$$R\{c_i|x\} = \sum_{i=1}^{N} \lambda_{ij} P\{c_i|x\}$$

贝叶斯分类的任务是寻找一个分类的规则 h：$X \mapsto Y$，使得总体风险最小。

$$R(h) = E_x[(R(h(x))|x)]$$

显然，若分类规则 h 对每个样本 x，都能够最小化结构风险 $R(h(x))|x$，那么总体风险 $R(h)$ 也是最小的，记 $h^*(x) = \underset{c \in Y}{\arg\min} R(c|x)$，$h^*(x)$ 被称为最优分类器，$R(h^*)$ 称为贝叶斯风险，$1-R(h^*)$ 反映了分类器所能达到的最好性能，即通过机器学习所能产生的模型精度的理论上界。

若需要使用贝叶斯准则最小化结构风险，首先需要获得后验概率 $P(c|x)$，但是在绝大多数的实际问题中，这是无法得到的。传统的机器学习模型使用有限的训练样本，尽可能准确地对后验概率 $P(c|x)$ 给出估计。贝叶斯分类使用生成式模型，使用联合概率分布 $P(x,c)$ 进行建模，然后基于联合分布估计后验概率 $P(c|x)$。由贝叶斯定理，我们有

$$P(c|x) = \frac{P(c)P(x|c)}{P(x)}$$

其中，$P(c)$ 是类的先验概率；$P(x|c)$ 是样本 x 相对于类标记 c 的条件概率，也被称为似然概率；$P(x)$ 是用于归一化的证据因子。对于给定的样本 x，证据因子 $P(x)$ 与类标记 c 无关。这样，我们将估计后验概率 $P(c|x)$ 的问题转化为了基于训练数据 D 来估计先验概率 $P(c)$ 和似然概率 $P(x|c)$。

类的先验概率 $P(c)$ 表达了样本空间中各类样本所占的比例，依据大数定理，当训练数据集中包含了充足的独立同分布样本时，$P(c)$ 可通过各类样本出现的频率来进行估计。对类的条件概率分布 $P(x|c)$，它涉及样本 x 所有属性的联合概率分布，由于类属性通常远多于训练样本，直接使用样本出现的频率估计较为困难，容易产生较大的误差。

估计类的条件概率通常是先假定其具有某种确定的概率分布形式，再基于训练数据对概率分布的参数进行估计。记关于类别 c 的类条件概率为 $P(x|c)$，设 $P(x|c)$ 具有确定的形式且被参数 θ_c 唯一确定，则贝叶斯分类的主要任务就是利用训练集 D 对参数 θ_c 进行估计。

令 D_c 表示训练集 D 中的类 c 样本组成的集合，假设这些样本是独立同分布的，则参数 θ_c 对训练样本集合 D_c 的似然为

$$P(D_c|\theta_c) = \prod_{x \in D_c} P(x|\theta_c) \tag{2.25}$$

对 θ_c 进行极大似然估计，就是去寻找使得 $P(D_c|\theta_c)$ 最大的参数 $\widehat{\theta_c}$。由于式(2.25)中的连乘中容易造成数值计算的不稳定，在实际问题中通常使用对数似然估计

$$\mathrm{LL}(\theta_c) = \log P(D_c|\theta_c) = \sum_{x \in D_c} \log P(x|\theta_c)$$

此时，参数 θ_c 的极大似然估计 $\hat{\theta}_c$ 为

$$\hat{\theta}_c = \underset{\theta_c}{\mathrm{argmax}}\, \mathrm{LL}(\theta_c)$$

基于贝叶斯公式来估计后验概率 $P(c|x)$ 的主要困难在于，类条件概率 $P(x|c)$ 是属性上的联合概率，难以直接从有限的训练样本估计得到。朴素贝叶斯分类器使用了属性条件独立性假设：对已知的类别，假设所有的属性相互独立，即每个属性独立地对分类结果产生影响。

基于属性条件独立性假设

$$P(c|x) = \frac{P(c)P(x|c)}{P(x)} = \frac{P(c)}{P(x)} \prod_i P(x_i|c)$$

对所有类别，由于 $P(x)$ 是相同的，基于贝叶斯判定准则，可以被改写为

$$h_{nb}(x) = \underset{c \in Y}{\mathrm{argmax}}\, P(c) \prod_i P(x_i|c)$$

$h_{nb}(x)$ 即为朴素贝叶斯分类器的表达式。显然，朴素贝叶斯分类器的训练过程就是基于训练集 D 来估计类先验概率 $P(c)$，并为每个属性估计其相应的条件概率 $P(x_i|c)$。

若第类 c 样本组成的集合 D_c 中包含有足够的独立同分布样本，那么可以容易地估计出类的先验概率

$$P(c) = \frac{|D_c|}{|D|}$$

对离散的属性，记集合 D_c 中在第 i 个属性上取值为 x_i 的样本组成的集合，则条件概率 $P(x_i|c)$ 可以估计为

$$P(x_i|c) = \frac{|D_{c,x_i}|}{|D_c|}$$

对连续的属性一般考虑使用概率密度函数对条件概率进行估计。假设 $P(x_i|c) \sim \mathcal{N}(\mu_{c,i}, \sigma_{c,i}^2)$，其中 $\mu_{c,i}$ 和 $\sigma_{c,i}^2$ 分别是类 c 样本在第 i 个属性上取值的均值和方差，那么有

$$P(x_i|c) = \frac{1}{\sqrt{2\pi\sigma_{c,i}^2}} \exp\left(-\frac{(x_i - \mu_{c,i})^2}{2\sigma_{c,i}^2}\right)$$

为了降低贝叶斯公式中后验概率 $P(c|x)$ 估计的难度，朴素贝叶斯分类器采用了属性条件独立性假设，但是在现实任务中，这个假设往往很难成立。因此人们尝试对属性条件独立性假设进行一定程度的放松，由此产生了一系列的半朴素贝叶斯分类器的学习方法。半朴素贝叶斯分类器的基本思想是，适当地考虑一部分属性之间的相互依赖信息，从而不需要计算完全联合概率，但也不至于彻底忽略比较强的属性依赖关系，独立依赖估计是半朴素贝叶斯分类器最常用的一种策略，即假设每个属性在类别之外最多仅依赖一个其他属性

$$P(c|x) \propto P(c)\prod_i P(x_i|c, p\alpha_i)$$

其中，$p\alpha_i$ 是属性 x_i 所依赖的属性，称为 x_i 的父属性。这时，对每个类属性 x_i，若其父属性 $p\alpha_i$ 已知，那么 $P(x_i|c) = \frac{|D_{c,x_i}|}{|D_c|}$。这样就将估计后验概率 $P(c|x)$ 的问题转化为确定每个属性的父属性问题。最直接的做法是假设所有的属性都依赖于同一个属性，称为"超父"属性，然后通过交叉验证等模型选择的方式确定超父属性。由此形成了 SPODE 方法。TAN 方法和 AODE 等方法也是一些常用的生成树方法。

3. 集成学习

集成学习(ensemble learning)通过构建并结合多个学习器来完成学习任务，有时也被称为多分类器系统。集成学习先产生一组"个体学习器"，再使用某种策略将它们结合起来，个体学习器通常由一个现有的学习算法在训练数据集上产生，如决策树算法、BP 神经网络等。集成学习通过将多个学习器结合，通常能够获得比单一学习器更优越的泛化能力。虽然理论上弱学习器集成足以获得好的性能，但是在实际问题中，希望使用较少的个体学习器，或者重用关于常见学习器的一

些经验等，往往使用比较强的学习器。

假设弱分类器的错误率相互独立，由 Hoeffding 不等式，集成算法的错误率为

$$P(H(x) \neq f(x)) = \sum_{k=0}^{[T/2]} \binom{T}{k} (1-\varepsilon)^k \varepsilon^{T-k} \leqslant \exp\left(-\frac{T(1-2\varepsilon)^2}{2}\right)$$

这说明理论上随着集成方法中弱集成分类器数量增加，集成算法的错误率指数级下降，最终趋于零。但是这里假设了每个弱分类器的误差相互独立，事实上这是不可能的，在现实任务中，个体学习器是为了解决同一个问题而训练出来的，个体学习器的准确性和多样性本身就存在矛盾，当模型的精确度很高时，要增加学习器的准确率就必须牺牲模型的准确性。集成学习的方法通常有两大类：一类是串行生成的序列化方法，如自适应提升(boosting)等；另一类是同时生成的并行化方法，如自助投票(bagging)和随机森林等。

Boosting 是一族可以将弱分类器提升为强分类器的学习算法。这类算法的工作机制首先训练出一个基分类器，再根据基学习器的效果对训练样本的分布进行调整，增加在之前分类错误样本的权重，然后基于调整后的样本分布训练下一个基学习器。如此重复进行，直到基学习器数量达到预先设定的阈值，最后将这些基学习器加权组合得到一个集成的最终分类器。Boosting 算法的著名代表就是自适应提升(adaptive boosting，AdaBoost)，AdaBoost 算法一般有三步。

第一步初始化训练数据集的权值分布，每一个训练样本初始化时赋予同样的权值，$D_1 = (\omega_{11}, \omega_{12}, \cdots, \omega_{1N})$，$\omega_{1i} = \frac{1}{N}$。

第二步进行迭代，使用具有权值分布 D_m 的训练样本数据集进行学习，得到弱分类器。在每一次迭代中选取使得误差函数最小的弱分类器。

误差函数式(2.26)是所有分类错误的样本对应的权值和。

$$E_m = \sum \omega_n^{(m)} I(y_m(x_n) \neq t_n) \tag{2.26}$$

计算弱分类器 $G_m(x)$ 的话语权，话语权 $\alpha_m = \frac{1}{2}\log\frac{1-E_m}{E_m}$，表示分类器 $G_m(x)$ 在最终分类器中的重要程度，这说明误差率小的分类器在最终分类器中的重要程度越大。

第三步更新训练样本的权重分布，分类错误的样本权重增大，被正确分类的样本权值会减小。

$$\omega_{m+1,i} = \frac{\omega_{m,i}}{Z_m}\exp(-\alpha_m y_i G_m(x_i))$$

其中，$Z_m = \sum \omega_{m,i}\exp(-\alpha_m y_i G_m(x_i))$ 是归一化因子，这确保所有样本对应的权重和为 1。最后将所有的弱分类器组合

$$f(x) = \sum_{m=1}^{M} \alpha_m G_m(x)$$

AdaBoost 算法由于使用了集成方法，精度明显提高；集成算法由于提供是一个框架，可以使用多种方法构建弱分类器；集成算法由于具有较高的复杂度，不用担心过拟合的问题。

Bagging 是并行式集成学习方法的著名代表，采用以原始数据为基础的模拟抽样统计推断法(bootstarp)对数据进行集成。对数据集使用 bootstarp 方法进行 T 次自主重采样，利用每个重采样的子数据集训练一个弱分类器，这样可以学习得到 T 个基分类器，将这些基分类器进行结合，对分类问题使用简单投票法，对回归问题计算平均值。训练一个 Bagging 集成算法与直接使用基学习算法训练一个学习器的复杂度同阶，这说明 Bagging 是一个高效的集成学习算法。随机森林是一种以决策树为基学习器的集成算法。

除了我们介绍的这些机器学习算法，主成分分析(principal component analysis, PCA)算法、概率图模型、规则学习等算法也是常用的机器学习算法。

2.2　卷积神经网络

2.2.1　卷积神经网络概念

卷积神经网络(CNN)是一类包含卷积计算且具有深度结构的前馈神经网络(feedforward neural network)，是深度学习(deep learning，DL)的代表算法之一，广泛应用于图像和视频识别、音频处理以及自然语言处理等各个领域。

卷积神经网络的产生主要是受到猫的视觉工作这一生物过程的启发。1969年，胡贝尔和威塞尔将大脑皮层中的细胞分为简单细胞、复杂细胞和超复杂细胞。其中这些复杂细胞被发现有一个感受野。感受野对刺激作出反应的区域面积大约是简单细胞的两倍。卷积神经网络就是利用局部感受野来平铺覆盖整个视野区域，进而大幅度减少网络参数。20 世纪 80 年代，受 Hubel 和 Wiesel 工作的启发，福岛邦彦将卷积过程引入 CNN 领域，命名为 Neocognitron。然而，是 Yann Le Cunn 发挥了主要作用，把 CNN 带到今天的水平，他开发了一个 7 层的卷积网络，称为 LeNet-5，使用反向传播和自适应权值的参数。

卷积神经网络是以二维矩阵格式数据进行输入，其网络的各层都是二维阵列的形式处理数据，这样的形式刚好符合数字图像的二维矩阵格式，因此相比于传统的人工神经网络，卷积神经网络可以更快更好地将特征值从图像数据中提取出来，卷积神经网络结构图如图 2.8 所示。

卷积神经网络的结构与 BP 人工神经网络一样，是由多层的结构组成，但是每一层的功能却不一样。卷积神经网络的基本结构主要有：输入层(input layer)、卷积层(convolution layer)、池化层(pooling layer)、输出层(output layer)，其他的还可以有全连接层、归一化层之类的层结构。

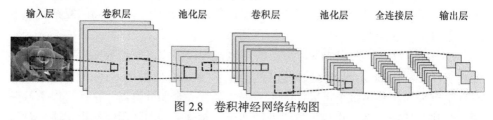

输入层　　　卷积层　　　池化层　　　卷积层　　　池化层　　　全连接层　　　输出层

图 2.8　卷积神经网络结构图

1. 输入层

输入层用 3 个维度表示，即宽度、长度和高度。它通常表示为宽度×高度×深度，这是以矩阵形式显示的图像的像素。例如，如果输入为(64×64×3)，则宽度 64px，高度 64px，深度 3px。深度主要用于以 RGB 的形式表示彩色图像。

2. 卷积层

卷积层顾名思义，是对输入图像或者输入对象所生成的像素矩阵进行卷积计算，见图 2.9。这一层中的每个神经元只与前一层中有限数量的神经元相连层，它们所连接的神经元数目被称为卷积层的感受野。卷积计算的实现与卷积核密不可分。卷积核是一个权值矩阵，卷积计算就是将输入矩阵同卷积核的对应位置分别相乘再相加，将结果汇为单个输出像素值，重复这个过程直到遍历整张图像。每个卷积神经网络根据网络要求由不同数量的卷积层组成。第一卷积层负责学习诸如边、角等低级特征。这些层的输出通常被馈送到学习高级特征的其他卷积层。这一层中的每个神经元只与前一层中有限数量的神经元相连层。

通过卷积运算，原始信号特征增强，同时也降低了噪声，当卷积核不同时，提取到图像中的特征不同。图像具有多个特征，使用多个卷积核进行卷积时，用

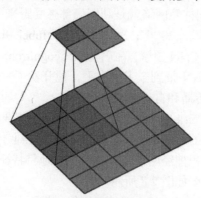

图 2.9　卷积运算示意图

特征映射的深度(这是一个超参数)，来表示使用的卷积核数量。

3. 池化层

利用池化层减小图像的空间大小或分辨率，以减少参数的数量，从而减少计算量。可以在一定程度上保证网络的特征被提取，同时运算量也大大降低，减少了网络结构过拟合的风险。它们通常在卷积层之间交替。最常见的池类型是最大池和平均池。

4. 全连接层

全连接层一般跟在所有的卷积层和池化层之后，在输出层之前，作用是整合卷积层或者池化层中具有类别区分性的局部信息，对数据进行分类。

2.2.2 卷积神经网络现有研究方法与进展

1. GoogLeNet

GoogLeNet 的深度达到了 22 层。之前大部分的 CNN 仅仅是不断增加卷积层和池化层，来达到更好的性能，而 GoogLenet 使用了 inception 模块，在 3×3 和 5×5 的卷积层中增加了 1×1 的卷积层起到降维作用，从而使 CNN 的深度和广度都扩大了。

GoogLeNet 的一大重要进步就是加入了 Inception 模块，在 Inception 出现之前，流行卷积神经网络仅仅是增加卷积层和池化层，而 Inception 模块在 3×3 卷积层和 5×5 卷积层之外还增加了 1×1 卷积层，1×1 卷积层起到了降维的作用，同时使得网络的宽度和深度都扩大了。这些模型呈现的趋势是网络的深度和宽度不断扩大，并且模型准确率也越来越高，收敛所需要的时间也将越来越少。

2. VGGNet

视觉几何组(Visual Geometric Group，VGG)这一特殊的网络是在 2014 年 ImageNet 大规模视觉识别挑战赛(Imagenet large scale visual recognition challenge，ILSVRC)中推出的，虽然它是亚军，但得到了广泛的接受和赞赏。该设计与 AlexNet 相似，这意味着 VGG 也有大量的功能。这个网络包含大约 1.38 亿个参数。在 VGG 16 中总共有 16 个卷积层，分布在 3 个块中，包含 2 层 3×3 卷积，然后是 2×2 最大池化，以及 2 个块包含 3 层 3×3 卷积，然后是 2×2 最大池化。该体系结构最终由两个全连接的层完成，每个层有 4096 个隐藏层。该网络的一些主要优点是，由于块内的非线性，它提供了更大的分辨力，同时，由于它在连续 3×3 卷积中处理更大的接受域，而不是直接处理它们，直接减少了要计算的参数数量。拥有区组(block)的另一个好处是，在每次卷积之后，可以在每个 block 中执行两次修正线性单元(rectified linear unit，ReLU)激活函数。

3. U-Net

U 网络(U-Net)由一个收缩路径(左边)和一个扩张路径(右边)组成[6]。其中,收缩路径遵循典型的卷积网络结构,其由两个重复的 33 卷积核(无填充卷积,unpadded convolution)组成,且均使用 ReLU 激活函数和一个用于下采样(downsample)的步长为 2 的 22 最大池化操作,以及在每一个下采样的步骤中,特征通道数量都加倍。在扩张路径中,每一步都包含对特征图进行上采样(upsample);然后用 22 的卷积核进行卷积运算(上卷积, up-convolution),用于减少一半的特征通道数量;接着级联收缩路径中相应地裁剪特征图;再用两个 33 的卷积核进行卷积运算,且均使用 ReLU 激活函数。由于在每次卷积操作中,边界像素存在缺失问题,有必要对特征图进行裁剪。在最后一层,利用 1×1 的卷积核进行卷积运算,将每个 64 维的特征向量映射网络的输出层。总而言之,该网络有 23 个卷积层。

因为 U-Net 能同时结合低分辨信息和高分辨信息,而医学影像具有复杂度高、边界不清晰和梯度复杂等特点,使用 U-Net 可以大幅度提高医学影像分割精度。同时由于医学影像相对较难获取,而 U-Net 对小样本数据集效果仍然很好,因此在医学影像分割中被广泛应用。

4. ResNet

深度残差网络(deep residual network, ResNet)是在 VGG 19 的基础上改进的网络,与普通网络不同的是,ResNet 在每两层间增加了残差单元。在之前的实验中发现,卷积神经网络在一定范围内时,增加深度可以提取更加复杂的特征从而使得模型效果更好,但当卷积神经网络的深度到达一定程度时,增加网络层数反而会使效果变差,这就是退化问题。针对这个问题,可以将残差学习应用到卷积神经网络中来解决。设输入为 x,经过网络层后输出为 $H(x)$,残差 $F(x) = H(x) - x$,残差网络就是使用多个有参网络层学习残差 $F(x)$。图 2.10 表示了残差网络的基本单元。

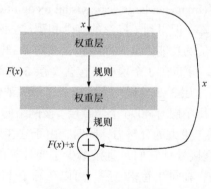

图 2.10　ResNet 结构图

2.2.3　卷积神经网络在医学领域的应用

与其他神经网络结构相比，CNN 应用更加广泛，在各个领域都取得了更好的性能。CNN 被视为理解图像内容最好的技术之一，并且在图像识别、分割、检测和检索相关任务上表现出了当前最佳性能。在产业界，如谷歌、微软、美国电话电报公司、日本电气公司和脸书等公司都设立了研究团队来探索 CNN 的新架构。

在医学影像领域，疾病的准确诊断或评估取决于图像采集和图像解译。目前，大部分的医学图像解译都由医生来进行。可是，人类进行的图像解译因为其主观性、不同解读者的较大变化和产生的疲劳，往往是片面的。许多诊断任务需要初始搜索过程来检测异常，并且量化测量值和时间的变化。卷积神经网络具有自动提取高度抽象特征、数据驱动的特点，相比传统的模式识别算法，能提供更为精准可靠的分类识别结果。基于此，利用卷积神经网络进行医学病理图像的分析识别和辅助诊断成为医学影像领域中有待深入研究的课题之一。

1. 使用深度卷积神经网络实现肺癌检测和分类

建立三维肺结节检测网络，从肺图像中获取三维特征。采用了一种多分辨率机制，使网络能够识别大小不一的结节。通过在结节检测网络中加入另一个包含两层完全连接的网络分支，得到了结节癌诊断网络。结节癌诊断网络同时识别可疑的肺结节并计算发现结节的恶性概率。它将肺结节的检测和分类统一为一个过程，比采用分离的结节检测和分类过程更加高效有效，见图 2.11。

该网络由收缩路径(contracting path)和扩张路径(expanding path)组成。其中，收缩路径用于获取上下文信息(context)，扩张路径用于精确地定位(localization)。反卷积也被称为转置卷积，反卷积其实就是卷积的逆过程。大家可能对于反卷积的认识有一个误区，以为通过反卷积就可以获取到经过卷积之前的图片，实际上通过反卷积操作并不能还原出卷积之前的图片，只能还原出卷积之前图片的尺寸。通过反卷积可以用来可视化卷积的过程。可以发现，在同一层左边的最后一层要比右边的第一层要大一些，这就导致了，想要利用浅层的特征(feature)，就要进行一些剪切，也导致了最终的输出是输入的中心某个区域。

2. 使用卷积神经网络对内窥镜图像中的胃肿瘤进行自动分类

视觉检查、病变检测以及恶性和良性特征的区分是内窥镜医生角色的关键方面。在临床实践中，越来越多地采用机器学习来识别和区分图像。收集经病理证实的胃病变的内镜下白光图像，将其分为五类：进展期胃癌、早期胃癌、高级别异常增生、低级别异常增生和非肿瘤。这里建立基于内窥镜图像使用了三种卷积神经网络模型对胃肿瘤进行自动分类，分别是 Inception-v4、Resnet-152 和 Inception-Resnet-

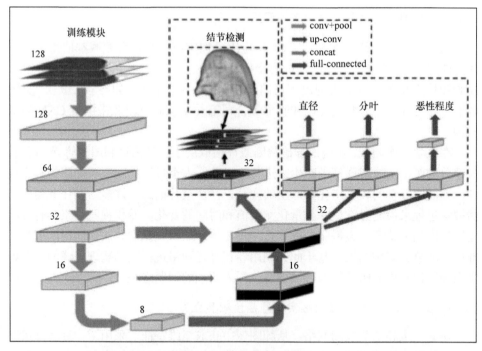

图 2.11 结节癌诊断网络

v2。对训练数据集进行预处理，通过在每个 CNN 模型内部实现随机裁剪、调整大小、翻转和颜色调整来提高识别性能。对所有模型进行 5 次交叉验证，即对训练集进行进一步细分，使用验证集来选择每个网络的超参数，见图 2.12。

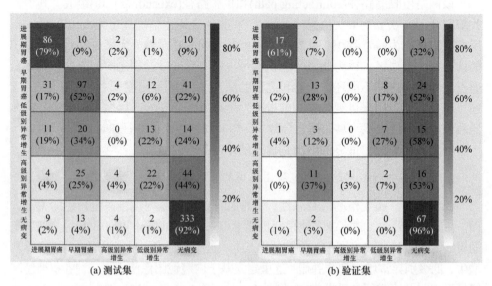

图 2.12 用于 Inception-Resnet-v2 模型中各类别灵敏度的混淆矩阵

2.3　自然语言处理

在科幻电影中,我们也许见到过这样的场景:一场激烈的战斗过后,许多伤员会被送进救援舱进行救助,救助站中可以自动进行医疗检查以及与伤员进行对话询问。在对话中,救援舱作为一个机器人自动完成救援任务。在现实中,人工智能也正在一步一步走进医疗中,其中自然语言处理也不例外。从早期的研究基于有限的电子医疗文本就已经验证了自然语言处理在医疗领域中的可行性。除了电子医疗文本,还构建了大量的医学数据和领域知识库。例如,医学系统命名法-临床术语(Systematized Nomenclature of Medicine-Clinical Terms, SNOMED CT)是一个被广泛运用的临床医学的术语知识库。基于常用的医学术语知识库[7],大量的临床医学自然语言处理系统(natural language processing, NLP)开始出现,代表性的临床医学 NLP 系统有 MedLEE、MetaMap、cTAKES、MedEx、KnowledgeMap 等。这些基于 NLP 的医学系统包含了信息抽取、文本分类、医学决策支持、信息管理、医疗问答、医疗数据挖掘等诸多领域[8]。在医疗知识挖掘领域中,从古至今,许多医疗数据和医疗知识都是以文本形式建立的。在这些医疗文本资料中都凝聚了不同国家、不同时代人们智慧的结晶,展现的是大量未整理的文献资料以及诊疗记录。因此许多学者都自然地想到运用自然语言处理来辅助完成汇总知识。在整理汇总的过程中再把知识提炼出来,提取其中有用的医疗信息,形成最终的知识本体或者知识网络。为后续的文本挖掘任务提供标准和便利。NLP 属于人工智能的子领域,其核心目的是使得计算机能够理解和生成人类的自然语言,任务主要包括信息抽取、机器翻译、情感分析、摘要提取等,所用到的技术包括命名体识别、语义消歧、指代消解、词性标注、结构分析等。大量医学文本资料中含有的病史、诊断、治疗方法、药物等名词,给 NLP 的应用提供了可能性。利用 NLP 技术将隐藏在文本中的知识挖掘出来,对医学的发展具有重要意义。

除了医生之外,患者也会用到 NLP。对于患者来说,病历是一个至关重要的医疗记录,病历包含首页、病程记录、检查检验结果、医嘱、手术记录、护理记录等。正因为如此,电子病历(electronic medical record)的产生也体现了它的合理性[9]。电子病历是保存、管理、传输和重现的数字化的患者的医疗记录。同时电子病历是随着医院计算机管理网络化、信息存储介质如光盘和 IC 卡(integrated circuit card)等的应用及互联网的全球化而产生的。它是信息技术和网络技术在医疗领域的必然产物,是医院病历现代化管理的必然趋势,其在临床的初步应用,极大地提高了医院的工作效率和医疗质量,但这还仅仅是电子病历应用的起步。

2.3.1　正则表达式

随着自然语言处理的发展，人工智能问答系统不仅仅只是一种消遣，他们可以回答问题、预订航班，或者寻找餐馆，这些功能依赖于对用户意图更为复杂的理解。

我们将从描述文本模式的最重要工具开始：正则表达式。正则表达式可用于指定我们可能要从文档中提取的字符串，从简单的对话中提取到类似于价格 199元之类的字符串信息。然后，我们将转到一组统称为文本规范化的任务，其中文本规范化正则表达式起着重要作用。规范化文本意味着将其转换为更方便、标准的格式。例如，我们要对语言做的大部分工作都是首先从运行的文本中分离出或标记化单词，即标记化的任务。英语单词之间通常用空格来分隔符号化，中文里面的抽取词语也不仅仅是通过标点符号来进行，从而空格和标点是远远不够的。

文本规范化的另一部分是词义化，即确定两个单词尽管表面上有差异，但词根相同的任务。例如，sang、sung 和 sings 是动词 sing 的形式。单词 sing 是这些单词的常见形式，一个映射器将所有这些单词映射到 sing 本身这个单词。词性还原对于处理像阿拉伯语这样形态复杂的语言是必不可少的。词干分析是一种更简单的词干化方法，我们主要是从词尾去掉后缀。文本规范化还包括句子分割：使用句子分割句点或感叹号之类的提示，将文本分解为一个个单独的句子。

最后，我们需要进行单词和其他字符串的比较。我们将引入一个概念编辑距离，这个概念是一个度量方式。它根据将一个字符串更改为另一个字符串所需的编辑次数(插入、删除、替换)来度量两个字符串的相似程度。编辑距离是一种应用于自然语言处理的算法，包括拼写更正及语音识别等多方面。

在计算机科学中，正则表达式可以说是一个默默无闻的成功应用。正则表达式是一种用于指定文本搜索字符串的语言。这种实用的表达式语言用于每种计算机语言、字处理器和文本处理工具，如 Unix 工具，包括全局正则表达式打印(global regular expression print，GREP)或编辑器宏(editor macros，Emacs)。从形式上讲，正则表达式是一种描述一组字符串的代数表示法。当我们有一个模式要搜索、一个语料库文本要搜索时，它们对文本搜索特别有用。正则表达式搜索函数将搜索语料库，返回与模式匹配的所有文本。语料库可以是单个文档或集合，例如，Unix 命令行工具 grep 接受正则表达式并返回与表达式匹配的输入文档的每一行。

正则式表达的返回值可以设计为返回一行中的每个匹配项(如果有多个匹配项)，或者仅返回第一个匹配项。在下面的示例中，我们通常在与正则表达式匹配的模式的确切部分下画线，并且只显示第一个匹配项。正则表达式也有许多变体，下面将描述扩展正则表达式。不同的正则表达式解析器有的可能只识别一些表达式的子集，或者对某些表达式的处理略有不同。使用在线正则表达式的函数包是测试表达式并探索这些变体的一种便捷方法。

2.3.2　自然语言处理技术介绍

1. 命名实体识别

随着互联网的普及，电子资料传播变得更加方便快捷，信息文本大多以电子文档的形式进行传播。随着电子文档的普及，我们每天所能接触到的文本数据也会变得越来越多，这使得我们要从大量文本中获取我们想到的信息变得异常艰难。在这种情况下，为了整理这些繁多、杂乱的信息并将其要点呈现在公众面前，我们迫切需要一个合适的方法或者工具来进行处理、抽取、检索和翻译。那么相关的任务也就应运而生了。这些任务都有一个共同点就是实体命名识别是这些任务的基础。这个是在进行文本处理中必不可少的环节，这也使得它成为一个独立的研究方向。

命名实体识别(name entity recognition，NER)是指在给定文本的情况下识别拥有专有名称的实体，主要包括人名、地名和组织名等，在医学领域中包括专有名词[10]。命名实体识别是文本信息理解和处理的基础，是语言类信息类处理技术的关键步骤，也是文本分析时信息处理的首要任务。在句子结构中，命名实体是句子中的主语和宾语。在文章中，命名实体可以认为是文本的主要内容，是文章的"关节"。所以，命名实体是文章中最基本的信息单元。命名实体识别的研究有着重要的意义，命名实体识别的结果的 好坏会对后续自然语言处理其他任务的结果产生较大影响。

根据 1997 年命名实体提取的定义，它包括三个子任务：时间、数量词和实体名称的识别。其中时间包括时间短语和日期短语，数量词包括货币名称和比例值，实体名称包括人名、地名和组织名称。另外还包括人名、地名、组织机构名、时间、日期、货币、百分比 7 个小类。从自然语言处理的流程来看，NER 可以看作词法分析中未登录词识别的一种，是未登录词中数量最多、识别难度最大、对分词效果影响最大问题。同时 NER 也是关系抽取、事件抽取、知识图谱、机器翻译、问答系统等诸多 NLP 任务的基础。

2. 文本向量

自然语言处理中，关键一环就是将文本信息处理成为机器能够识别并且能够区分好语言歧义的问题。那么对于机器来说，我们需要通过一种方式让机器明白文本含义。在许多传统的 NLP 应用程序中，我们对单词的唯一表示是一串字母，或者可能是词汇表中的索引。但是我们也可以做得更好，我们需要一个词语意义模型来为我们做各种事情，它应该告诉我们，有些词有相似的意思(如 cat 和 dog)，有些词是相反的意思(如 cold 和 hot)，要知道，有些词有积极的含义(happy)，而有些词有消极的含义(sad)。同时也要从表示中了解到相对应发生的事件，如 buy、sell 和 pay 三个单词告诉我们对于购物这个事情的三个不同视角。

更一般地说，单词的意义模型应该允许我们得出有用的推论，从而帮助我们解决与意义相关的任务，如回答问题、总结、释义以及对话。

我们如何建立一个计算模型，成功地处理单词意义的不同方面？就目前而言，对于语义处理得最好的模型叫作向量语义。该模型灵感来源于 20 世纪 50 年代的语言学和哲学著作。在此期间，哲学家 Ludwig Wittgenstein 怀疑是否有可能为每个单词建立一个完全正式的意义定义理论，他提出"一个单词的意义是它在语言中的使用"。也就是说，我们不应该使用某种逻辑语言来定义每个词，而应该通过描述实际的人在说话和理解时如何使用这个词来定义词。换句话说，通过语言使用中出现的环境或分布来定义一个词。一个词的分布是它发生的语境、邻近的词或语法环境。其思想是，两个分布非常相似的单词(与非常相似的单词一起出现)很可能具有相同的含义。

当我们面对我们不认识的单词时候，会根据上下文去推测这个词的意思，在推测的过程中我们会自动地在脑海中搜索类似的中心词相对应的上下文环境，如果两个词的上下文环境相似，我们可以推测两个中心词的意思是相似的。由此，向量语义是结合了两种想法。用向量来表示单词，将单词放入到一个向量空间中去。

将单词或词组放入到空间中，这样就会感受到单词之间的关系，用分布的形式去衡量单词和词组之间的联系，见图 2.13。

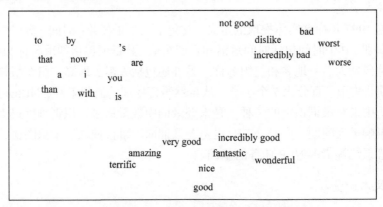

图 2.13　单词在向量空间的分布

向量语义的概念是将一个词表示为某个多维语义空间中的一个点。表示单词的向量通常称为嵌入(embedding)，因为单词被嵌入一个特定的向量空间中。从图 2.13 我们可以直观感受到，表示肯定的词和表示否定的词似乎位于不同的部分空间。这也是向量语义的一大优势：提供了一种细粒度的意义模型。基于此，我们还可以进行相似度分析。在下面的内容中我们会介绍两种最常用到的模型：tf-idf 模型和 word2vec 模型。

　　文档的共现矩阵和单词的上下文矩阵有一个共同点，都是运用了对单词进行计数形成向量来表示文档或者向量，但是在实际中，单词的频率并不能很好地衡量单词之间的联系。单纯地对每个单词进行计数会产生一个问题：对于不同文档，经常用的如 "the""it" 等单词出现的频率是十分相近的，这就造成了有些单词区分文档的能力不高。除此之外，在中心词附近经常出现的这些助词实际上重要性程度并不是很高，那些太频繁、太常见的如 "the""good" 之类的词都不重要。这就会造成了一个现象：那些只出现一两次的词语比这些经常出现的单词都重要，与先前的想法产生了矛盾[11]。如何平衡两者的冲突是我们需要解决的，tf-idf 算法刚好能够解决这个矛盾。

　　首先介绍词频(word frequency)[12]这一概念，词频顾名思义就是单词出现的频率。一般来说，我们对词频的量化不会很高，一个单词在一个文档中出现的频率为 100 次，并不会使该单词与文档含义相关的可能性增加 100 次，通常我们会用 log100 来代替。因此我们就可以降低不重要但是出现很多次的单词对文档分类的影响程度。对于词频权重(weight)的定义如下：

$$\mathrm{tf}_{t,d} = \begin{cases} 1 + \lg \mathrm{count}(t,d), & \mathrm{count}(t,d) > 0 \\ 0, & \text{其他} \end{cases} \tag{2.27}$$

　　如果一个单词在某个文档出现了 10 次，那这个单词的 tf = 2，如果出现了 100 次，这个单词的 tf = 3，以此类推。

　　我们希望给予只出现在少数文档中的单词较高的权重。对于文档的区分，我们都会发现有一些单词只在某相同类别的文档中出现，从而这些单词具有很高的区分文档的能力。相反那些在许多文档中都频繁出现的单词却没有区分能力。我们引入概念文档频率(document frequency)。文档频率指的是一个单词出现在不同文档的个数，如果一个单词仅仅出现在一个文档中，那这个词的 df = 1。在莎士比亚 37 部戏剧中，Romeo 和 Action 两个单词的单词频率都是 113，但是他们的文档频率不同。Romeo 的文档频率为 1，Action 的文档频率为 31，因为 Romeo 只是出现在一部戏剧中。如果我们的目标是关于 Romeo 的浪漫苦难的文献，那么 Romeo 这个词应该被高度重视。

　　为了能够赋予这些具有较高区分能力的单词的重视程度，我们引入概念逆文档频率(inverse document frequency，IDF)。逆文档频率的定义关系式如下：

$$\mathrm{idf}_t = \lg\left(\frac{N}{\mathrm{df}_t}\right) \tag{2.28}$$

其中，N 表示整个文档集合中文档的总数，df 是关于单词 t 的文档频率。倘若一个术语出现在越少的文档，那这个术语的权重就越高。所以我们在进行语料库的训练时，如果语料库没有清晰的文档拆分，需要我们自行对语料库进行拆分。根据上文的介绍我们正式引出概念 tf-idf，数学表达式如下：

$$W_{t,d} = \mathrm{tf}_{t,d} \times \mathrm{idf}_t \qquad (2.29)$$

W 是指文档 d 中单词 t 出现的加权值，也就是单词 t 的 tf-idf 的值。当前，tf-idf 的权重值是目前的信息检索中共现矩阵的主要加权方法，也是一个比较好的基准线。除此之外还有改进了的正点态互信息量(positive pointwise mutual information，PPMI)和点态互信息量(pointwise mutual information，PMI)等方法。

在每个 NLP 任务中，较为稠密的词向量比稀疏向量能更好地工作。尽管我们不完全了解造成这种情况的所有原因，但是在训练过程中发现以下情况：首先，密集向量可以更成功地作为机器学习系统中的特征包括在内，例如，如果我们使用 100 维单词嵌入作为特征，则分类器仅可以学习 100 个权重来表示单词含义的函数，如果我们改为输入 50000 维向量，则分类器将必须为每个稀疏维学习数万个权重；其次，由于密集向量比广义向量稀疏向量包含更少的参数，广义向量可以更好地推广并有助于避免过度拟合；最后，稠密向量可以比稀疏向量更好地捕获同义词[13]。

为了介绍稠密词向量的获取，我们先介绍 skip-gram 模型以及 word2vec 的原理。

在一般情况下，我们拿到相对高维的数据特征时，会对数据进行预处理，将高维数据进行降维。同样，对于构建好的一位有效(one-hot)矩阵，我们也会对这样高维数据进行降维处理。在数学上我们运用矩阵的乘法，通过一个矩阵，把一个高维的空间向量转换成一个低维的空间向量。直观的解释如图 2.14 所示。

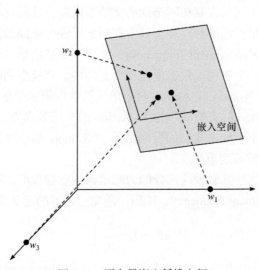

图 2.14　词向量嵌入低维空间

图 2.14 是对单词 one-hot 向量的一种降维处理，通过一种映射关系将一个 n 维的 one-hot 向量转化为一个 m 维的空间实数向量，由于 one-hot 向量在矩阵乘法的特殊性，我们得到的表示映射关系的 $n×m$ 的矩阵中的每 k 行，其实就表示语料库中的第 k 个单词。这样的转化算法就是词嵌入(word embedding)算法原理[14]。

为了对词向量进行降维处理，降维的方法目前在 word2vec 的算法中有两个主要的模型：skip-gram 模型和连续词袋(continuous bag of words，CBOW)模型。

简单来说，运用 word2vec 算法得到的词向量实际上是模型训练的副产品。在神经网络训练中，为了达到更好的效果，我们根据训练数据对网络中的参数进行优化与更新，但实际上，这个优化与更新得到的参数是一个矩阵，而这也是我们所要的词向量。那么如何得到这个矩阵，就需要构建训练的模型，通过训练模型得到权重矩阵，也就是我们需要的词向量。在 CBOW 模型中，我们是根据上下文去预测中心词的分布概率，而 skip-gram 模型是根据中心词去预测上下文的概率分布。

对于 CBOW 模型，我们有图 2.15。

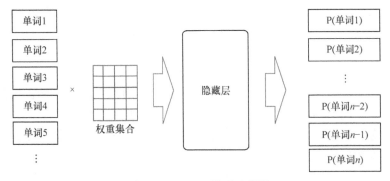

图 2.15　CBOW 模型示意图

如图 2.15 所示，输入的是 target word: $W(t)$的上下文的 one-hot 的矩阵，从而他们的词向量的空间维数为 V，即

$$\dim = V$$

所以 $W(t-1)$与其他词语的 one-hot 矩阵都是 $1×V$ 的矩阵，假设有 $W(t)$的上下文有 c 个词，他们都乘以一个共享的输入权重矩阵 W，矩阵 W 的形状是 $V×N$，而 N 是我们自己定的一个维数，从而输入矩阵就变成了形状为 $1×N$ 的矩阵，一共有 c 个向量，把他们相加起来求向量的平均值，作为一个输出向量，其形状依旧是 $1×N$，再由这个输出向量乘以一个输出矩阵 H，通过激活函数处理得到目标词 (target word)出现的概率分布。每一个维度就是对应词的出现概率。训练过程中损失函数一般为交叉熵代价函数，而更新 W 与 H 一般用最速梯度下降法。我们输

入的是 one-hot 矩阵，得到的 W 矩阵每一行都是我们的对应词的向量表示，从而我们就把一个高维的词向量空间转到了相对低维的词向量空间。

skip-gram 模型与 CBOW 模型类似，只不过输入的是 target word 的 one-hot 矩阵，而输出的是这个词在上下文的出现概率向量。用一句简单的话来说就是预测上下文。

除了 word2vec 的词向量获得方法，目前也出现了许多更细颗粒度来表示单词含义的词向量。下面进行一点简单介绍：

1) Glove

Glove 是来自论文 *Glove: Global vectors for word representation* 的算法模型。相对 word2vec 而言，word2vec 只考虑了词的局部信息，没有考虑到词与局部窗口外词的联系；Glove 利用共现矩阵，同时考虑了局部信息和整体的信息。共现矩阵是通过对在语料库中窗口的单词出现次数进行计算得到的。Glove 算法是对 word2vec 的改进，增加了全局信息量来刻画词向量。但缺点和 word2vec 一样，无法刻画同一单词不同语境下的表示。

2) ELMo

预训练语言模型(emebeddings from language model，ELMo)算法来自于论文 *Deep contextualized word representations*。实际上，word2vec 和 Glove 存在一个问题，词在不同的语境下其实有不同的含义，而这两个模型词在不同语境下的向量表示是相同的，ELMo 就是针对这一点进行了优化，ELMo 有两个优势：

(1) 能够学习到单词用法的复杂特性，是通过多层的 LSTM 网络去学习词的复杂用法，不同层的输出可以获得不同层次的词法特征。例如，对于词义消歧有需求的任务，第 2 层会有较大的权重，对于对词性、句法有需求的任务，第 1 层会有比较大的权重。

(2) 学习到这些复杂用法在不同上下文的变化，可以通过"预训练+微调"的方式实现，先在大语料库上进行预训练得到单词的基础向量，再在下游任务的语料库上进行微调的操作。

3) BERT

预训练语言表征模型(bidirectional encoder representations from transformer，BERT)来自于论文 *BERT: Pre-training of Deep Bidirectional Transformers for Language Understanding*，是对 ELMo 的改进。同样是增加了中心词与上下文的联系，在 BERT 中并没有延续 ELMo 中使用的语言模型 LSTM 网络结构，而是运用了来自论文 *Attention is all you need* 中的 Attention 注意力机制。在注意力机制中运用转换器 (transformer)对词向量进行编码，整个训练模型的原理和我们平时做完形填空很相似，我们需要把文本中 15%的单词遮盖住，利用剩下 85%的单词与预测这 15%的单词，这样既考虑了上下文，也考虑了全局信息量。

BERT 是目前比较常用的词向量表示方法，由于进行训练的文本过于庞大，基本来说我们仅仅需要调用已经训练好的词向量，在下有任务进行微调即可得到我们所需要的不同领域的词向量，从而更好地达到拟合。

2.3.3　自然语言处理在医学文本挖掘中的应用

随着经济的不断发展，医学领域也在不断发展，在发展过程中，医学文本数据积累越来越多。如何利用这些数据，使之造福于社会大众，是目前十分火热的问题。

自然语言处理作为人工智能领域中一个重要的分支，主要目的是从文本中挖掘到有用的信息，并且能够让机器人像人类一样理解自然语言，从而做到和人类进行语言交流。目前，在文本挖掘、语音识别、信息检索、机器翻译等领域取得了突出成果。使用自然语言处理技术对海量的医学文本数据进行挖掘是一种有效的方式。

医学文本数据的种类有很多，在问诊方面会产生问诊的信息数据、患者的基本信息、患者的历史病历数据，以及相关的诊断结果与治疗方案。这些对于医学而言都是具有重要参考价值的。如果对这些文本进行数据挖掘形成医学知识图谱，充分利用这些数据，不仅具有巨大的商业价值，也会有很高的社会价值。运用自然语言处理的技术，可以构建很多的应用方式。

1. 病历智能管理

各大医院文本种类繁多，其中病历数据占绝大部分。按照以往，想要提取到其中的有效信息，需要人工进行病案数据分析、提取与整理，既费时又费力，效果也得不到保障。利用自然语言处理中的信息提取技术，能够将纷繁复杂的数据进行结构化，并且提取到相对应的关键信息，从而实现自动化的病案信息抽取[15]。

2. 智能诊断平台

基于海量的医疗文本数据，通过自然语言处理技术对医疗数据进行挖掘、学习，可以建立辅助诊断的问答系统。根据患者患病的症状、主诉、体检结果和既往病史等个人情况，系统会自动进行疾病诊断，帮助医生进行辅助诊断，同时诊断系统也可以给患者提供初步的疾病诊断结果。

3. 临床的决策支持系统

医学知识系统十分复杂，在进行医疗诊断的过程中需要考虑多方因素，包括患者的病历数据、体征、基因数据以及各种医学方面的文献，综合起来才能进行决策，所以需要医务工作人员花费大量的时间和精力查找资料，效率非常低。而利用自然语言处理等人工智能技术，可以自动抽取、整合有用信息，供临床决策参考使用，既能提高效率，又能降低成本。

4. 助力蛋白质工程推进

随着 BERT 等自然语言模型取得突破性进展，人们逐渐认识到大模型在无标签数据上学习语言的强大表示。这些表示可以有效用于编码语义和句法。在自然语言处理成功案例的启发下，研究蛋白质的专家也在尝试着将自然语言处理的方法应用于蛋白质的结构预测中。

5. 构建医学知识网络图谱

自然语言处理与大数据早已渗透到各个领域，医学也囊括在内。近年来医疗数据挖掘发展迅速，然而医疗数据结构化处于起步阶段，更多的医疗数据仍然以自然语言形式出现。我们可以通过自然语言处理技术研制出一套完整的系统，辅助完成汇总医学领域知识的过程，将知识提炼出来，提取其中有用的诊疗信息，最终形成知识网络。例如人体解剖，学生可以通过完整的系统了解人体的组织、器官以及各种骨骼，同时通过自然语言处理，学生还能了解他们之间的联系。

2.4 深 度 学 习

2.4.1 深度学习概述

深度学习是机器学习的分支，是一种以人工神经网络为架构，对数据进行特征学习的算法。在大数据与智能医学迅速发展的背景下，深度学习算法已迅速成为分析医学图像的重要方法，为医学影像的自动分析、智能化处理提供了可能。目前，应用深度学习算法辅助诊断已涉及多个领域，如脑部、眼部、肺部、乳腺等，能减少医生的工作量，为患者提供更优质的诊断和治疗。下面将从几个代表性领域出发，概述深度学习对医学影像诊断领域的贡献。

1. 脑部

脑部的解剖图像主要来源于 CT、MRI 以及正电子发射断层显像(positron emission tomography，PET)。脑影像的智能研究主要包括两方面：一是脑部影像(CT、MRI)的诊断以及分类，包括病灶的定位、脑肿瘤分类、半暗带的体积预测等；二是基于头颅 CT 影像的病灶检测、血管分割等。目前，大量的研究涉及阿尔茨海默病、脑肿瘤、脑组织、解剖结构、脑卒中等的分类；脑血管、脑组织及重要病变的分割以及脑部疾病的识别和诊断，如脑梗、神经胶质瘤、脑转移瘤、脑出血、白质病变。Chang 等[16]使用了基于 Mask R-CNN 的实例分割框架，先使用外接矩形框对脑出血区域进行定位，再对该区域的病灶轮廓进行勾勒。Zhang 等[17]利用 3D CNN 进行 DWI 核磁序列的脑梗分割，并利用稠密连接方式，优化网络训练过程。Liu 等[18]在此基础上，增加了 2D 卷积操作来充分利用断层内部的影像信息。基于局部感受野的极速学习机(local receptive fields based extreme learning machine，ELM-LRF)方法也被提出用于脑肿瘤的分类，该方法首先使用局部和非局部方法去噪声，然后采用 ELM-LRF 分割良性或恶性肿瘤并分类，在颅骨磁共振图像分类时准确率达到了 97.18%[19]。深度学习在脑部影像分析领域已取得了很大进展。

2. 眼部

眼部影像的研究主要是视网膜的自动筛查，包括视网膜图像分类、视网膜血管分割和硬性渗出的自动检测。视网膜图像识别方面，2015 年 Kaggle 组织了一个相关比赛，几支获胜队伍使用的都是端到端 CNN 网络，而且识别准确率接近甚至超越了医生。Quellec 等[20]以此数据集为基础对糖网分类的热力图进行了研究，探索了 CNN 模型在糖网筛查中实现高精度的原理。Takahashi 等[21]则直接利用多幅眼底图像的拼接图作为输入数据，实现了糖网病的自动分级。视网膜血管分割方面，Jiang 等[22]提出一种基于全卷积神经网络(fully convolutional neural network，FCN)的端到端模型来实现视网膜血管分割，在 DRIVE 等 4 个公开数据集上取得了 96%左右的准确度，同时超过了传统算法和人工标注网。Xiao 等[23]以分割为基础构建了一个多步骤的糖网筛查深度学习系统，首先定位眼底图像中的血管、视盘、黄斑等，然后分割病灶，最后对病灶进行分类。在硬性渗出检测方面，利用深度学习检测模型可提高硬性渗的识别准确率。

3. 肺部

肺癌是目前发病率和死亡率最高的恶性肿瘤之一，肺癌筛查方法是依靠传统的 X 射线胸片、CT、纤维支气管镜等，而 X 射线胸片及 CT 是最常见的放射科检查，研究者们结合 CNN 的图像分析以及 RNN 的自然语言处理，对肺部影像数据进行了大量的研究，利用深度学习方法进行肺癌的筛查与诊断。早期肺癌在 CT 上的表现是直径不超过 30mm 的肺内圆形或不规则形结节。目前的肺结节影像智能技术研究主要包括肺结节的检出、肺结节分割和肺结节的良恶性分类等方面。研究者们主要通过设计新的网络结构和损失函数来实现模型在相应功能上的性能提升。在肺结节检出方面，研究者们采用了基于区域提议网络的实时目标检测模型(faster region-based convolutional neural network，Faster R-CNN)、DeepLung 模型、分组卷积网络模型等对肺结节进行检测，大部分模型为双阶段的检测模型，包括候选结节检测阶段和假阳消除阶段，检出敏感性能超过 95%。此外，对比大量研究发现，深度学习在微小结节(小于 5mm)的检测方面要优于医师。因此，基于深度学习的结节检测模型通常具有较高的召回率和准确率，基本能够准确定位结节所在位置。在结节分割方面，研究者们通常基于全卷积网络(fully convolutional network，FCN)来构建模型，U-Net 网络就是常用的医学影像分割模型，该架构及其变体在不同的生物医学分割应用中实现了非常好的性能。由于借助具有弹性形变的数据增强功能，它只需要少量的带标注的图像，且训练时间较少。Zhang 等在 U-Net 基础上提出的 DENSE-INception U-Net 网络结构，并在 Kaggle 数据集上取得了 98.57%的 Dice 得分[24]。基于深度学习的结节分割模型可以有效地提升医生测量和对比结节大小的准确度。肺结节的良恶性分类一直是研究者的关注要点，并在深度学习模型上进行了一系列尝试和改进。Al-Shabi 等提出了一种能够融合全局和局部信息的网络结构来提升分类效果，在肺结节公开数据集(the lung image database consortium，LIDC)上该模型的曲线下面积(area under the curve，AUC)达到了 95.62%[25]。相对于传统的良恶性判断方式，基于深度学习的良恶性判断模型可以融合更多的特征和具有更好的泛化能力以及更高的准确性。

4. 乳腺

乳腺癌是全世界最常见的女性肿瘤并且是女性中致死率最高的癌种之一。2020 年全球新发乳腺癌达到 226 万例，首次超过肺癌成为全球第一大癌症。在中国，乳腺癌的发病率和死亡率也均处于较高水平，对女性健康构成严重威胁。因此，加强乳腺癌的早期发现和治疗具有重要意义。数字化乳腺 X 射线检查由于其良好的对比度及分辨力，可分辨组织间细微结构密度的差别，且操作简单，价格相对低廉，诊断准确率较高，是国际上公认的乳腺癌早期机会性筛查及早期发现的有效措施。乳腺癌在乳腺钼靶的检查中主要有两种征兆：一是恶性软组织肿块的存在，二是微钙化的存在。因此乳腺图像分析主要面临三个挑战：①对类肿瘤病变的检测与分类；②检测和分类微钙化点；③乳腺癌风险评估。在肿瘤病变的检测和分类方面，相比于传统的特征提取方法，深度学习模型的识别的准确性明显更高。Fotin 等对比了 CNN 模型和基于人工特征的传统方法在数字乳腺断层合成显像中识别软组织影的表现，结果深度学习模型的识别敏感度高出近 7%[26]。在钙化点的分类和检测方面，传统方法利用钙化和正常组织在频率和亮度上的差异进行识别，例如，使用小波变换或者 Hessian 矩阵响应分类效果较好，但容易出现假阳性，深度学习模型可进一步提高分类表现。Cai 等设计的 CNN 模型在高敏感度水平显著降低了假阳率[27]。Zhang 等利用重构效果的差异，有效地将钙化点和背景区分开，极大提升了微小钙化的检出效果[28]。

2.4.2　深度学习模型及其应用场景

深度学习方法已广泛应用于医学影像领域，大体上包含数据增强、图像分类、目标检测、区域分割、图像配准、图像生成等方面。本书的后续内容主要对最常见的分类、分割、检测等任务作详细介绍。

1. 分类任务

图像分类是指在图像信息中，由不同的类别所反映的不同特征作为分类依据，使得将不同类别目标区域得以分类或区分的方法。医学图像分类是深度学习进入医学影像领域最早的应用之一，可以实现对医学图像中病症的筛查和病灶的检测分类，对人类福祉具有重要意义。分类任务在医学中常见的是对特定病变进行类别区分或者严重程度分级，如肺结节的良恶性分类。该任务更为精细，需要病变的局部信息以及与周围或者上下层面信息的结合，所以该任务通常会与其他任务结合进行。例如，通过检测模型获取位置信息、通过分割模型获取边缘信息、通过时间序列模型获取上下层面信息等。

如图 2.16 所示，分类任务的主要结构是由输入层、卷积层、池化层、全连接层以及最后的输出层所组成。图像输入后经过多个卷积操作和池化操作进行特征提取，逐步将低层的粗糙特征转换为高层的精细特征，进而经过分类器对各个像素进行分类，得到其所属类别。因此，分类网络结构中输入层、卷积层和池化层主要负责提取特征，得到初级图像特征，而全连接层和输出层主要构成像素分类器。

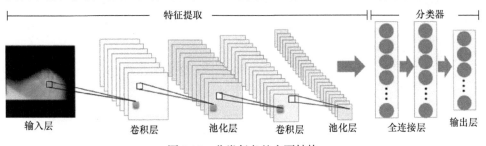

图 2.16　分类任务的主要结构

目前，在医学图像分类研究领域，基于深度学习的研究成果遍布不同的人体解剖部位的医学影像，常用的基础网络结构主要有 VGG、ResNet、Inception v3、Inception v4 等。利用深度学习对某种疾病进行筛查判定或病情分级，以及病灶的检测和分类可以辅助医学诊断，在临床工作中具有重要意义。

2. 分割任务

图像分割主要是识别图像中感兴趣区域的像素信息以及外部轮廓，在医学领域主要是分割器官或病变，以便定量分析相关临床参数，辅助临床诊断。医学图像分割是医生分析病灶区域的前提，准确的分割结果为医生排除了其他健康组织的干扰从而专注于病理分析。

　　Ronneberger 等[29]提出的 U-Net 网络结构是医学影像分割领域中一项突破性的研究，也是最具有代表性的分割网络结构，许多深度学习分割方法均是从该模型中汲取灵感和思路。U-Net 网络结构如图 2.17 所示，该模型采用了一个对称的编码解码结构，即由收缩路径和扩展路径组成，收缩路径包含一系列的下采样操作，用于降低特征图大小获得语义信息。扩展路径包含一系列的上采样操作，用于精确定位像素或体素，恢复图像，过程中融合左边分辨率较高的特征图。从结构图中可以看到，在编码过程中，每经过两个卷积层后设置了最大池化层，并且每个卷积层后使用 ReLU 函数激活，每次下采样的通道数都将增加一倍。在解码过程中，每次上采样的同时，通过编码器将提取的图像特征通过跳跃连接传递到对应解码器的特征图，并采用堆叠形式对编码过程中传递的特征图进行融合，很大程度上保留编码器在下采样时的特征信息，在网络结构的最后一层利用 1×1 的卷积将通道特征图转换为待分割种类数目的特征图。该模型后续被作为众多医学影像分割任务的参照基线(baseline)，在 U 形结构基础上后续还衍生出许多变种，如 V-Net、3D UNet、NAS-UNet、Res-UNet 等。

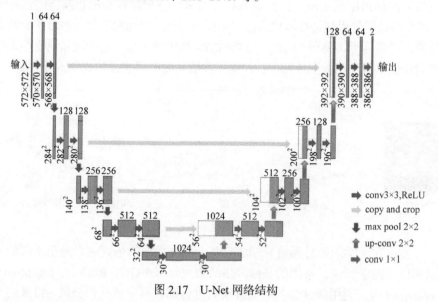

图 2.17　U-Net 网络结构

3. 检测任务

　　检测任务主要包含定位和识别。识别指的是判断属于某个特定类的物体是否出现在输入图像中，即需要对图像进行特征描述，计算该物体属于各个类别的概率分数，进而利用概率分数判断感兴趣物体是否存在；定位指的是确定感兴趣类别的物体的位置信息，属于回归任务的范畴，即确定该物体外接矩形框的精确坐标。在医学影像中，检测通常是诊断过程中的重要步骤，可识别病变(如肿块或结节)、器官、解剖结构或其他区域，以便进一步诊断。

目前常用的目标检测算法按照其检测原理大致有如下两种。

一种是以 Faster RCNN[30]为代表的双阶段方法。首先生成大量可能存在检测目标的候选框(proposals)，然后用分类器去判断每个候选框存在目标的概率或置信度，接着判断候选框中存在的是哪一类的目标物体，最后确定物体的边界信息。其结构如图 2.18 所示，该网络结构首先利用深度卷积网络提取图像特征，然后将得到的特征图作为区域建议网络(region proposal network，RPN)的输入，生成一组候选区域，每个区域的输出都包含类别置信度和边界框偏移量。RPN 网络是将特征图上的每一个像素点作为锚点，并以此为中心生成几个不同大小和长宽比例的锚框，该网络实际分为 2 条支线，上方的支线通过 softmax 层将锚框分为前景(foreground)或背景(background)方的支线用于计算锚框的边框偏移量，以获得准确的候选区域，最后的 Proposal 层则负责综合锚框的边框偏移量、前景和 im_info 缩放信息，得到更精准的候选框，送入后续的感兴趣区域(region of interest，ROI)池化层。ROI 池化层则整合候选框和卷积层提取的特征图(feature map)，得到固定大小的特征图(proposal feature map)送入后续的由全连接层和 softmax 层组成的分类器中，实现目标识别和定位。Faster RCNN 因其准确度高、检测速度快等优点深受研究者们的喜爱，在医学图像方面也广泛应用。

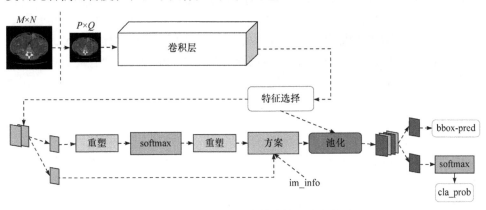

图 2.18　Faster RCNN 为代表的双阶段方法

另一种是以目标检测模型 YOLO(you only look once)[31]为代表的单阶段方法，它是直接将目标检测看作回归问题，仅用一个卷积神经网络结构就能预测图像中的物体类别并精确定位边界框，实现端到端的检测。其网络结构如图 2.19 所示，一共有 24 个卷积层和 2 个全连接层，由卷积层提取到的特征进入全连接层，然后预测物体类别和置信度，最后采用非极大值抑制(non-maximum suppression，NMS)

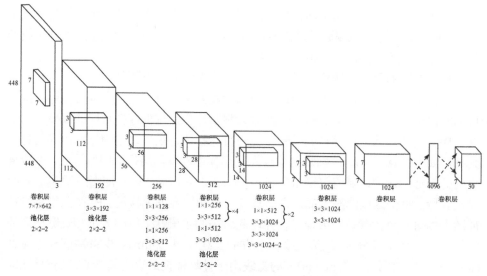

图 2.19　YOLO 为代表的单阶段方法

选取最可能的目标对象及其对应的边界框。在检测时，首先将图像调整至 448×448，并将其划分成 $S \times S$ 个网格，若物体中心点在某网格中，则该网格负责预测该物体的置信度和位置信息(边界框的中心坐标(x, y)、宽度、高度)，每个网格输出 B 个边界框的位置信息及其对应的置信度，并输出目标对应的 C 个类别概率(每个网格输出 $B \times 5 + C$ 个值)。此处的置信度是指预测框和真实框间的交并比 IOU，需要注意的是，若某个网格中没有目标，则其值为 0。YOLO 的运算速度很快，但在小目标的预测准确性上有待提高。因此，研究者们进一步地提出了 YOLO v2、YOLO v3、YOLO v4、YOLO v5，很大程度上提升了小物体检测性能，如果读者对其感兴趣，可以延伸地进行学习。

4. 其他

图像配准是医学影像分析的一个重要分支，目标是把多套图放到同一个坐标系下，实现图像内容之间的匹配，从而辅助影像学诊断，如融合 PET 与核磁定位肿瘤，以及治疗等。传统研究者开发了大量的配准方法，包括刚性、非刚性和可变型变换。随着深度学习的兴起，这一强大的工具被逐渐引入图像配准领域，为配准技术的发展带来新的活力和可能性。深度学习起初被用于增强传统方法的表现，即通过深度学习评估两幅图像的相似性，帮助迭代和基于灰度的方法完成配准。为了实现更快地配准，之后研究者开始利用有监督深度学习直接估计变换参数。由于获取真实标注值成本高，最近的研究者开始利用非监督学习来估计变换参数。与传统方法一样，深度学习配准方法面临的挑战仍然是量化图像的相似性，最近研究者试图利用信息论和生成对抗网络框架来应对这些挑战，并取得了一定成效。

2.4.3　深度学习在医学图像中的应用

1. 基于深度学习的乳腺 X 射线图像分类

乳腺癌是女性最常见的癌症类型之一，早期发现和治疗可以有效提高治愈率并降低死亡率。利用 X 射线影像诊断乳腺疾病是辐射最小、成本最低的一种手段。计算机辅助诊断技术可以协助放射科医生区分正常或异常组织及病理诊断。由于钙化或肿块的形状和纹理信息互不相同，并且血管和肌肉纤维的存在也会干扰可靠的识别，使得这项任务非常具有挑战性。Yu 等[32]应用预训练的深度融合学习模型对乳腺 X 射线影像进行识别并判断其是正常或癌变。该框架可分为两个步骤：从原始数据集中获取感兴趣区域后，首先从这些感兴趣区域中随机选取区域块(patch)训练提出的深度融合模型；然后对感兴趣区域内多个区域块进行表决，多数表决的结果作为最终的预测结果。该深度融合模型主要基于 VGG 16，其结构如图 2.20 所示，在每个分支上采用全局平均池化(global average pooling，GAP)来获取全局信息，然后将从 L1-L5 分支上得到的深层特征连接到一个较长的 GAP 层，经批归一化处理后，将其传递到后续的分类器中输出分类结果。研究者们将该网络框架在公共数据集 MIAS 上进行测试，并将其与其他分类方法进行比较，实验结果的整体精度为 0.8906，召回率为 0.913，可以看出，深度学习在辅助诊断乳腺癌的应用中能取得不错的结果。

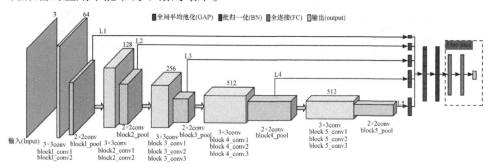

图 2.20　基于 VGG 16 的深度融合模型

2. Faster RCNN 在细胞电子断层扫描中自动定位和识别线粒体

低温电子断层扫描(cryo-ET)使得 3D 可视化的细胞组织接近自然状态，在结构细胞生物学领域起着重要作用。然而，由于低信噪比、数量多、细胞的复杂性等因素，在细胞低温 cryo-ET 中定位和识别不同成分仍然困难且耗时。为了自动定位和识别 cryo-ET 捕获的感兴趣的原位细胞结构，Li 等[33]应用 Faster RCNN 自动定位和识别图像中线粒体结构。他们收集了 9 个含有线粒体的 cryo-ET 断层图

(786 个 2D 切片)。通过手动选择并注释了其中的 482 个切片，然后按照 5∶1 的比率分为训练集和测试集。首先对原始图像去噪并增强其对比度，然后将预处理后的图像作为 Faster RCNN 的输入，得到相应的线粒体识别结果。实验结果表明，Faster RCNN 可以在 2D 倾斜图像和 cryo-ET 的重建 2D 切片上准确定位和识别重要的细胞结构。在包含线粒体的 cryo-ET 数据集上检测时，该模型的平均精度大于 0.95，实验结果如图 2.21 所示，真实结果(ground truth)与预测结果高度一致，即使不能完全重叠的区域也基本上包含了整个线粒体，意味着该结构成功地实现了线粒体的自动识别和定位。

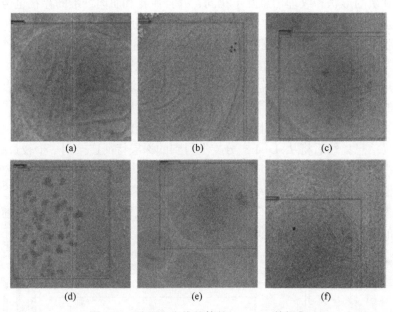

图 2.21　检测包含线粒体的 cryo-ET 数据集

2.5　迁移学习

如今在医学领域，一方面，疑难杂症的解决往往只能依赖于医生的经验积累，而当这种依赖经验的疾病大规模暴发时，医学研究者们往往无法即时依靠极少量的病理分析来建立较为健全的诊断机制。面对这种问题，人们便自然地希望从已经训练好的判断算法中汲取有用的部分。另一方面，面对尚未构成计算机判定病理的疾病，面对庞大的医学数据，从头训练病理判定模型又是一种费时费力的选择，而此时，人们同样希望通过调整成熟的病理判定计算机构架来达到节约训练成本的目的。基于上述现实需求，知识迁移或称"迁移学习"(transfer learning)便成为了一种可取的解决方案。

对于已经在许多知识型工程领域取得了显著成功(如人脸识别、图像分割)的传统数据挖掘与机器学习技术来说，在得到好的效果之前都有一个共同的假设：训练和测试数据均要来自相同特征空间和相同分布(即来源数据相似度要很高)，这就限制了我们训练所得模型的应用场景。而当数据来源分布发生变化时，大多数统计模型需要使用新收集的训练数据来从头重建其本体，往往成本高昂。而迁移学习可以很好地解决以上弊端，通过调整成功训练的深度神经网络来达到仅依靠目标任务所给的较少数据来得到分类效果出色的模型。

迁移学习的研究思想来源是人们能够智能地应用先前所学的知识或者体系来更快更好地解决新问题。例如，我们懂得了口腔发炎的机制之后就很容易理解皮炎、鼻炎等的机制，了解了中暑的原因之后就很容易理解风寒的原因。从机器学习的角度来说，迁移学习是指利用数据、任务或模型之间的相似性，将在源领域(source domain)学习过的模型，应用于目标领域(target domain)的一种学习过程。图 2.22 给出了传统机器学习与迁移学习的区别。

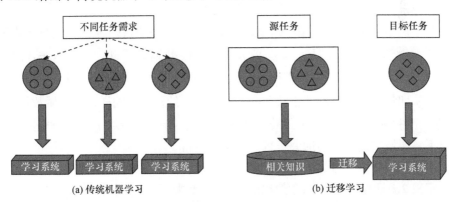

图 2.22　传统机器学习与迁移学习的区别

在面对大数据时代时，传统机器学习仍有不少无法解决的矛盾；过度依赖于传统标签与强大算力、无法个性化与适应特殊场景等问题成为了某些领域利用机器学习发展的绊脚石。而迁移学习的优越性正好弥补了这些不足，使得其成为机器学习界较为优良的学习算法。表 2.2 给出了迁移学习的优势所在。

表 2.2　迁移学习相对传统机器学习的优势

矛盾	传统机器学习	迁移学习
大数据与少标注	基本依靠人工标注，但是费时费力，效率低下	数据的标签迁移
大数据与弱计算	有时只能依赖强大算力，而且受众面窄	模型迁移
统一化与个性化	统一化模型无法满足具体的个性化要求	模型自适应调整
特殊应用场景	仍有许多特殊应用未被解决	数据迁移

2.5.1　迁移学习的基本假设与定义

首先我们先要了解"域"和"任务"在迁移学习中的含义[34]。在迁移学习中，一个域 $\mathcal{D}$ 包含两个部分：特征空间 $\mathcal{X}$ 与边缘概率分布 $P(X)$。例如，如果我们想要学习一个患者血液成分判断算法，那么每个项目的数值作为一个二元特征，$\mathcal{X}$ 就是所有样本向量的空间，x_i 是第 i 个项目对应的第 i 个向量也就是第 i 个特征，而 X 就是一个特定的学习样本。一般来说，如果两个域不同，那么他们可能具有不同的特征空间或不同的边缘概率分布。

对于一个特定的域 $\mathcal{D} = \mathcal{X}, P(X)$，由两个任务组成：标签空间 $\mathcal{Y}$ 以及目标预测函数 $f(\cdot)$（用 $\mathcal{T} = \{\mathcal{Y}, f(\cdot)\}$ 表示），且这两部分不可被观测到，但可以通过训练数据学习得到。这样就得到了一组 $\{x_i, y_i\}$，其中 $x_i \in X, y_i \in \mathcal{Y}$。函数 $f(\cdot)$ 可用于预测新实例 x 所对应的标签 $f(x)$。从概率观点来看，$f(x)$ 可以写作 $P(y \mid x)$。在前面所说的血液分类例子中，$\mathcal{Y}$ 就是所有项目测试结果的集合，而对于二分类任务则是"正常"或"不正常"，而 y_i 也是"正常"或"不正常"。

为了简单起见，在讨论中只考虑一个源域 $\mathcal{D}_S$ 和一个目标域 $\mathcal{D}_T$。更具体来说，我们将源域数据表示为 $\mathcal{D}_S = \{(x_{S_1}, y_{S_1}), \cdots, (x_{S_n}, y_{S_n})\}$ 数据实例，其中 $x_{S_i} \in \mathcal{X}_S$ 是数据实例，而 $y_{S_i} \in \mathcal{Y}_S$ 是相应的类标签。在上述的血液分类例子中，$\mathcal{D}_S$ 是一组项目测试结果向量以及相关的"正常"或"不正常"的标签。同样，目标域数据表示为 $\mathcal{D}_T = \{(x_{T_1}, y_{T_1}), \cdots, (x_{T_n}, y_{T_n})\}$，其中输入 $x_{T_i} \in \mathcal{X}_T$，而对应的输出为 $y_{T_i} \in \mathcal{Y}_T$。多数情况下，源域实例数目会远大于目标域实例数目。

下面给出迁移学习的统一定义。

定义 2.1(迁移学习)　对于给出的源域 D_S 和源任务 T_S、目标域 D_T 和目标任务 T_T。迁移学习旨在当 $D_S \neq D_T$，或者 $T_S \neq T_T$ 时，通过运用源域和源任务中的知识，来帮助改善学习目标域中的目标预测函数 $f_T(\cdot)$ 的学习能力。

结合上述形式化，我们给出领域自适应(domain adaptation)这一热门研究方向的定义。

定义 2.2(领域自适应)　给定一个有标记的源域 $\mathcal{D}_S = \{(x_i, y_i)\}_{i=1}^n$ 和一个无标记的目标域 $\mathcal{D}_t = \{x_j\}_{j=n+1}^{n+m}$，假定它们的特征空间相同，即 $\mathcal{X}_S = \mathcal{X}_T$，并且他们的类别空间也相同，即 $\mathcal{Y}_S = \mathcal{Y}_T$，以及条件概率分布也相同，即 $Q_s(y_s \mid x_s) = Q_t(y_t \mid x_t)$。但是这两个域的边缘分布不同，即 $P_s(x_s) \neq P_t(x_t)$。迁移学习的目标就是，利用有标记的数据 $\mathcal{D}_S$ 去学习一个分类器 $f : x_t \to y_t$ 来预测目标域 $\mathcal{D}_T$ 的标签 $y_t \in \mathcal{Y}_t$。

在实际的研究和应用中，读者可以针对自己的不同任务，结合上述表述，灵活地给出相关的形式化定义。

2.5.2　迁移学习研究现状与进展

具体的迁移学习方法有很多，大体上可以分为三类：数据分布自适应、特征选择以及子空间学习。本书的后续内容中将会分别介绍这三类方法中最常见的迁移学习方法，并给出对应的伪代码，如果读者对其他方法感兴趣，可以在这三种方法上加以延伸地进行学习。

1. 迁移成分分析

迁移成分分析(transfer component analysis，TCA)[35]为边缘分布自适应方法中最早提出的方法，其意在使用最大均值差(maximum mean discrepancy，MMD)来学习内核希尔伯特空间(reproducing kernel Hilbert space，RKHS)中跨域的一些迁移成分。该方法试图学习两个领域下的相同迁移成分，以便当投影到子空间时，可以显著减小不同域中分布的差异。更具体地说，如果两领域相关联，他们之间可能存在一些共同的部分(或者是潜在变量)。

首先由迁移学习的假设可知(源域分布域目标域分布不同)，为了减小两者之间的距离，我们假定存在一个特征映射(伐)。由 MMD 定义的距离，我们令 S_i、T_i 分别为源域与目标域的样本个数，那么 MMD 距离可计算为

$$\text{Dist}(X'_S, X'_S) = \left\| \frac{1}{n_1} \sum_{i=1}^{n_1} \phi(x_{S_i}) - \frac{1}{n_2} \sum_{i=1}^{n_2} \phi(x_{T_i}) \right\|_{\mathcal{H}}^2 \tag{2.30}$$

但是，式(2.29)的映射计算过于复杂，我们利用 SVM 中所用到的核技巧，引入核矩阵 K，即

$$K = \begin{bmatrix} K_{s,s} & K_{s,t} \\ K_{t,s} & K_{t,t} \end{bmatrix}$$

以及一个 MMD 矩阵 L，它的单个元素定义为

$$l_{ij} = \begin{cases} \dfrac{1}{n_1^2}, & x_i, x_j \in D_s \\ \dfrac{1}{n_2^2}, & x_i, x_j \in D_t \\ -\dfrac{1}{n_1 n_2}, & \text{其他} \end{cases}$$

将式(2.29)平方展开后，距离形式就变成了

$$\text{tr}(KL) - \lambda \text{tr}(K)$$

其中，tr 表示矩阵的秩(即矩阵元素对角线的和)，这样就使得问题变得可解了。

但以上问题属于数学中的一个半定规划问题, 解决起来非常耗费时间。于是, 该方法的提出者想出了一个降维的方法去构造结果。用一个更低维度的矩阵

$$\tilde{K} = \left(KK^{-\frac{1}{2}}\tilde{W} \right)\left(\tilde{W}^{\mathrm{T}}K^{-\frac{1}{2}}K \right) = KW^{\mathrm{T}}WK$$

这里 W 矩阵是比 K 更低维的矩阵。最后求解 W 就变成了问题的解答。事已至此, TCA 最后的优化问题就变成了

$$\min_{W} \mathrm{tr}(W^{\mathrm{T}}KLKW) + \mu\mathrm{tr}(W^{\mathrm{T}}W)$$
$$\text{s.t.} \quad W^{\mathrm{T}}KHKW = I_m$$

其中, $\mu > 0$ 是一个平衡参数, I 是单位矩阵, 正则化项 $\mathrm{tr}(W^{\mathrm{T}}W)$ 来控制 W 的复杂性。

综上所示, TCA 方法提出一种新的领域适配降维方法, 使得在低维空间中, 不仅可以尽可能地保持数据地方差, 并且可以缩小不同分布域之间的距离。算法 2.1 给出了 TCA 方法的伪代码。

算法 2.1　TCA 方法伪代码流程

Input: Source domain date set $\mathcal{D}_S = \{(x_{S_i}, y_{\mathrm{src}_i})\}_{i=1}^{n_1}$, and target domain data set $\mathcal{D}_S = \{x_{T_j}\}_{j=1}^{n_2}$.

Output: Transformation matrix W.

1. Construct kernel matrix K from $\{x_{S_i}\}_{i=1}^{n_1}$ and $\{x_{T_j}\}_{j=1}^{n_2}$ base on (2.5.2), matrix L from (2.5.4), and centering matrix H.

2. (Unsupervised TCA) Eigendecompose the matrix $(KLK + \mu I)^{-1}KHK$ and select the m leading eigenvectors to construct the transformation matrix W.

3. (Semisupervised TCA) Eigendecompose matrix $(K(L+\lambda)LK + \mu I)^{-1}KH\tilde{K}_{yy}HK$ and select the m leading eigenvectors to construct the transformation matrix W.

4. **return** transformation matrix W.

2. 结构对应学习

结构对应学习(structural correspondence learning, SCL)方法的目标就是找到两个领域公共的那些特征[36]。方法提出者将这些公共的特征称作枢轴特征(pivot feature)。找出这些枢轴特征, 我们就完成了迁移学习的任务。

首先我们简单介绍一下线性特征模型。

线性特征模型从文本中获取所需数据，并将其表示为高维空间中的向量，每个维度表示为一种特殊的功能，如一个单词或者一个二进制标记，记作

$$X = (x_1, x_2, \cdots, x_n)$$

同样，我们定义一个权重向量，每个权重类别对应于特定维度的倾向，记作

$$W = (w_1, w_2, \cdots, w_n)$$

我们分类的方式就是利用数据向量与权重向量建立一个符号函数 $\mathrm{sgn} = (W, X)$，并以此为判断进行分类。

SCL 方法是一个两步学习过程，在第一步中，我们从源域与目标域中获取了一堆未标记的数据，记作

$$X_S = (x_{s_1}, x_{s_2}, \cdots, x_{s_n}), \quad X_T = (x_{t_1}, x_{t_2}, \cdots, x_{t_n})$$

然后我们通过学习一个共同的映射 $\varPhi$，将源实例和目标实例映射到同一个低维空间中，使得两域的数据能尽可能地相似，即

$$\varPhi(X_S) \approx \varPhi(X_T)$$

第二步，我们将简单地采用这种低维度代表与学习功能，以做到分类。$\varPhi$ 现在为我们提供了许多新特征，所以我们只需要学习这些功能的权重，以此来完成分类器的构建。

$$\varPhi(X) \rightarrow \mathrm{sgn}(v, \varPhi(X))$$

然后作者定义的枢轴特征有以下几点要求：①他们必须经常在两个域中发生。②他们需要善于描述我们的任务。③数量要大。④选择使用已标记的源域数据以及未标记的源域和目标域数据。在 SCL 方法中，作者以文本识别的例子，选择了两域中频繁出现的单词与图标作为枢轴特征。

接下来，我们将所有权重向量构造成一个矩阵

$$W = [W_1 \quad W_2 \quad \cdots \quad W_n]$$

通过计算 $W^{\mathrm{T}}X$ 的二进制特征，然后计算奇异值分解(singular value decomposition，SVD)来构建它，并使用左上的线性向量记作 $\varPhi$，这样一来，分类器就可以写成两个权重因子相加，即

$$\mathrm{sgn}[WX + v\varPhi^{\mathrm{T}}X]$$

在训练时，我们将一起学习 w 与 v，并且在测试时，先使用 $\varPhi$ 进行映射，然后引入 w 与 v 来完成分类，以上就是 SCL 方法的基本思路。

SCL 方法算是较早提出利用迁移思想来完成机器学习任务的方法了，其为单域半监督学习和领域适应思想的结合，算是基于特征迁移方法中的经典。它使用

未标记的数据和来自源域和目标域的频繁出现的枢轴特征来查找这些域中的特征之间的对应关系。

算法 2.2 为 SCL 方法的流程。

算法 2.2　SCL 方法伪代码流程

Input:　　labeled source data　$\{(x_t, y_t)_{t=1}^{\mathrm{T}}\}$

　　　　　　Unlabeled data from both domains $\{x_j\}$

Output:　predictor

1. Choose m pivot features, Create m binary prediction problems,

2. For $\ell = 1$ to m

$$\hat{w}_\ell = \underset{w}{\mathrm{argmin}}\left(\sum_j L(w \cdot x_j, p_\ell(x_j)) + \lambda \|w\|^2\right)$$

　　end

3. $W = [\hat{w}_1 | \cdots | \hat{w}_m], [U\ D\ V^{\mathrm{T}}] = \mathrm{SVD}(W), \theta = U_{[1:h,:]}^{\mathrm{T}}$

4. **Return** f, a predictor trained on $\left\{\left(\begin{bmatrix} x_t \\ \theta x_i \end{bmatrix}, y_t\right)_{t=1}^{\mathrm{T}}\right\}$

3. 子空间分布自适应

在学习子空间分布自适应(subspace distribution alignment，SDA)方法前，我们先要了解子空间对齐(subspace alignment，SA) [37]。SA 方法是统计特征对齐方法中的代表性成果，这类方法主要将数据的统计特征进行变换对齐，对齐后的数据可利用传统机器学习方法构建分类器进行学习。

$$F(M) = \|X_s M - X_t\|_F^2$$

则变换 M 的值为

$$M^* = \underset{M}{\mathrm{argmin}}(F(M))$$

可以直接获得上述优化问题的闭式解

$$F(M) = \|X_s^{\mathrm{T}} X_s M - X_s^{\mathrm{T}} X_t\|_F^2 = \|M - X_s^{\mathrm{T}} X_t\|_F^2$$

SDA 方法实现简单，计算过程高效，是子空间学习的代表性方法。

算法 2.3 给出了 SA 方法的伪代码。基于 SA 方法，Sun 等在 2015 年提出了 SDA 方法[38]。该方法在 SA 的基础上，加入了概率分布自适应。SDA 方法中，除

了子空间变换矩阵 T 之外，还应当增加一个概率分布自适应变换 A。SDA 方法的优化目标见式(2.30)。

$$M = X_s TA X_t^{\mathrm{T}} \qquad (2.31)$$

算法 2.3　SA 方法伪代码流程

Data:　Source data S, Target data T, Source labels L_S, Subspace dimension d.

Result:　Predicted target labels L_T

$X_S \leftarrow \mathrm{PCA}(S, d)$

$X_S \leftarrow \mathrm{PCA}(T, d)$

$X_a \leftarrow X_S X_S' X_T$

$S_a = S X_a$

$T_T = T X_T$

$L_T \leftarrow \mathrm{Classifier}(S_a, T_T, L_S)$

4. 较新研究

就目前而言，迁移学习仍然是一个处于发展阶段的领域，仍有大量的问题未被有效解决，但也有许多新的思想在慢慢涌现，其中较为出名的是远域迁移学习(distant domain transfer learning)[39]。这种方法利用两个完全不相似领域中间存在的若干相似领域，通过选择性算法(sparse label assignment，SLA)来构成一条相似性链条，知识就可以进行链式传递。

通常，算法会自动地选择相似的领域进行迁移。在初始迁移阶段，算法选择的大多是与源域较为相似的类别，随着迁移的进行，算法会越来越倾向于选择与目标领域相似的类别，这种远域的迁移学习比直接训练分类器的精度会有极大的提升。

迁移学习领域至今仍有许多新的方法正在涌现，如果读者对这部分的知识感兴趣的话，可以阅读相应论文进行拓展学习。

2.5.3　迁移学习方法在医学领域的应用

从前面的知识我们可以看到，迁移学习致力于寻找源域与目标域的相似之处，并以此作为桥梁进行知识迁移。在现实应用中，迁移学习大多是与其他机器学习算法进行结合并加以优化迁移方法，从而得到良好的结果。

下面具体介绍迁移学习成功应用的案例。

近年来，一些卷积神经网络(CNN)被提出用来在磁共振图像(MRI)中划分皮层下大脑结构。尽管这些方法提供了精确的分割，但是从不同的图像域分割 MRI 体积时仍存在可重复问题，如协议、扫描仪和强度分布的差异。因此，必须从头开始重新训练网络，以便在不同的成像领域中执行类似的操作，从而限制了这些方法在临床应用中的适用性。文献[40]采用转移学习策略解决域转移问题。利用预训练网络所获得的知识来减少训练图像的数量，并通过减少 CNN 可训练参数的数目来提高训练速度。研究者们将该方法在两个公开可用的数据集(MICCAI 2012 和 IBSR)进行测试，并把它们与常用的方法进行了比较：首先，该方法显示了与完全训练的 CNN 获得的结果相似的结果，并且方法使用了来自目标域的非常少的图像。此外，仅使用 MICCAI 2012 的一张图像和 IBSR 数据集的三张图像训练网络，就可以获得比之前的工具更好的结果，见图 2.23。

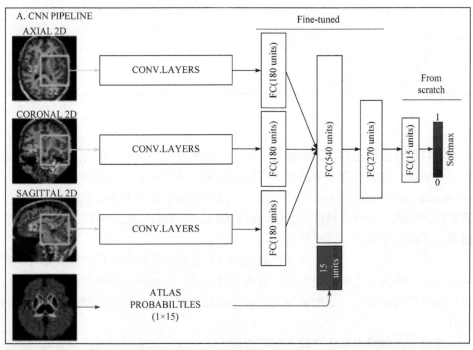

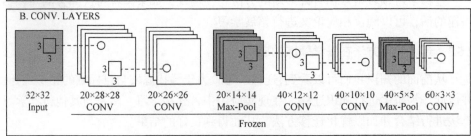

图 2.23 大脑皮层下结构自动分割方法示意图

由此应用可以看出，迁移学习方法在克服深度学习方法面对大量数据要求的问题上有着很好的效果，尤其是在医学影像分析领域中，基本真实信息的可用性很低。迁移学习方法允许我们使用现有的数据集来引导深度学习体系结构，并调整权重以适应新的领域，使用的训练集要比完全训练简洁很多，并且大大加快了网络的训练速度。

2.6　图卷积神经网络

2.6.1　背景与概念

图神经网络的概念首先由 Gori 等在 2005 年提出[41]，Scarselli 等在 2009 中进一步阐述[42]。这些早期的研究通过循环神经结构迭代地传播邻居信息来学习目标节点的表示，直到到达一个稳定的不动点。这个过程在计算上代价是非常昂贵的，最近有越来越多的研究者努力来克服这些困难[43,44]。

受卷积神经网络在计算机视觉领域产生巨大成功的启发，最近出现了大量重新定义基于图数据的卷积符号方法。这些方法都属于图卷积网络(graph convolutional network，GCN)的范畴。Bruna 等在 2013 年对 GCN 进行了首次深入研究，在图谱理论的基础上发展了一种图卷积的变体[45]。从那时起，基于频谱的图卷积神经网络有了越来越多的改进、扩展和近似[46]。由于光谱方法通常同时处理整个图，难以并行或缩放成大图，近年来基于空间的图卷积神经网络得到了快速发展[47,48]。这些方法直接在图域内通过聚合相邻节点信息来实现卷积。结合采样策略，可以在一批节点中进行计算，而不是整个图，具有提高效率的潜力。除了图卷积神经网络之外，在过去的几年中，许多替代性的图神经网络也得到了发展。这些方法包括图注意力网络、图形自动编码器、图生成网络和图时空网络，这些方法会在图卷积神经网络的架构部分简单阐述。

此外，CNN 的平移不变性在非欧结构数据上不适用。为了在拓扑图上提取空间特征来进行学习，GCN 引入可以优化的卷积参数。GCN 将卷积运算从传统数据推广到图数据。其核心思想是学习一个函数映射 f，通过该映射图中的节点 v_i 可以聚合它自己的特征 x_i 与它邻居的特征 x_j，$j \in N(v_i)$，来生成节点 v_i 的新表示。传播过程对于图网络的训练是至关重要的，目前主流的方法是将卷积应用到图结构上，也就是图卷积网络(GCN)[49]。此外，还有将注意力机制(graph attention network，GAT)、门机制(gated graph neural network，GGNN)和残差机制(highway-GCN)引入图网络的方法。最近，越来越多的研究开始将深度学习方法应用到图数据领域。受到深度学习领域进展的驱动，研究人员在设计图神经网络的架构时借鉴了卷积网络、循环网络和深度自编码器的思想。例如，图 2.24 展示了受标准 2D 卷积启发得到的图卷积。为了应对图数据的复杂性，重要运算的泛化和定义在过去几年中迅速发展。

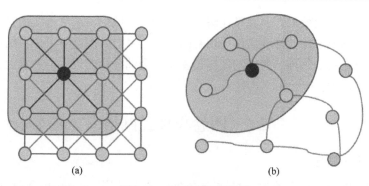

图 2.24　2D 卷积和图卷积

2.6.2　图卷积神经网络的现有方法与架构

1. 图卷积神经网络的现有方法

图卷积网络(GCN)将传统数据(图像或网格)的卷积运算推广到图数据中。关键是学习一个函数 f 通过聚合其自身特征 X_i 和邻居特征 X_j 来生成一个节点 v_i 的表示，其中 $j \in N(v_i)$。图 2.25 显示了 GCN 学习节点表示的过程。图卷积网络在构建其他许多复杂的图神经网络模型中起着核心作用，包括基于自动编码器的模型、生成模型和时空网络等。图神经网络的架构如图 2.25 所示。

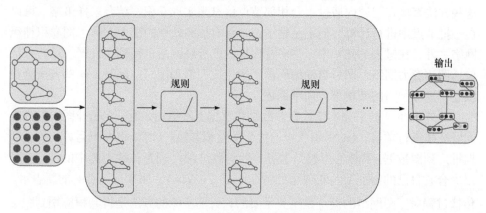

图 2.25　GCN 学习节点表示的过程结构图

1) 图注意力网络

图注意力网络类似于 GCN，它寻求一个聚合函数来融合图中的邻近节点、随机游动和候选模型，从而学习一种新的表示。关键的区别在于，图注意力网络采用了给更重要的节点、行走或模型分配更大权重的注意机制。注意权值是与神经网络一起学习的端到端框架中的参数。图卷积网络在聚合的过程中，采用了一个

非参数化的权重 $a_{ij} = \dfrac{1}{\sqrt{\deg(v_i)\deg(v_j)}}$ 给 v_i 的邻居 v_j。而图注意力网络通过端到端神经网络架构隐式捕获权值 a_{ij}，使更重要的节点获得更大的权值[50]。

2) 图自动编码器

图自动编码器是无监督学习的一种框架，旨在通过编码器学习低维节点矢量，然后通过解码器重建图数据。图自动编码器是一种学习图嵌入的流行方法，对于无属性信息的纯图以及属性图都是如此。对于普通图，许多算法直接预先占有邻接矩阵，通过构造一个具有丰富信息的新矩阵(点态交互信息矩阵)，或提供邻接矩阵到一个自动编码器模型来捕获一阶和二阶信息。对于属性图，图自动编码器模型倾向于使用 GCN 作为编码器的构建块，并通过链接预测解码器重构结构信息[51]。

3) 图生成网络

图生成网络旨在从数据中生成可信的结构。给定图的经验分布，生成图从根本上是具有挑战性的，主要是因为图是复杂的数据结构。为了解决这个问题，研究人员探索了将生成过程作为节点和边交替形成的因素，采用生成式对抗训练[52]。图生成网络的一个很有前途的应用领域是化合物合成。在化学图中，原子被视为节点，化学键被视为边。其任务是发现新的可合成的具有一定化学和物理性质的分子。

4) 图时空网络

图时空网络的目标是从时空图中学习不可见的特征，这些特征在交通预测和人类活动预测等许多应用中越来越重要。例如，基础道路交通网络是一个自然图，见图 2.26，其中每个关键位置都是一个节点，其交通数据被连续监控。通过建立有效的图时空网络模型，可以准确预测整个交通系统的交通状态[53]。图时空网络

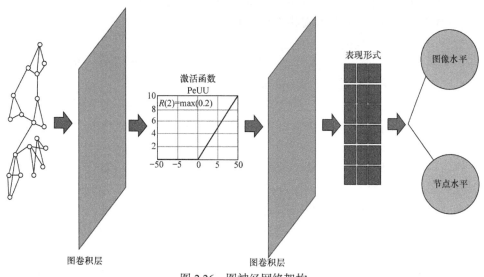

图 2.26　图神经网络架构

的核心思想是同时考虑空间依赖性和时间依赖性。目前的许多方法都使用 GCN 来捕获依赖关系，同时使用一些 RNN 或 CNN 来建模时间依赖关系。

2. 图卷积神经网络的现有架构

GCN 方法分为两类：基于光谱的和基于空间的。基于频谱的方法从图形信号处理的角度通过引入滤波器来定义图卷积，其中图卷积操作被解释为从图形信号中去除噪声。基于空间的方法将图的卷积表示为来自邻居的特征信息的聚合。当 GCN 在节点层运行时，图池化模块可以与 GCN 层交叉，从而将图粗化为高级子结构。下面分别介绍基于频谱的 GCN、基于空间的 GCN 和图池化模块。

图卷积神经网络主要包括卷积算子和池化算子的构建，其中卷积算子的目的是刻画节点的局部结构，而池化算子的目的是学到网络的层级化表示。在解决节点级别的任务时，研究人员更关注如何让每个节点学到更好的表达，此时池化算子并不必要，因为池化算子通常用在图级别的任务上。

1) 基于谱

基于谱(spectral-based)从图信号处理的角度引入滤波器来定义图卷积。核心思想：通过引入傅里叶变换将时域信号转换到频域进行分析，进而完成一些在时域上无法完成的操作。

方法：在频谱域上进行定义图卷积，它基于对图的拉普拉斯矩阵进行特征值分解的操作。对于图而言，与二维矩阵数据不同，其卷积是难以直接进行离散化的定义的，所以要将空间域的卷积运算变换为频谱域的矩阵相乘。

原理如下：

(1) 正则化图拉普拉斯矩阵 L：无向图的鲁棒数学表示。

(2) L 矩阵分解：L 是实对称半正定的。

(3) 傅里叶(反)变换。

对输入信号的图卷积操作，现有模型 Spectral CNN、Chebyshev Spectral CNN (ChebNet)、Adaptive Graph Convolution Network (AGCN)。

缺点：需要将整个图加载到内存中以执行图卷积，这在处理大型图时是不高效的。依赖于对拉普拉斯矩阵进行特征值分析，这就削弱了泛化能力。

2) 基于空间(spatial-based)

直接在图上定义卷积，从邻域聚合特征信息，当图卷积网络的算法在节点层次运行时，图池化模块可以与图卷积层交错，将图粗化为高级子结构。如图 2.27 所示，这种架构设计可用于提取图的各级表示和执行图分类任务。

主要挑战：既要对不同大小的邻域定义卷积，又要保证 CNN 的局部不变性。

常用方法：GraphSAGE(graph sampling and aggregating)，对顶点的局部邻域进行采样和聚合来生成 embedding，具有池化模块的图卷积网络用于图分类。在 GCN

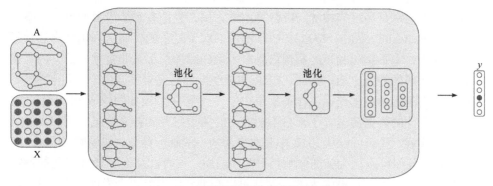

图 2.27　图卷积网络与池化模块架构图

层之后是一个池化层，用于将一个图粗化为子图，以便粗化图上的节点表示更高的图级表示。为了计算每个图标签的概率，输出层是一个带有 softmax 函数的线性层。

每个像素代表一个节点，每个像素直接连接到其附近的像素。通过一个 3×3 的窗口，每个节点的邻域是其周围的 8 个像素。这 8 个像素的位置表示一个节点的邻居的顺序。然后，通过对每个通道上的中心节点及其相邻节点的像素值进行加权平均，对该 3×3 窗口应用一个滤波器。由于相邻节点的特定顺序，可以在不同的位置共享可训练权重。以下是 GCN 基于效率、通用性、灵活性三方面比较 Spectral-based 图卷积网络和 Spatial-based 图卷积网络。Spectral-based 图卷积网络在图信号处理方面有一定的理论基础；通过设计新的图信号滤波器，可以从理论上设计新的图卷积网络。Spatial-based 图卷积网络则因为近年来空间模型的使用而越来越受到关注。

效率。Spectral-based：计算成本随着图的大小而急剧增加，因为它们要么需要执行特征向量计算，要么同时处理整个图，这使得它们很难适用于大型图。Spatial-based：有潜力处理大型图，因为它们通过聚集相邻节点直接在图域中执行卷积。计算可以在一批节点中执行，而不是在整个图中执行。当相邻节点数量增加时，可以引入采样技术来提高效率。

通用性。Spectral-based：假定是一个固定的图，使得它们很难在图中添加新的节点。Spatial-based：在每个节点本地执行图卷积，可以轻松地在不同的位置和结构之间共享权重。

灵活性。Spectral-based：仅限于在无向图上工作，有向图上的拉普拉斯矩阵没有明确的定义，因此将基于谱的模型应用于有向图的唯一方法是将有向图转换为无向图。Spatial-based：更灵活地处理多源输入，这些输入可以合并到聚合函数中。

2.6.3　图卷积神经网络在医学领域的应用

随着大数据时代的到来，越来越多的数据在现实世界的各种应用中唾手可得，而这些数据通常是高度异构的。以计算医学为例，我们有每个患者的电子健康记录(electronic health record，EHR)和医学图像。对于复杂的疾病，如帕金森病和阿尔茨海默病，电子病历和神经影像信息对于疾病的理解都是非常重要的，因为它们包含了疾病的补充方面。然而，EHR 和神经影像是完全不同的。到目前为止，大多数现有的医学数据挖掘工作都集中在单一类型的数据(如图像或 EHR)上。然而，通常不同的数据源包含了来自不同方面的关于患者的补充信息。例如，关于神经系统疾病，我们可以从 EHR 中获取患者的一般临床信息，如诊断、用药、实验室等；而我们可以从大脑图像中获得关于白质、灰质以及不同 ROI 变化的特定生物标记物。综合分析 EHR 和神经影像可以帮助我们更好更全面地了解疾病。在现实中，这种综合分析是具有挑战性的，原因如下。首先是非均质性。患者 EHR 和神经影像的性质完全不同，每个患者的 EHR 可以看作是一个时间事件序列，在每个时间戳中会出现多个医疗事件(如诊断、药物治疗、实验室测试等)；而每个神经影像本质上是像素的集合。因此，处理这两种类型数据的方法可能非常不同。其次是顺序性。EHR 数据是连续的，而特定的大脑图像是静态的。某一脑图像所反映的脑状态可与获得图像前相应患者的 EHR 相关。将这样的异构信息有效地集成到统一的分析管道中是一项具有挑战性的任务。因此，基于两个方面的结合研究是非常有必要深入开展的，基于此，利用图卷积神经网络进行医学病理图像的分析识别和辅助诊断成为医学影像领域中有待深入研究的课题之一。

一种基于内存的图卷积网络(neuroimages via memory-based graph convolutional network，MemGCN)框架可以多通过模态数据进行综合分析，顾名思义，MemGCN 中有两个主要组件。①图卷积网络(GCN)。GCN 是一个深度学习模型，它将卷积神经网络(CNN)在规则网格上推广到不规则图上[54]。GCN 在从图中提取有用特征信息被证明是非常有效的。②记忆网络。记忆网络是一种连接有规律的学习过程和记忆模块的新型模型，记忆模块通常以矩阵的形式表示，用以记忆系统的历史状态。在每次迭代中，从记忆中提取一些有用的信息，以帮助当前推断，同时记忆单元将被更新。具体来说，GCN 用于从患者的神经图像中提取有用的信息。由于它的顺序性质，在获得每一个大脑图像之前，患者 EHR 中所包含的信息是由磁共振网络捕获的。每个大脑图像中包含的信息与从记忆网络读出的信息相结合，以推断在图像采集时间戳处的疾病状态。为了进一步增强 MemGCN 的分析能力，还设计了一个多跳策略，允许在每次迭代时对内存执行多次读取和更新。使用来自帕金森进展标记计划(the Parkinson's progression markers initiative，PPMI)的患者数据进行实验，目的是将帕金森病(Parkinson's disease，PD)病例与对照组进行分类。实验证明，与涉及单一类型数据的现有方法相比，MemGCN 框架可以取得更好的分类性能。

如图 2.28 所示，提出的方法 MemGCN 是一个匹配网络，它不仅用于对大脑图像进行度量学习，还用于对临床记录进行度量学习。预处理后的大脑连通性图由图卷积网络转化为表示法，而记忆机制则负责迭代(多跳)读取临床序列，并选择从记忆中检索什么，以扩大通过图卷积学到的表示法。为了便于度量学习，在匹配层中分别引入了内积相似度和双线性相似度。输出组件由全连接层和收集的一对关系分类 softmax 函数组成。为此，MemGCN 被提出，它是一种嵌入多跳内存增强的图卷积的匹配网络，可以通过随机优化的方式进行端到端训练。

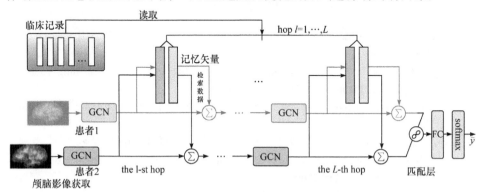

图 2.28　图卷积网络与池化模块架构图

在这个框架中，GCN 模块从人脑图像构建的人脑网络中提取特征。将从记忆网络中提取的信息与 GCN 的特征相结合，区分帕金森病(PD)病例和对照组。然后根据帕金森进展标志物计划(PPMI)患者的真实数据进行实验，并获得了优于传统方法的性能。从图 2.29 可以看出，虽然记忆层的三跳结构是相同的，但在典型情

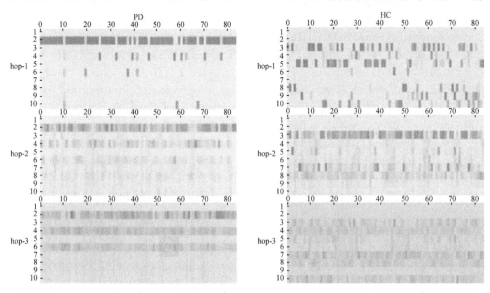

图 2.29　一个 PD(帕金森)和一个 HC(健康对照)在 3 次内存跳时的 MemGCN 注意交互矩阵

况下，他们学到的注意权值却有很大的不同。图 2.29 根据颜色图绘制的矩阵表示了一个 PD 病例和一个健康对照病例的注意力权值。一个更深的颜色表示 MemGCN 在为表示进行多跳更新期间参与的位置。基本上，在一个具体的案例中，根据临床记录，哪个时间点对其帕金森病情治疗进展的影响更大，哪个感兴趣区域(ROI)更重要，可以通过扩散张量成像(DTI)与 EHR 的纵向比对来分析。

参 考 文 献

[1] Jordan M I, Mitchell T M. Machine learning: Trends, perspectives, and prospects[J]. Science, 2015, 349(6245): 255-260.

[2] Witten I H, Frank E, Hall M A, et al. Data Mining: Practical Machine Learning Tools and Techniques[M]. San Francisco: Morgan Kaufmann, 2005.

[3] Ripley B D. Pattern Recognition and Neural Networks[M]. Cambridge: Cambridge University Press, 2007.

[4] 王珏, 周志华, 周傲英. 机器学习及其应用[M]. 北京: 清华大学出版社, 2006.

[5] Haykin S S, Gwynn R. Neural Networks and Learning Machines[M]. 3rd Edition. Upper Saddle River: Pearson Education Inc, 2009.

[6] Zhang C, Sun X, Dang K, et al. Toward an expert level of lung cancer detection and classification using a deep convolutional neural network[J]. The Oncologist, 2019, 24(9): 1159-1165.

[7] 孙月萍, 侯震, 侯丽, 等. 医学知识库语言学特征比较分析[J]. 医学信息学杂志, 2018, 39(1): 46-50.

[8] 赵君珂, 张振宇, 蔡开裕. 基于自然语言处理的医学实体识别与标签提取[J]. 计算机技术与发展, 2019, 29(9): 6.

[9] Tierney M J, Pageler N M, Kahana M, et al. Medical education in the electronic medical record (EMR) era: Benefits, challenges, and future directions[J]. Academic Medicine, 2013, 88(6): 748-752.

[10] Zhao Q, Wang D, Li J Q, et al. Exploiting the concept level feature for enhanced name entity recognition in Chinese EMRs[J]. The Journal of Supercomputing, 2020, 76: 6399-6420.

[11] 周源, 刘怀兰, 杜朋朋, 等. 基于改进 TF-IDF 特征提取的文本分类模型研究[J]. 情报科学, 2017, 35(5): 111-118.

[12] Yamamoto M, Church K W. Using suffix arrays to compute term frequency and document frequency for all substrings in a corpus[J]. Computational Linguistics, 2001, 27(1): 1-30.

[13] Goldberg Y, Levy O. Word2vec Explained: Deriving Mikolov et al. 's negative-sampling word-embedding method[J]. arXiv preprint arXiv: 1402. 3722, 2014.

[14] Levy O, Goldberg Y. Neural word embedding as implicit matrix factorization[J]. Advances in Neural Information Processing Systems, 2014, 27(2): 2177-2185.

[15] 王旭旭, 马伟东. 人工智能时代护理学发展的路径选择[J]. 循证护理, 2019, 5(6): 575-576.

[16] Chang P D, Kuoy E, Grinband J, et al. Hybrid 3D/2D convolutional neural network for hemorrhage evaluation on head CT[J]. American Journal of Neuroradiology, 2018, 39(9): 1609-1616.

[17] Zhang R Z, Zhao L, Lou W T, et al. Automatic segmentation of acute ischemic stroke from DWI using 3-D fully convolutional DenseNets[J]. IEEE Transactions on Medical Imaging, 2018, 37(9): 2149-2160.

[18] Liu L L, Chen S W, Zhang F H, et al. Deep convolutional neural network for automatically segmenting acute ischemic stroke lesion in multi-modality MRI[J]. Neural Computing and

Applications, 2020, 32: 6545-6558.

[19] Ari A, Hanbay D. Deep learning based brain tumor classification and detection system[J]. Turkish Journal of Electrical Engineering and Computer Sciences, 2018, 26(5): 2275-2286.

[20] Quellec G, Charriere K, Boudi Y, et al. Deep image mining for diabetic retinopathy screening[J]. Medical Image Analysis, 2017, 39: 178-193.

[21] Takahashi H, Tampo H, Arai Y, et al. Applying artificial intelligence to disease staging: Deep learning for improved staging of diabetic retinopathy[J]. PLoS One, 2017, 12(6): e0179790.

[22] Jiang Z, Zhang H, Wang Y, et al. Retinal blood vessel segmentation using fully convolutional network with transfer learning[J]. Computerized Medical Imaging and Graphics, 2018, 68: 1-15.

[23] Xiao Z T, Zhang X P, Geng L, et al. Automatic non-proliferative diabetic retinopathy screening system based on color fundus image[J]. Biomedical Engineering Online, 2017, 16(1): 1-19.

[24] Zhang Z A, Wu C D, Coleman S, et al. DENSE-INception U-net for medical image segmentation[J]. Computer Methods and Programs in Biomedicine, 2020, 192: 105395.

[25] Al-Shabi M, Lan B L, Chan W Y, et al. Lung nodule classification using deep local-global networks[J]. International Journal of Computer Assisted Radiology and Surgery, 2019, 14: 1815-1819.

[26] Fotin S V, Yin Y, Haldankar H, et al. Detection of soft tissue densities from digital breast tomosynthesis: Comparison of conventional and deep learning approaches[C]//Medical Imaging 2016: Computer-Aided Diagnosis, San Diego, 2016, 9785: 228-233.

[27] Cai G X, Guo Y H, Zhang Y Q, et al. A fully automatic microcalcification detection approach based on deep convolution neural network[C]//Medical Imaging 2018: Computer-Aided Diagnosis, Houston, 2018, 10575: 620-625.

[28] Zhang F D, Luo L, Sun X W, et al. Cascaded generative and discriminative learning for microcalcification detection in breast mammograms[C]//The IEEE/CVF Conference on Computer Vision and Pattern Recognition, Long Beach, 2019: 12578-12586.

[29] Ronneberger O, Fischer P, Brox T. U-net: Convolutional networks for biomedical image segmentation[C]//Medical Image Computing and Computer-Assisted Intervention-MICCAI 2015: 18th International Conference, Munich, 2015: 234-241.

[30] Ren S Q, He K M, Girshick R, et al. Faster R-CNN: Towards real-time object detection with region proposal networks[J]. IEEE Transactions on Pattern Analysis & Machine Intelligence, 2017, 39(6): 1137-1149.

[31] Redmon J, Divvala S, Girshick R, et al. You only look once: Unified, real-time object detection[C]//The IEEE Conference on Computer Vision and Pattern Recognition, Las Vegas, 2016: 779-788.

[32] Yu X C, Pang W, Xu Q, et al. Mammographic image classification with deep fusion learning[J]. Scientific Reports, 2020, 10(1): 14361.

[33] Li R, Zeng X R, Sigmund S E, et al. Automatic localization and identification of mitochondria in cellular electron cryo-tomography using faster-RCNN[J]. BMC Bioinformatics, 2019, 20(3): 75-85.

[34] Pan S J, Yang Q. A survey on transfer learning[J]. IEEE Transactions on Knowledge and Data Engineering, 2010, 22(10): 1345-1359.

[35] Pan S J, Tsang I W, Kwok J T, et al. Domain adaptation via transfer component analysis[J]. IEEE Transactions on Neural Networks, 2010, 22(2): 199-210.

[36] Blitzer J, McDonald R, Pereira F. Domain adaptation with structural correspondence learning[C]//

The 2006 Conference on Empirical Methods in Natural Language Processing, Sydney, 2006: 120-128.

[37] Fernando B, Habrard A, Sebban M, et al. Unsupervised visual domain adaptation using subspace alignment[C]//The IEEE International Conference on Computer Vision, Sydney, 2013: 2960-2967.

[38] Sun B, Saenko K. Subspace distribution alignment for unsupervised domain adaptation[C]// British Machine Vision Conference, Swansea, 2015.

[39] Tan B, Zhang Y, Pan S, et al. Distant domain transfer learning[C]//The AAAI Conference on Artificial Intelligence, San Francisco, 2017.

[40] Kushibar K, Valverde S, Gonzalez-Villa S, et al. Supervised domain adaptation for automatic sub-cortical brain structure segmentation with minimal user interaction[J]. Scientific Reports, 2019, 9(1): 6742.

[41] Gori M, Monfardini G, Scarselli F. A new model for learning in graph domains[C]//The IEEE International Joint Conference on Neural Networks, Montreal, 2005, 2: 729-734.

[42] Scarselli F, Gori M, Tsoi A C, et al. The graph neural network model[J]. IEEE Transactions on Neural Networks, 2008, 20(1): 61-80.

[43] Li Y, Tarlow D, Brockschmidt M, et al. Gated graph sequence neural networks[J]. arXiv preprint arXiv: 1511. 05493, 2015.

[44] Dai H J, Kozareva Z, Dai B, et al. Learning steady-states of iterative algorithms over graphs[C]// International Conference on Machine Learning, Stockholm, 2018: 1106-1114.

[45] Bruna J, Zaremba W, Szlam A, et al. Spectral networks and locally connected networks on graphs[J]. arXiv preprint arXiv: 1312. 6203, 2013.

[46] Levie R, Monti F, Bresson X, et al. Cayleynets: Graph convolutional neural networks with complex rational spectral filters[J]. IEEE Transactions on Signal Processing, 2018, 67(1): 97-109.

[47] Hamilton W L, Ying Z, Leskovec J. Inductive representation learning on large graphs[J]. Advances in Neural Information Processing Systems, 2017, 30.

[48] Gao H Y, Wang Z Y, Ji S W. Large-scale learnable graph convolutional networks[C]//The 24th ACM SIGKDD International Conference on Knowledge Discovery & Data Mining, London, 2018: 1416-1424.

[49] Wu Z, Pan S, Chen F, et al. A comprehensive survey on graph neural networks[J]. IEEE Transactions on Neural Networks and Learning Systems, 2020, 32(1): 4-24.

[50] Veličković P, Cucurull G, Casanova A, et al. Graph attention networks[J]. arXiv preprint arXiv: 1710. 10903, 2017.

[51] Kipf T N, Welling M. Semi-supervised classification with graph convolutional networks[J]. arXiv preprint arXiv: 1609. 02907, 2016.

[52] Bojchevski A, Shchur O, Zügner D, et al. Netgan: Generating graphs via random walks[C]// International Conference on Machine Learning, Stockholm, 2018: 610-619.

[53] Yu B, Yin H, Zhu Z. Spatio-temporal graph convolutional networks: A deep learning framework for traffic forecasting[J]. arXiv preprint arXiv: 1709. 04875, 2017.

[54] Zhang X, Chou J Y, Wang F. Integrative analysis of patient health records and neuroimages via memory-based graph convolutional network[C]//2018 IEEE International Conference on Data Mining (ICDM), Singapore, 2018: 767-776.

第3章 人工智能算法在临床诊断中的应用

3.1 蚁群算法的应用

蚁群算法是一种源自生物界的仿生类算法，最早由意大利学者 Marco Dorigo 提出，是一种为解决组合优化问题的启发式搜索算法。蚁群算法具有多种优势，例如：易获得全局最优解；应用面广，易与其他问题结合；分布式计算方式，多个个体并行运算，大大提升了算法的运行效率；鲁棒性强，采用正反馈机制，使得搜索过程不断收敛，逼近最优解。

蚁群算法自提出以来就受到了学术界的广泛关注，现已在网络路由、函数优化、机器人路径规划、模式识别、数据挖掘、图像处理、组合优化以及大规模集成电路的综合布线设计等多领域进行了探索研究和应用，其出现为解决诸多复杂优化问题提供了有力的工具。

3.1.1 蚁群算法的基本概念

动物学者们在研究蚂蚁的觅食行为时，发现蚁群整体会表现出一些有趣的智能行为，一只蚂蚁的觅食行为是随机的，而蚁群系统总能找到到达食物源最短的路径。后来他们研究发现，蚂蚁在寻找食物的过程中，会沿途分泌一种叫做"信息素"的物质，蚁群内的每次蚂蚁都具备对"信息素"的感知能力及分泌能力。一定范围内的蚂蚁感知到前面蚂蚁分泌过的"信息素"及其浓度后，将沿着浓度较高的路径行走，同时在自己走过的路上也留下相同的"信息素"，一段时间过后，整个蚁群就会沿着最短路径到达食物源了，见图3.1。

蚁群系统具有以下特点：

(1) 自组织性、涌现和非线性。蚁群智能系统是没有控制中心和组织的，蚂蚁个体则是遵循几个简单规则来安排个体活动的，蚁群智能不等于全体蚂蚁智能之和，而是整体大于部分之和。

(2) 并行性和活性主体。蚁群智能系统中的每只蚂蚁个体都可在简单规则遵循下同时刻同时行动，能够自主判断出最佳路径。

(3) 正反馈。蚂蚁一般会选择最强信息素浓度的路径来移动，这条路径被选择的概率最大，导致选择此路径的蚂蚁增加至最多，而这些蚂蚁移动的同时会增加此路径的信息素浓度。

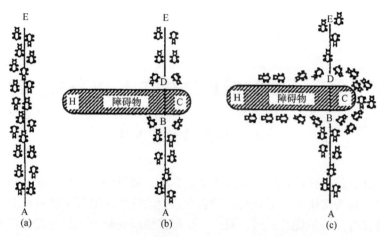

图 3.1　蚁群觅食行为特点的图示

A 是蚁巢，E 是食物源。在 A 和 E 之间突然出现了一个障碍物；前面的蚂蚁散发信息素，后面的蚂蚁通过路上信息素浓度做出决策信息素会以一定的速率散发掉沿着短边的路径上信息素将会越来越浓。从而它吸引了越来越多的蚂蚁沿着这条路径行驶

（4）个体与个体、个体与环境之间互相作用、互相影响。蚁群智能系统中的蚂蚁个体由于分泌的信息素会影响到其他蚂蚁个体的活动和周围环境；蚁群智能系统中的其他蚂蚁个体、周围环境会影响蚂蚁个体的活动，所以这是一个个体与个体、个体与环境互相作用、互相影响的系统。

（5）将微观和宏观有机联系在一起。从宏观层面上来看，整个蚁群群体的行为连续、有序与完整，可以完成一项相当复杂繁复的工作；从微观层面上来看，每只蚂蚁个体只要能够对自身环境会有合适的反应，况且个体行为简单，随机而且带有盲目性。

（6）加入随机因子。蚁群智能系统中每只蚂蚁个体移动路径都是随机选择的，事实是蚂蚁选择低信息素浓度的路径的概率会低于高信息素浓度路径。蚁群算法中加入随机因子则会扩大蚂蚁的活动范围，使得蚂蚁接触到更多解后更易于找到最优解。

这些特点为基于模拟真实的蚁群觅食过程的蚁群算法带来了很多便利。旅行商问题(TSP)是经典的组合优化问题，其问题本身特点和蚁群算法的搜索机制类似，容易理解和接受，所以常用 TSP 问题来检验蚁群算法的优劣。

3.1.2　蚁群算法的研究现状与进展

自从 1992 年意大利学者 Marco Dorigo 将蚁群算法应用到旅行商问题，蚁群算法迅速得到了学界的关注。1998 年末被引入国内，并迅速发展成热门领域[1]。

Deneubourg 等对目标进行了简单的聚类，提出了蚁群聚类算法。蚂蚁觅食的过程实际上也是一个不断聚类的过程，食物就是聚类的中心。将蚁群算法用于聚

类问题，其主要思想是：将每个数据看作是 1 个蚂蚁，蚂蚁将分别聚集到 j 个聚类中心 $C_j(j=1,2,\cdots,k)$，设 r 为聚类半径，ph_{ij} 为 t 时刻蚂蚁 i 到聚类中心 C_j 的路径上的信息素浓度，d_{ij} 为样本与聚类中心的加权欧几里得距离，则

$$d_{ij}=\sqrt{\sum_{k=1}^{N}p_k(x_k-y_{jk})^2}$$

其中，p 为加权因子，可根据各分量在聚类中的影响程度而定；N 为蚂蚁的维数。

如果设定 $\mathrm{ph}_{ij}(0)$ 为初始信息量，则

$$\mathrm{ph}_{ij}(0)=\begin{cases}1, & d_{ij}\leqslant r\\0, & d_{ij}>r\end{cases}$$

根据样本与聚类中心之间的路径上的信息素浓度，任意蚂蚁选择聚类中心 C_j 概率 ph_{ij} 为

$$\mathrm{ph}_{ij}=\begin{cases}\dfrac{\mathrm{ph}_{ij}^{a}(t)\mu_{ij}^{\beta}(t)}{\sum\limits_{i\in S}\mathrm{ph}_{ij}^{a}(t)\mu_{ij}^{\beta}(t)}, & j\in S\\0, & \text{其他}\end{cases}$$

其中，$\mu_{ij}(t)$ 是启发式引导函数，表征蚂蚁 i 转移至聚类中心 C_j 的期望程度，利用启发函数可反映像素之间的相似度，启发函数越大，像素归于相同聚类的概率就越大。α、β 分别为像素聚类过程中所积累的信息以及启发式引导函数对路径选择的影响因子。$S=\{X_s|d_{ij}\leqslant r,s=1,2,\cdots,j,j+1,\cdots,N\}$，为可行路径集合。

随着蚂蚁的移动，各路径上信息素的量发生变化，经过一次循环，按全局调整规则调整各路径上的信息素如下：

$$\mathrm{ph}_{ij}(t)=\rho\mathrm{ph}_{ij}(t)+\Delta\mathrm{ph}_{ij}$$

其中，ρ 为信息素随时间的衰减系数；ph_{ij} 为本次循环中路径信息素的增量，即

$$\mathrm{ph}_{ij}=\sum_{k=1}^{N}\Delta\mathrm{ph}_{ij}^{k}$$

$\Delta\mathrm{ph}_{ij}^{k}$ 表示第 k 只蚂蚁在本次循环中留在路径中的信息素的量。

后来 Kuntz、Layzell 和 Snyers 将这种蚁群聚类的思想应用到了图划分中。蚁群算法被广泛地应用到网络路由、函数优化、机器人路径规划、模式识别、数据挖掘、图像处理、组合优化以及大规模集成电路的综合布线设计等领域，并取得不错的成果。

3.1.3　蚁群算法在医学领域的应用

由于蚁群算法研究在图像处理上的应用和进步。目前在医学领域也有不少研

究应用蚁群算法进行一些医学影像的处理，如图像分割。给定原始图像，图像的像素与蚂蚁对应，每只蚂蚁包含梯度、灰度等特征信息，图像分割就是带有不同特征的蚂蚁寻找食物源的过程。

图像分割过程通常包括以下几个方面。

(1) 数据转化：原始图像转化为矩阵，其数据与蚂蚁——对应。

(2) 初始化：设置蚁群参数。

(3) 聚类循环：计算像素间距离，判断是否存在隶属关系；计算信息素、转移概率，更新聚类中心。

(4) 判断循环：若循环次数大于最大循环次数，则结束循环，输出结果；否则继续循环。

下面介绍两个利用蚁群算法在医学领域中应用实例。

1. 蚁群算法在磁共振图像分割中的应用

近年来随着计算机分割技术的迅速发展，已有许多学者对医学图像分割进行研究并建立了自动分割模型，这些模型所应用的方法各异，但都以下列几个方向为目标。①自动。以最少的人机交互完成分割过程。②精确。虽然某些图像分割方法在普通的图像分割中取得了较好的效果，达到较高的准确率，但由于医学图像的特殊性，1%的错误就可能造成无法挽回的后果，因此医学图像的分割精确度一直以来就是学者们研究的难点。③快速。以实时处理为最终目标，在某些特定的情况下，希望能够在手术的过程中给出病变区域的提取和测量。④自适应性和较好的鲁棒性。能够对噪声、模糊、移动等干扰有较强的融合力。

他们首先对颅脑磁共振图像进行预处理，去除大脑周围的颅骨和脂肪等组织。只保留大脑实质，并取得图像的灰度直方图。对图像的灰度直方图进行一维投影，求得相对准确的聚类中心。为了简化计算，除信息素的衰减系数为 0.5，蚁群算法中的其他参数初始值都为 1。然后开始聚类循环，每个蚂蚁和每个聚类中心按照以上方式计算选择概率，根据最大概率来选择路径。通过调整路径上的信息素的量，更新聚类中心。若每个蚂蚁都聚类完毕，则停止循环，输出结果，否则继续聚类循环，见图 3.2。

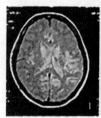 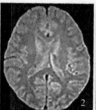 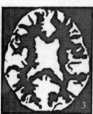 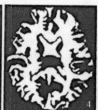 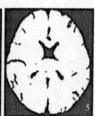

原始图像　　　　预处理后的母像　　　分割出的脑白质　　　分割出的脑灰质　　　分割出的脑脊液

图 3.2　用蚁群算法处理头 MRI 的结果

将同一图像分别用人工神经网络的方法和模糊 C 均值(fuzzy C-means，FCM)的方法分割。结果见图 3.3、图 3.4。

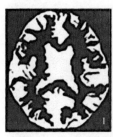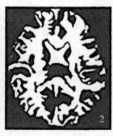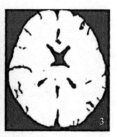

图 3.3 人工神经网络分割出的脑白质、脑灰质、脑脊液

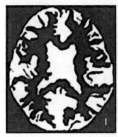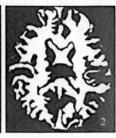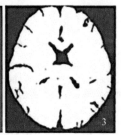

图 3.4 FCM 方法分割出的脑白质、脑灰质、脑脊液

实验结果表明，与神经网络和 FCM 等方法相比较，该算法能够较准确地分割出颅脑磁共振图像各元素。另外，从三种算法的收敛速度上比较，蚁群算法优势更加明显。应用神经网络算法经过 28 次迭代得到最优结果，运行的时间为 87.43s；应用 FCM 方法经过了 21 次迭代得到最优结果，运行时间为 66.67s；应用蚁群算法经过 9 次迭代就可以得到最优结果，运行时间为 18.38s。

2. 磁共振脑部图像壳核区域有监督蚁群分割算法研究

对脑部基底节区及黑质核团中的几个微小区域的磁共振成像图像进行精确而稳定的分割是准确测定发生帕金森病病变 MRI 影像特征、评价 PD 患者患病程度最为关键性的工作。所以，在分析多年来国内外对 MRI 图像分割研究结果的基础上，开展了针对某一微小目标区域具有一定轮廓约束的且轮廓的边界可以是模糊不连续的自动分割研究。该研究主要是基于解剖结构特征，采用蚁群聚类算法来进行有监督的精细分割[2]。

为了分析和验证提出的有监督蚁群分割算法的实际效果，同时采用了模糊聚类分割算法、区域生长分割算法、GVF Snake 模型分割算法及基本蚁群分割算法一同来对 MRI 脑部壳核进行自动分割，从而有利于非常客观地分析说明提出的新分割算法的优越性，结果见图 3.5 及表 3.1。

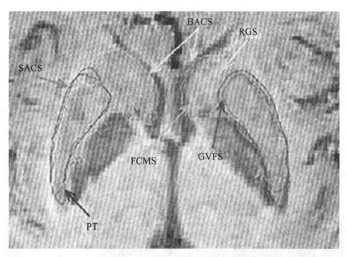

图 3.5　几种算法对壳核区域分割对比图

有监督蚁群分割算法(supervised ant colony segmentation，SACS)，模糊聚类分割算法(fuzzy c-mean segmentation，FCMS)，GVF Snake 模型分割算法(gradient vector flow snake segmentation，GVFS)，基本蚁群分割算法(basic ant colony segmentation，BACS)，区域生长分割算法(region growth segmentation，RGS)，壳核轮廓"金标准"模板(putamen templet，PT)

表 3.1　分割面积和分割边界周长分别与壳核模板的差异率　　　(单位：%)

参数	PT		SACS		GVFS		RGS		FCMS		BACS	
	L	R	L	R	L	R	L	R	L	R	L	R
分割面积差	0	0	8	8	20	19	39	47	37	34	26	30
分割边界周长差	0	0	9	8	13	11	21	25	22	20	15	16

　　实际脑 MRI 图像分割对比表明，提出的有监督蚁群分割算法在多个方面优于模糊聚类分割算法、区域生长分割算法、GVF Snake 模型的图像分割算法和基本蚁群分割算法。

3.2　模糊集合的应用

3.2.1　模糊集合基本假设与定理

1. 模糊集合的基本背景

　　日常生活中经常会遇到这样的问题，对于一个腹痛的患者，如何去判断疼痛是轻度、中度或是重度。疼痛的程度便是一个模糊的概念，没有一个清晰的界限去定义。另外一个常见的例子，例如定义头发少于 100 根为秃发，那么对于一个有 101 根头发的人是否就不属于秃发？显然这是一个错误的定义方式。此外，人体感知温度的高低，风量的强弱，年龄的大小，个体的高矮等，这些类似的问题都是我们无法利用传统的数学方法去精确衡量的。

人类在利用数学问题解决生活问题乃至医学问题时，精确的数字语言便会与模糊的思维习惯产生矛盾。在经典的布尔逻辑体系中，所有的分类都被定义为有明确的界限，每个变量都有是或否的两面，一个命题不存在亦真亦假或非真非伪的情况。传统的数学方法总致力于精确地定义标准，然而真实世界中的事物往往是模糊的，在处理这些问题的时候，就需要有一个概念来度量纳入的某个变量属于两种极端情况的概率，采用模糊性的逻辑方法则成了解决之道。

2. 模糊集合的前提假设

对于传统的布尔逻辑，假定集合 A 为秃发集合，100 根头发作为该集合的阈值，那么这个集合的隶属度函数则可以表示如下：

$$\mu_A(z) = \begin{cases} 1, & z \leq 100 \\ 0, & z > 100 \end{cases}$$

其中，1 表示为秃发，0 表示为非秃发，同样不适合于实际生活中的定义。此时，需要一个过渡函数来描述这种情况。

此时，我们同样假定集合 A 为秃发集合，Z 为元素集，z 表示集合 Z 中的一类元素，那么对于隶属度函数，则可以表示为

$$(z) = \begin{cases} 1, & z 是集合 A 的完全成员 \\ (0,1), & z 是集合 A 的部分成员 \\ 0, & z 不是集合 A 的成员 \end{cases}$$

因此，模糊集合是一个由 z 值和相应的隶属度函数组成的序列，具体可以表示为：$A = \{z, \mu_A(z) | z \in Z\}$。通过这一隶属函数，当面对一个有 200 根头发的人时候，就可以定义他有多大程度属于秃发，多大程度不属于秃发。

此外，还需要引入模糊规则的概念。模糊规则是根据人类积累的经验所得到的各种假设，它是将人类的模糊思维应用于数学中的一个重要环节，从而模拟人类的思维。一般来说，我们可以从人类专家那里获得一些规则，甚至这些规则之间存在着一定矛盾也没关系，每个规则的输出都是一个模糊集，但最终的推理结果我们需要的是一个精确值，而不能是个模糊值。例如，通过制定的模糊规则及隶属函数，得到拥有 200 根头发的患者有 90% 的风险为秃子。通过这一过程，将原本一个模糊的结果进行更加清晰的展示，解决了许多生活问题。

3. 模糊集合的基本定义

模糊逻辑于 1965 年由 Lotfi Zadeh 教授提出，他被称为"模糊逻辑之父"[3]。

模糊指的是从属于某一概念又不从属于某一概念之间无明显的分界线。模糊逻辑则定义为"基于隶属度而非二值逻辑中清晰隶属关系的知识表达的一组数学原理"。模糊集合则表示的是由一个模糊元素与相对应的隶属度函数组成的序列。

　　模糊逻辑的过程可以分为三个步骤，分别为：①输入精确值并模糊化；②根据模糊规则，评估模糊结果；③将结果去模糊化。具体的实现流程如图 3.6 所示。

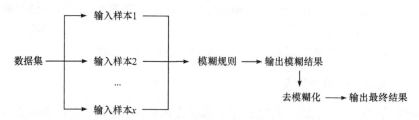

图 3.6　模糊逻辑的实现流程

3.2.2　模糊集合的应用举例

　　疾病是人体正常生理状况或器官功能受到损害的一种状态。疾病的诊断主要依靠临床症状、体征以及相关实验室检查结果。然而，临床的许多症状、体征是无法进行明确定义的，对于疾病的诊断也会产生偏差，从而影响临床决策。因此，及时正确的诊断尤为重要。临床诊断是一个复杂而又艰难的过程，同样一个临床推理的过程，每个患者可能对各种疾病都存在着不同程度的怀疑，因此疾病诊断总是不确定的。这种不确定性主要由疾病的模糊性引起[4]。

　　为了解决疾病诊断的不确定性，模糊逻辑的引入便是一种可靠的解决方法。模糊逻辑具有处理介于 0 和 1 之间的真值的能力。通过模糊逻辑，可以将疾病诊断分配为不同的逻辑值，以此来衡量最终诊断的可能性。模糊逻辑可以模拟人类的思维过程，可以更好地模拟疾病诊断的过程。模糊逻辑已广泛应用于疾病的鉴别诊断、预后评估等多个临床方面。

　　1. 支持临床决策

　　疾病诊断往往包含着许多不确定性，研究显示全世界平均误诊率高达 30.0%，中国的疾病误诊率约为 27.8%。误诊使得患者错过了疾病的最佳诊治机会，同时也增加了患者和家庭的经济负担，进一步加重医患之间的冲突和纠纷[5]。

　　皮肤病种类繁多，许多症状相似。利用模糊逻辑的概念可以用来处理诊断过程中的不确定性。麻疹、风疹以及水痘是小儿常见的皮肤疾病，分别由不同的病毒引起，都可以表现为皮疹、发热、头痛等非特异性的症状，通过症状难以将其区分开来。Putra 等[6]利用模糊逻辑的理论建立的一个诊断模型，他纳入 5 个输入变量，分别为体温、皮疹以及另外 3 个典型症状，基于文献以及专家经验编制了

21 条模糊准则，最终在 25 个患者中成功诊断了 19 例，具有良好的准确性。另外，鉴于肾源的稀缺性，如何优化地利用肾脏十分重要。Taherkhani 等[7]利用模糊逻辑开发了一个系统，对移植肾脏进行分配，该算法可以模仿专家团队的直觉思维以及决策过程，从而更好地进行肾源的分配。

2. 评估疾病风险

疾病风险的评估对预后和临床决策有很大的影响。快速准确地评估疾病的风险可以帮助临床医生确定患者的病情，从而决定最佳的治疗策略。相同的疾病危险因素可能存在于不同的疾病中，同样一种疾病也可能存在许多不同的危险因素。例如，高血脂是高血压、冠心病的危险因素，同样，高血压的危险因素还包括有年龄、性别、吸烟史、血糖等。因此，危险因素与疾病之间的关系具有很大的相关性，而不是简单的因果关系，寻找致病的关键因素，可为三级预防提供有效的指导。

Dong 等[8]开发了一种基于遗传和模糊理论的算法模型，用来评估不稳定型心绞痛的发生风险，如图 3.7 所示。该研究评估了 54 例患者的相关指标，包括年龄、性别、血压、肌酐、心肌酶学、肌钙蛋白以及心血管疾病既往史等。通过模型结果与临床医生的判断比较，提示具有高度的一致性，对临床起到一定的指导作用。

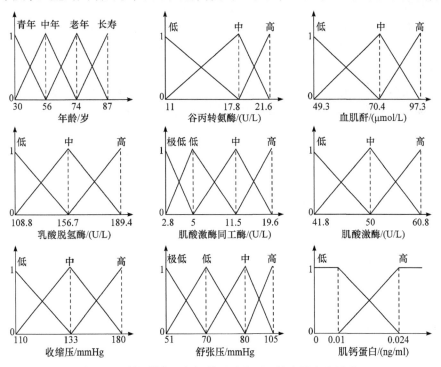

图 3.7　利用模糊逻辑评估不稳定型心绞痛的发生风险

3. 预测疾病进展

对疾病转归的判断和预测是对临床决策起指引性作用的关键。目前，疾病的预后主要基于疾病诊断情况以及相关实验室指标的判断。大多数的预后标准都是基于权威医疗机构发布的。但是由于种族的差异，会对某些患者产生一定的偏差，从而影响医务工作者的判断。模糊逻辑可以模拟人脑对模糊事物的思维方式，从而可以用来进行对复杂事件的预测。

慢性肾功能不全是预后不佳，可引起水电解质失衡，进而危及生命。早期的诊断与评估慢性肾病对于疾病的诊治至关重要。Murugesan 等[9]同样利用模糊逻辑理论，通过输入患者的肾单位功能、血清葡萄糖水平、收缩压等 7 个因素，来判断患者的慢性肾脏病的分期，这与传统的分期相比更为综合地考虑了患者的基础条件，对于慢性肾脏病未来的发展起到了一定的预测作用。

腹膜炎是腹痛患者最常见的并发症之一，对腹膜炎的早期预测有利于预防疾病的恶化。Dragović 等[10]将体温、白细胞数、腹痛的程度、腹水的浑浊程度以及腹水微生物含量这五个变量进行模糊化处理，同样利用制定的模糊原则进行训练，建立模糊逻辑模型，以便预测腹膜炎的发生概率。该研究纳入了 123 名患者，其中结果显示有 60%的概率会患有腹膜炎的患者有 114 名，而有 75%概率患腹膜炎的患者有 106 名，体现了模糊逻辑模型一定的临床价值。

综上所述，模糊逻辑在改善疾病的诊治中有着积极的影响，具有一定的有效性。在大数据时代中，如何从大量的源数据中获取有效的信息，选择合适的方法是一个亟须解决的问题。模糊逻辑主要适用于对特征描述不清的情况，对于某些有具体规则的研究中，如何提高模糊准则制定的准确性，是一个值得思考的问题。随着科学技术的不断发展，定将可以成为医学诊疗中的得力助手。

3.3 人工神经网络的应用

3.3.1 人工神经网络的基本概念

1. 人工神经网络的基本背景

人脑含有大量的神经元，每个神经元之间的信息传递和处理是一种电化学活动。不同的神经元向不同的方向相互延伸连接，大量的神经元便形成了一个大型的网络。当神经元的树突由于电化学作用接受来自外界的刺激时，便会被转化为轴突点位，当轴突点位达到一定的值则形成动作电位，继而通过轴突末梢传递给其他神经元。神经网络就是人们试图对大脑内部运作的模拟形式。

19 世纪末，Waldeger 等提出了神经元学说，认为由大量处理神经经广泛互连而形成的人工网络，可以用来模拟脑神经系统的结构和功能，并将这些处理单元称为人工神经元。人工神经元是对生物神经元的一种模拟。20 世纪 50 年代，一种称为感知机的人工神经元模型被提出，其主要是基于人工神经网络的原理提出了一种反馈循环的学习机制，通过计算样本输出结果和正确结果之间的误差来进行权重调整。

2. 人工神经网络的前提假设

对于某个处理单元(神经元)来说，假设来自其他处理单元(神经元)i 的信息为 X_i，他们与本处理单元的相互作用强度为连接权重 $W_i(i = 0,1,\cdots,n-1)$ 处理单元的内部阈值为 θ。f 称之为激活函数，它决定着数据的输出。

那么本处理单元的输入值为

$$\sum_{i=0}^{n-1} W_i X_i$$

而处理单元的输出值则为

$$Y = f\left(\sum_{i=0}^{n-1} W_i X_i - \theta\right)$$

其原理可与神经元的传递相类比，因此，外界输入的变量根据加权百分比的不同进行相加，这就相当于人类神经元的传入，之后通过激活函数的运算，这便是相当于神经元电位的改变，如果达到了阈值 θ，就会发生兴奋电位，传递给下一个神经元，类似于人工神经网络中的单个处理单元的输出。人工神经网络会根据输出结果与真实值的差异，进行再次调整输入变量的加权值，直到达到最优。因此，它是通过模拟人的大脑神经处理信息的方式，进行信息并行处理和非线性转换的复杂网络系统[11]。

3. 人工神经网络的基本定义

人工神经网络主要是由输入层、隐藏层以及输出层三部分组成。隐藏层可以由一层或多层组成，正如图 3.8 所示，信息通过输入层进入该网络，通过隐藏层的复杂转换和处理，最终由输出层输出[12]。

人工神经网络可以通过训练过程的偏差来调整网络中每个运算单元的权重。在模型训练前，输出的结果是杂乱无章的，通过训练次数的增加，模型内部的连接权重进行不断调整，最终可以使得目标值和输出值之间的误差缩小，直至为零，则标志训练完成。通过对已有样本的训练学习，提取样本中所对应的映射关系，将这些关系存储于去权值矩阵中，当输入一个新的样本数据时，训练好的模型就可以完成正确的映射，从而达到精确的预测[13]。

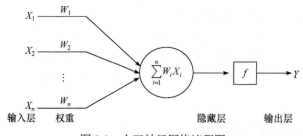

图 3.8 人工神经网络流程图

3.3.2 人工神经网络的应用举例

目前，人工神经网络广泛应用于各个领域，成为了一种新型的数据处理方式。它自主学习能力强，擅长处理非线性复杂的数据，也在临床医学中逐渐兴起。

1. 在临床诊断中的应用

尘肺病是制造业工人常见的疾病之一，主要由吸入性的二氧化硅或煤尘的增多引起，定期肺功能检查和肺部影像学有助于疾病的早期诊治。根据肺部的情况分为 4 个不同的等级，采取不同的治疗方式。然而，影像科医生很难进行肉眼鉴别。Okumura 等[14]开发了一种基于人工神经网络的计算机辅助诊断系统。提取 36 张胸部 X 射线片的纹理特征，进行人工神经网络训练，最终模型对于识别严重尘肺的受试者操作特征曲线(receiver operator characteristic curve，ROC 曲线)下面积为 0.89，识别早期尘肺的 ROC 曲线下面积为 0.84。图 3.9 为该研究的详细体系结构图。

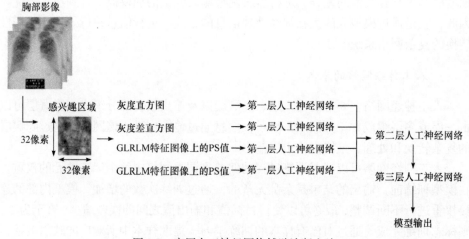

图 3.9 应用人工神经网络辅助诊断尘肺

同样，人工神经网络也应用在疾病的鉴别上。青光眼是一种视神经病变，主要是视网膜神经节细胞凋亡，使得视网膜神经纤维层变薄，可导致大约 15% 的患者出现双目失明。青光眼早期常无症状，早期识别、尽早干预可以减缓或终止其发展。Grewal 等[15]利用临床参数、光学相干断层扫描等数据，建立人工神经网络模型，以区分正常人以及青光眼患者，结果显示该模型的特异度为 80%，灵敏度为 93.3%，对于指导临床工作具有重要意义。

2. 在疾病预后中的应用

人工神经网络可以通过处理患者的多因素资料，来评估疾病的发展或生存时间。冠状动脉搭桥术最常见的并发症是重复气管插管、长时间的机械通气，甚至死亡。如何早期预估患者的手术风险，增强临床诊治极其重要。Mendes 等[16]对接受冠脉搭桥术的 1315 名患者随机分为 1053 名训练队列以及 262 名的验证队列，纳入年龄、性别、肌酐水平、心室功能等参数，来预测并发症的可能性。基于人工神经网络所建立的模型在预测患者出现重新气管插管的准确度为 0.77，灵敏度为 0.91，特异度为 0.76。图 3.10 为预测重新气管插管可能性的人工神经网络示意图。

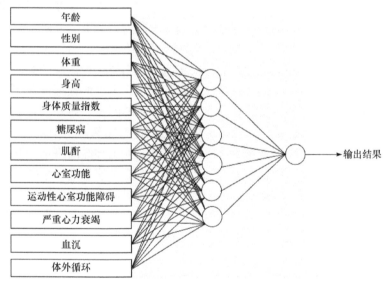

图 3.10　应用人工神经网络预测患者出现重新气管插管的可能性

除此之外，人工神经网络也用在疾病进展的预测。蛛网膜下腔出血是严重的危急症，具有较高的死亡率。其最常见的原因是颅内动脉瘤的破裂。随着血管造影技术的发展和普及，越来越多的颅内动脉瘤被尽早发现，如何选择合适的治疗方式成了令医务工作者两难的选择。Liu 等[17]开发了一种双层前馈人工神经网络模型，纳入了 540 例颅内动脉瘤破裂患者以及 54 例未破裂患者，分别采集 17 个参数作为人工神经网络的输入，结果提示总体预测准确性高达 94.8%，具有良好的性能和使用价值。

3. 在临床决策中的应用

在临床实践中，我们常常会将来自大样本的流行病学数据运用到个体患者上，来预估其发生某一事件的概率。然而，随着精准医疗概念的兴起，代表特定人群的概率是否可以运用到特定个体上是值得探讨的。Yun 等[18]基于 MRI 图像的分割技术建立前馈人工神经网络结构，用来预测未来肿瘤出现的位置。研究共纳入了29 例患者一天内肺癌肿瘤运动情况，采用离散粒子群优化算法对不同的人工神经网络结构和初始权重值进行优化。结果显示模型的平均标准误差为 0.5～0.9mm(范围为 0～2.8mm)，优化初始权值可使平均标准误差减小 30%～60%。此外，Muralidaran 等[19]利用尿细胞学涂片的组织病理学图像建立人工神经网络模型，用来区别尿路上皮细胞癌和正常患者，结果显示该模型可以成功地在测试集中被验证，同时也可以用来区分高级别病变与低级别病变，从而更好地知道临床治疗方案的选择。

人工神经网络已逐渐发展成为一门理论相对完善、应用逐渐全面的技术。将人工神经网络与其他领域的理论相结合是当今发展的一个重要方向，例如，将人工神经网络与模糊逻辑相互结合提出的混沌神经网络理论，与量子学理论相结合的量子神经网络等[20]，也有利用该算法对细胞的蛋白质进行定位分类，从而指导基础研究的进一步开展[21]。随着信息化时代的到来，大量的数据被存储，如何寻找数据之间的关联性以指导实践，是一个值得思考的问题。另外，对于人工神经网络的可解释性同样也被弱化，临床医生无法了解其隐藏层的具体算法逻辑，难以与患者进行合理的解释，这将是重要的挑战[22]。人工神经网络是数据挖掘的一种方式，可以用于挖掘医学诊断的规则和模式，对医学信息进行精确的识别与分类，对预测疾病的发展、临床决策的制定、为患者提供个性化的诊疗方案有着积极的作用。了解人工神经网络的自身特点，需要结合实际问题，提高模型应用的深度与广度，从而促进人工神经网络在医学领域的发展。

3.4 K 近邻算法的应用

3.4.1 K 近邻算法基本概念

K 近邻(K-nearest neighbor，KNN)算法是模式识别中最古老的机器学习方法之一。KNN 算法能够灵活地融合不同类型的数据，并且能够适应不规则的特征空间。在模式识别这个领域中，KNN 是一种主要用于分类及回归的非参数统计方法，是一种惰性学习的算法。惰性学习在最开始的时候不会根据已有的样本创建目标函数，只是简单地把训练用的样本储存好，后期需要对新进入的样本进行判断的时候才开始分析新进入样本与已存在的训练样本之间的关系，并据此确定新实例(新进入样本)的目标函数。K 近邻算法的基本原理如图 3.11 所示。

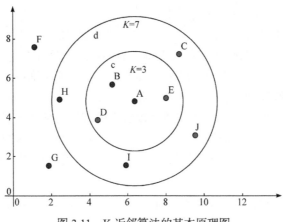

图 3.11　K 近邻算法的基本原理图

图 3.11 中，所有样本可以使用一个二维向量表征。A、B、F、G、H、I 图形样本为已知分类 1 组样本，C、D、E、J 图形样本为已知分类 2 组样本。若使用 KNN 对图中未知分类样本 A 进行分类，当 $K=3$ 时，其三近邻中有 2 个 1 组样本和 1 个 2 组样本，因此预测该待分类样本为 2 组样本；当 $K=5$ 时，其三近邻中有 3 个 2 组样本和 2 个 1 组样本，因此预测该待分类样本为 1 组样本。

KNN 算法有以下几个要素：数据集(data set)；样本的向量表示(vector representation of samples)，即不管是当前已知的样本数据集，还是将来可能出现的待分类样本，都必须可以用向量的形式加以表征。样本的向量表现形式构筑了问题的解空间，即囊括了样本所有可能出现的情况。向量的每一个维度刻画样本的一个特征，必须是量化的、可比较的。样本间距离的计算方法(the calculation method of sample distance)，包括欧几里得距离

$$d_{12} = \sqrt{\sum_{k=1}^{n}(x_{1k} - x_{2k})^2}$$

余弦距离

$$\cos\theta = \frac{\sum_{k=1}^{n} x_{1k} x_{2k}}{\sqrt{\sum_{k=1}^{n} x_{1k}^2} \sqrt{\sum_{k=1}^{n} x_{2k}^2}}$$

曼哈顿距离

$$d_{12} = \sum_{k=1}^{n} |x_{1k} - x_{2k}|$$

K 是一个重要参数，当 K 选不同值时会产生不同的结果。通常，K 值的设定采用交叉检验的方式(以 $K=1$ 为基准)。

选择较小的 K 值，就相当于用较小的领域中的训练实例进行预测，"学习"近似误差会减小，只有与输入实例较近或相似的训练实例才会对预测结果起作用，与此同时带来的问题是"学习"的估计误差会增大，换句话说，K 值的减小就意味着整体模型变得复杂，容易发生过拟合。

选择较大的 K 值，就相当于用较大领域中的训练实例进行预测，其优点是可以减少学习的估计误差，但缺点是学习的近似误差会增大。这时候，与输入实例较远(不相似的)训练实例也会对预测器作用，使预测发生错误，且 K 值的增大就意味着整体的模型变得简单。

$K=N$(N 为训练样本个数)，则完全不足取，因为此时无论输入实例是什么，都只是简单地预测它属于在训练实例中最多的类，模型过于简单，忽略了训练实例中大量有用信息。

在实际应用中，K 值一般取一个比较小的数值，例如采用交叉验证法(简单来说，就是把训练数据再分成两组：训练集和验证集)来选择最优的 K 值。

3.4.2 K近邻算法在医学影像中的应用

KNN 算法在医学图像处理领域应用更加广泛，对于乳腺癌的检测、脑部图像分类与检测以及脑卒中检测有着很好的分类效果。主要是应用于医学图像分类包括 MRI 分类、指纹真假识别、心率检测分类等。

1. 基于 K 近邻规则的磁共振颅脑图像分割算法

K 近邻规则是一种简单实用的磁共振颅脑图像分割算法，下面利用该算法对磁共振颅脑图像进行分割研究。

首先利用边界跟踪法对磁共振颅脑图像进行预处理，将 MRI 图像转换为二值图像，利用边界跟踪得到大脑结构的边界线，根据边界线提取大脑结构，剔除颅骨和肌肉等非脑组织，只保留大脑结构，见图 3.12。

然后利用 KNN 规则对大脑结构进行分割，根据解剖学的知识，从原始图像的不同区域中选取部分像素并给出标记作为训练样本，把该训练样本记作集合

$$X = \{x_1, x_2, \cdots, x_n\}$$

确定未分像素 z 的最近邻数 K 的值，选择欧几里得距离 d 作为距离测度，对

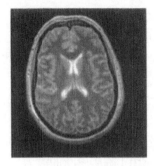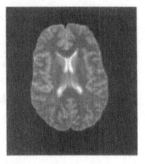

图 3.12　用边界跟踪法进行预处理

每个未分类像素 z 进行归类处理，即根据像素间的欧几里得距离基于简单多数投票原则对像素分类到即 WM、GM、CSF 和背景四个区域中。分割算法在预处理步中能精确地分割出大脑结构，在 KNN 分割步中能很好地从大脑结构中分割出白质(WM)、灰质(GM)和脑脊液(CSF)，见图 3.13、图 3.14。

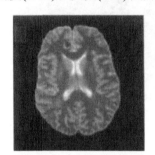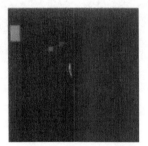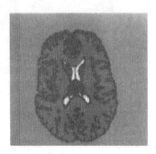

图 3.13　用 KNN 算法进行分割

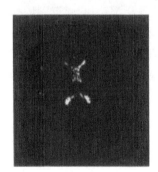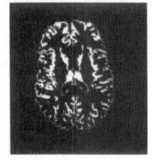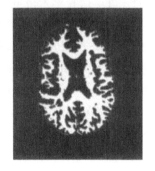

图 3.14　分割结果

2. 利用 K 近邻算法对视网膜眼底图像微动脉瘤进行自动检测

　　糖尿病性视网膜病变(DR)是导致新失明的主要原因之一。早期准确地发现微动脉瘤(MAs)对糖尿病视网膜病变的诊断和分级具有重要意义。然而，眼科医生手动诊断糖尿病患者是一项耗时的工作，而且容易出错。因此，糖尿病患者视网膜的自动分析是眼科医生筛查更大人群的迫切需要。微动脉瘤是糖尿病视网膜病变的重要病变。在眼底图像中，MAs 表现为微小血管附近的小而圆的点。它们可能是唯一的病变，存在于 DR 的最早阶段，并在疾病的发展过程中一直存在。因此，在计算机辅助筛选系统中，MAs 的检测是必不可少的。

有一种眼底图像中 MAs 的自动检测方法，包括四个主要步骤：预处理、候选特征提取、特征提取和分类。在 KNN 分类器中提取了 27 个包含局部特征和轮廓特征的特征，用于区分真 MAs 和伪 MAs。该方法已在两个公共数据库(ROC 和 e-optha)上进行了评估。实验结果证明了该方法的有效性，具有应用于临床诊断的潜力。预处理流程见图 3.15。

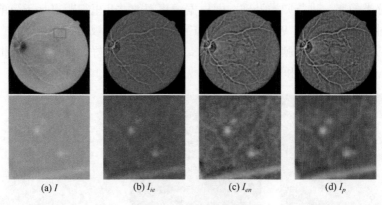

(a) I (b) I_{ie} (c) I_{en} (d) I_p

图 3.15　预处理流程

视网膜眼底图像往往是光照不均匀、对比度差的噪声图像。MAs 在低亮度和低对比度区域几乎不可见。为了减少这些缺陷，制作出适合 MAs 的候选图像和特征提取的图像。可以采用照明均衡、限制对比度的自适应平均直方图和降噪三个步骤对原始图像进行预处理。接着进行候选提取步骤在整个检测过程中起着重要的作用。该步骤的主要目标是减少与 MAs 不相似的对象的数量。但是，在这一步中丢失的任何真实的 MAs 都不能在以后恢复。

特征源自剖面分析，将这些特征定义为轮廓特征，并添加了三个新的轮廓特征来提高性能，但这些剖面特征不能很好地反映 MAs 的整体特征，MAs 及其周围环境也在分类中加入局部特征。因此，在该分类器中，除了形状和强度特征与轮廓特征外，还使用了局部特征。

最后将提取到的特征用一个 27 维的特征向量来表示

$$F = \{f_1 + f_2 + \cdots + f_{27}\}$$

然而，不同的特征 f_i 具有不同的范围和值，这对于一些分类器来说是不利的。这些特征的均值和单位方差都归一化为

$$\overline{f_i} = \frac{f_i - \mu_i}{\sigma_i}$$

其中，μ_i 是特征向量 f_i 的均值，σ_i 是标准差。为了为特征集选择合适的分类器，我们选择了三个监督分类器作为底层分类器：K 近邻(KNN)、朴素贝叶斯(naive Bayes, NB)和 Adaboost。在 ROC 数据库上测试了这三个分类器，结果表明，KNN ($K=14$)和 Adaboost 有相似的性能，都优于 NB 分类器。选择 KNN($K=14$)分类器进行分类，分类效果如图 3.16 所示。

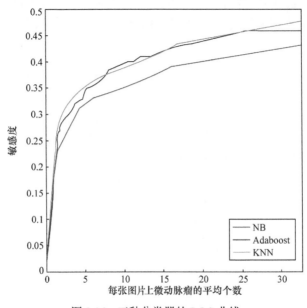

图 3.16　三种分类器的 ROC 曲线

3.5　决策树算法的应用

3.5.1　决策树算法的基本概念

决策树是序列模型，它逻辑地组合一系列简单的测试，每个测试将数值属性与阈值进行比较，或将名义上的属性与一组可能的值进行比较[23]。在可理解性方面，这种符号分类器比黑盒模式，如神经网络，更具有优势。决策树所遵循的逻辑规则比神经网络中节点之间连接的数值权重更容易解释。决策者倾向于使用他们能够理解的模型。当一个数据点落在一个分区的区域时，决策树将其分类为属于该区域中最频繁的类。错误率为误分类点总数除以数据点总数，准确率是 1 减去错误率。

　　已经开发了许多程序来执行自动归纳(创建)决策树。这些程序需要一系列的标签例子，也就是说，将已确定的先前获得的数据实例确定分类标签。该算法试图在数据中归纳或发现模式，它通过确定哪些测试(问题)将实例划分为单独的类来实现这一点，从而形成一个树。这个过程可以被理解为，扫描给定节点中的实例，来通过所有可能的决策树空间进行贪婪搜索，以确定从每一个分割的收益，并选择提供最大收益的单个单元。然后实例根据分割进行分区，再递归地应用这个过程，直到一个节点中的所有实例都属于同一个类。与其他模式分类范例一样，更复杂的模型(较大的决策树)往往产生较差的泛化性能。毫不奇怪，大量的工作已经投入生成更小规模的决策树中。图 3.17(a)是(b)训练集的决策树示例。

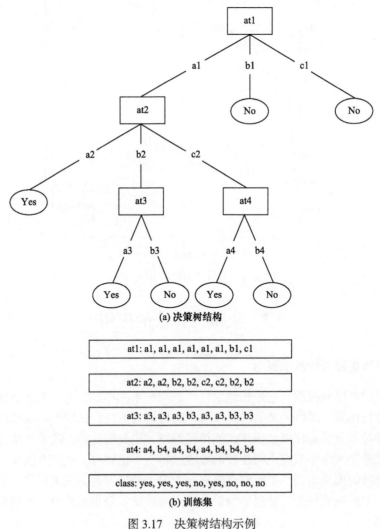

(a) 决策树结构

atl: a1, a1, a1, a1, a1, a1, b1, c1

at2: a2, a2, b2, b2, c2, c2, b2, b2

at3: a3, a3, a3, b3, a3, a3, b3, b3

at4: a4, b4, a4, b4, a4, b4, b4, b4

class: yes, yes, yes, no, yes, no, no, no

(b) 训练集

图 3.17　决策树结构示例

3.5.2 决策树算法流程与调用

在构建决策树的过程中，节点分割措施是可以实现的技术中的主要手段，它代表了大部分方法的一个方面，用于生成具有改进泛化能力的紧凑决策树。在图 3.18 中，我们给出具体的决策树算法。

```
DT(Instances,Target_feature,Features)
If all instances at the current node belong to the same category
then create a leaf node of the corresponding class
else
{
Find the features A that maximizes the goodness measure
Make A the decision feature for the current node
for each possible value v of A
{
add a new branch below node testing for A=v
Instances_v:=subset of Instances with A=v
if Instances_v is empty
then add a leaf with label the most common value of
Target_feature in Instances;
else
{
below the new branch add subtree
DT(Instances_v,Target_feature,Features-{A})
}
}
}
```

图 3.18 决策树算法伪代码

3.5.3 决策树算法在医学影像中的应用

1. 基于决策树的医疗数据驱动的持续血压预测

由于高血压人群的发病率和死亡率的威胁，心血管和脑血管疾病正得到更广泛的关注，尤其是在普通人群的饮食质量和生活方式快速变化的背景下。无创血压测量分为间歇和连续两种方式。传统间歇无创血压不能实时监测，而且由于存在许多影响因素，误差的风险更大。连续无创血压测量可以监测每个心动周期中动脉血压波形的变化，无论是在日常家庭护理、心血管疾病患者监测甚至宇航员失重训练的背景下进行，都具有明显的优势。因此，与间歇测量法相比，无创血压在临床医学研究中的应用越来越重要。传统的血压测量方法和设备缺乏实时、连续测量血压的能力。最近，研究越来越关注于测量、跟踪和评估用户健康相关信息的个人可穿戴设备。

无创可佩戴血压采集设备为用于从人体收集生理数据，以及诸如腕关节血压监测和专注于采集血压值的技术设备。使用梯度增强决策树(GBDT)算法提供数据分析和建模，预测在评估过程中的血压率。根据总体准确率和平均值绝对误差评估，结果表明 GBDT 算法产生了最佳性能，使其适合于实时场景。此外，无创可佩戴血压采集设备的便携性及其长时间保留数据的能力，使得数据采集不受环境和时间限制，都能准确测量血压。

　　传统方法不能准确和持续地进行血压预测。以精度和平均绝对误差为评价指标，将 GBDT 与传统的线性回归、岭回归、SVM、弹性网络、K 近邻和拉索回归进行了比较，得出 GBDT 是该算法的最佳预测器。为了准确、连续地预测血压，使用 GBDT 算法，同时根据无创可佩戴血压采集设备数据预测血压。无创可佩戴血压采集设备特定的信号采集包括心电图(ECG)和光体积描记器(PPG)，并分别针对 ECG 和 PPG 信号计算心率(HR)和脉冲传输时间(PTT)，使其成为执行预测程序的合适工具血压。为了为避免过度拟合，可通过交叉验证方法选择最佳参数，图 3.19 给出了划分训练集和验证集方法。因此，GBDT 算法在计算平均绝对值方面显示出更高的准确率和更好的性能误差评估指数。在预测单人血压时，收缩压的预测准确率在 70%以上，预测时间少于 0.1s。收缩压的平均绝对误差小于 5，舒张压平均绝对误差小于 3，符合预测时需要的精度水平。使用 GBDT 也更省时，可立即预测。总之，应用 GBDT 是预测多人血压的最佳方法：年龄、体脂肪、比例和身高等数据可以提高算法的准确性，表明包含新特征有助于提高预测性能。使用 GBDT 还可以提高时间效率，实现即时预测。图 3.20 给出了血压预测过程示意流程图。

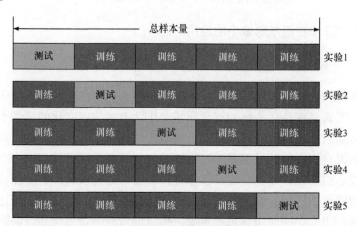

图 3.19　划分训练集和验证集方法

2. 决策树算法在乳腺癌分类预测中的应用

近年来，计算机在当今社会的普遍使用意味着大量的数据是通过电子方式保

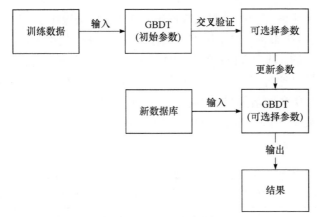

图 3.20　血压预测过程

存的。在过去的十年里，生物医学研究也出现了爆炸式的增长，我们得到了大量的数据集。从集合中提取有用信息的过程称为数据挖掘。数据挖掘软件是用于分析数据的众多分析工具之一。这项技术之所以如此有用，是因为该软件能够检测到人类分析师可能察觉不到的非常细微的相似/差异，从而创建和引入更准确/有用的类别。另外，数据挖掘是在庞大的关联数据集中寻找多个字段之间的连接/样本的操作。在医疗领域描述的数据挖掘是一种强大的技术，具有巨大的潜力，它为护理人员、患者、医疗保健集体、搜索者和保险公司提供利益[24]。一直以来，乳腺癌是女性中最普遍的侵袭性癌症。当乳腺细胞开始生长失去控制时，就会发生乳腺癌。乳腺癌是一种非同质性疾病，其危险的出现取决于肿瘤大小、组织学分级、局部淋巴结、受难度、雌激素(ER)和孕激素受体(PgR)的表达以及人表皮生长因子受体(HER2)扩增等因素。虽然自 20 世纪 80 年代以来，由于早期发现和辅助治疗的进步，乳腺癌相关的死亡率有所下降，但乳腺癌仍是女性中越来越多的常见诊断癌症。数据挖掘可以使用几种分析软件；一种主要方法是分类。分类一般是找到一种显示和识别数据类别的形式的方法，目的是能够使用一种形式来预测类别标签未知的对象的类别。分类可以帮助医务人员在其决策操作中发现疾病，同时保持高质量的护理。机器学习应用的预测是巨大的，其中一个需要研究的特殊应用是关于乳腺肿瘤是恶性还是良性的分类。主要目标是解决各种分类决策树算法和它们之间的比较，如时间、准确度和错误率的测量。在目前的工作中，使用 WEKA 工作台将乳腺肿瘤数据集分类为两种类型取决于肿块的特征，也取决于其他特征。

　　数据集每天都增加内容，从大数据集中获取知识，从中提取有用信息的操作数据集称为数据挖掘，这是获得诊断结果的主要技术之一，尤其是在乳腺癌领域。与世界上所有其他肿瘤相比较，乳腺癌是在女性中常见的癌症之一。分类技术具有检测人类不易发现的差异的能力，因此创建并介绍了更准确的类别。基于分类的决策树算法来比较和分析乳腺癌数据集，决策树算法应用于 J48、功能树、随机森林树、AD 交替决策树、决策树桩和最佳优先。569 个数据中包含 357 例良性病例和 212 例恶性的，其中 32 种恶性病例需要测试，并证明分类方法或算法之间的差异。这些结果是通过以下方式发现的：保留没有训练模型的医疗数据集的特定样本。决策树分类预测乳腺肿瘤具有更低的平均误差和高达 97.7%正确分类案例的精确度。决策树桩算法的正确的预测精度为 88.0%，是所有模型中最低的，具体实验结果见表 3.2～表 3.4。

表 3.2　比较决策树分类算法与精度、召回率、F-Measure 和 ROC 曲线的值

算法	精度	召回率	F 值	ROC 值
FT	0.977	0.977	0.977	0.990
J48	0.934	0.933	0.933	0.931
RF	0.967	0.967	0.967	0.989
DS	0.891	0.889	0.887	0.874
AD	0.940	0.940	0.940	0.985
BF	0.930	0.930	0.930	0.938

表 3.3　分类分析结果正确/不正确实例的决策树算法

算法	正确分类数量	错误分类数量
FT	550	19
J48	527	42
RF	545	24
DS	509	60
AD	538	31
BF	530	39

表 3.4　决策树算法的准确率

算法	准确度
FT	97.7%
J48	93.1%
RF	96.6%
DS	88.0%
AD	94.0%
BF	92.0%

　　乳腺癌的预测数据集是在数据分类算法的框架下处理的。在此应用决策树算法有许多原因，像不需要任何因素框架那样学习，因此很适合探索性知识的发现。决策树可以处理多维数据集。取决于 J48、功能树、随机森林树、AD 交替决策树、决策树桩和最佳优先算法的精度，从而得到不同的精度度量。实验结果表明在功能树分类器中得到的最高精度为 97.7%且正确数字最高的实例为 550，但在决策树桩中得到精度为 88%且正确数字最低的实例为 509。6 个分类算法中，功能树算法的实现为最优的。很明显，把监督学习算法应用于癌症诊断领域，可进行潜在合作，建立医学测试并帮助避免对患者的规避诊断。

3. 决策树算法在抑郁症风险因素预测中的应用

　　抑郁是全球范围的疾病负担，也是死亡的危险因素[25]。它经常会导致滥用药物和降低工作效率，是导致心血管疾病等身体疾病的风险因素。目前对预测抑郁症发病率、复发和慢性的危险因素知之甚少。风险因素研究集中在特定的亚群体，如老年人或青少年，或仅限于一般实践(即治疗或寻求帮助)样本。随着时间的推移，对降低这些风险的预期效果的分析很少被研究，尽管最近有一些论文使用纵向数据打破了这一规则，开始对风险降低进行建模。

　　将这种情况与已知的心血管疾病(CVD)的预防情况进行比较。在心血管疾病领域，有相当多的研究旨在预测心血管疾病的发病率，而不仅仅是心血管疾病的患病率，同时强调确定个体的风险概况。危险因素的组合，包括历史、年龄、性别、糖尿病、吸烟、血压和胆固醇被确定为绝对危险因素。其次，综合研究的证据表明，戒烟、降低血压和血脂等将降低疾病和中风的风险。使用决策树方法，风险评估图表与指南一起被开发出来，使临床医生能够预测他们的患者的风险，风险估计通常涵盖 5 年的时间。这些图表可以连接到一个计算机化的决策支持系统，以及为临床医生和患者设计的基于互联网的工具。从临床的角度来看，有可能在干预的基础上确定可能的治疗或干预效益。这些信息可以定制和个性化，并可以作为患者行为改变的直接动力。鉴于 CVD 在预防方面取得的相对进展，而在心理健康领域缺乏进展，显然有必要将 CVD 方法扩展到风险评估和降低抑郁症领域。

决策树方法可用于评估四年来患有严重抑郁症的风险，由 treedisc 分析得到的决策树结构如图 3.21 所示。这个方法有潜力被开发为临床医生和患者使用的预测工具。这样的工具可以提供反馈来提高临床效用；并可能通过提醒人们改变生活方式来降低风险。它会向临床医生强调不同特征组合的重要性以及风险指标对不同情况的个人产生不同的作用。预防或早期干预程序也可以根据评估的水平进行定制风险，通过关注特定的驱动风险的可修改因素来评估风险水平。虽然预测抑郁症风险似乎比预测 CVD 风险更为复杂，决策树算法为 CVD 风险评估提供了一个有用的抑郁症筛查框架。

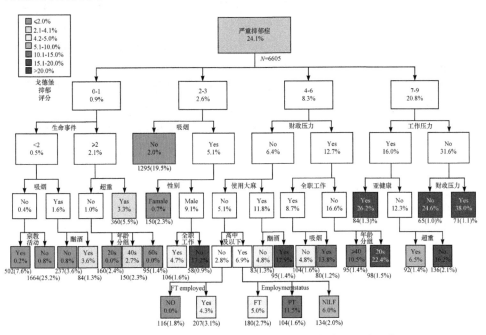

图 3.21　决策树预测路径队列四年随访的严重抑郁症的风险示意图

3.6　支持向量机算法的应用

　　医学影像在临床诊断和治疗中的应用日益广泛，如何利用大量的医学影像辅助医生进行疾病的诊断和治疗是目前业界都在研究的问题。与此同时，引入日益成熟的计算机图像识别技术取代人工来完成上述工作是未来的发展趋势。

　　早期的计算机医学图像识别技术大多采用的是机器学习方法，主要分为以下过程：首先通过滤波去噪对图像进行预处理，再通过图像分割得到疑似病变组织，手动地对其提取特征，结合分类器实现病变图像的识别。随着卷积神经网络的提出，医学图像可以作为网络最底层的原始输入，然后依次传输到下一层。每一层通过与池化层的一对卷积核(或过滤器)提取图像数据的最显著特征。最后，分类器输出类别概率或类别标签的分类结果。

　　无论是早期还是现阶段的医学图像识别技术，都需通过分类器来分类图像特征，最终达到图像分类的目的。而目前已经成熟的 SVM 算法作为一种有限样本情况下的模式识别方法[26]，可依靠小样本学习后的模型参数完善技术，实现自动化的分类管理工作。近年来，SVM 被广泛地应用于各类医学影像的计算机辅助分类工作中。

　　SVM 是一种经典的二类分类模型，也可以拓展到多分类应用上。它作为一类按监督学习(supervised learning)方式对数据进行二元分类的广义线性分类器(generalized linear classifier)，其决策边界是对学习样本求解的最大边距超平面(maximum-margin hyperplane)。

　　如图 3.22 所示，SVM 算法根据数据集的线性可分和线性不可分构造不同的模型：线性可分支持向量机、近似线性支持向量机以及非线性支持向量机(non-linear support vector machine)。线性可分支持向量机模型是非线性支持向量机模型的基础，也是它的特殊情况。当训练数据线性可分时，通过硬间隔最大化(hard

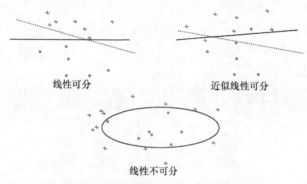

图 3.22　数据集线性可分和线性不可分示意图

margin maximization)，学习一个线性的分类器，即线性可分支持向量机，又称为硬间隔支持向量机；当训练数据近似线性可分时，通过软间隔最大化(soft margin maximization)，也学习一个线性的分类器，即线性支持向量机，又称为软间隔支持向量机；当训练数据线性不可分时，通过使用核函数将非线性可分数据集映射到一个新空间变成线性可分的，再通过软间隔最大化寻找最优超平面，学习非线性支持向量机[27]。

在本章中我们只讨论 SVM 的二分类问题，而在实际应用中 SVM 是可以推广应用在多分类问题上的。

3.6.1　线性可分支持向量机与硬间隔最大化

1. 线性可分 SVM 的定义

假设给定一个特征空间上的训练数据集

$$T = \{(x_1,y_1),(x_2,y_2),\cdots,(x_N,y_N)\}$$

其中，$x_i \in \chi = R^n$，$y_i \in \gamma = \{+1,-1\}$，$i=1,2,\cdots,N$。$x_i$ 为第 i 个特征向量，也称为实例，y_i 为 x_i 的类标记。当 $y_i = +1$ 时，称 x_i 为正例；当 $y_i = -1$ 时，称 x_i 为负例。(x_i,y_i) 称为样本点。

SVM 的学习目标是求解能够正确划分训练数据集(将实例划分到不同的类)，并且使得几何间隔最大的分离超平面。下面介绍 SVM 中几个重要概念。

分隔超平面：SVM 中将数据集分开的直线或平面都称为分隔超平面(separating hyperplane)。

如图 3.23 所示，$\omega \cdot x + b = -1$；$\omega \cdot x + b = 0$；$\omega \cdot x + b = 1$ 都称为分离超平面，它由法向量 ω 和截距 b 决定，可用 (ω,b) 来表示。对于线性可分的数据集来说，这样的超平面有无穷多个，但是几何间隔最大的分离超平面却是唯一的[28]。

最优分隔超平面：一个分隔超平面，如果它能将训练样本没有错误地分开，并且两类训练样本中离超平面最近的样本与超平面之间几何距离最大，则把这个超平面称作最优分类超平面 $\omega^* \cdot x + b^* = 0$。

支持向量：训练数据集的样本点中与分离超平面距离最近的样本点的实例称为支持向量(support vector)。

函数间隔：点到分离超平面的远近可由 $|\omega \cdot x + b|$ 度量。对于给定的数据集 T 和超平面 $\omega \cdot x + b = 0$，定义超平面关于样本点 (x_i,y_i) 的函数间隔为 $\gamma_i = y_i(\omega \cdot x_i + b)$。

几何间隔：对于给定的数据集 T 和超平面 $\omega \cdot x + b = 0$，定义超平面关于样本点 (x_i,y_i) 的几何间隔为 $\gamma_i = y_i\left(\dfrac{w}{\|\omega\|} \cdot x_i + \dfrac{b}{\|\omega\|}\right)$。几何间隔是对函数间隔中法向量 ω 进行规范化得到的，其中 $\|\omega\|$ 是 ω 的 L_2 范数。

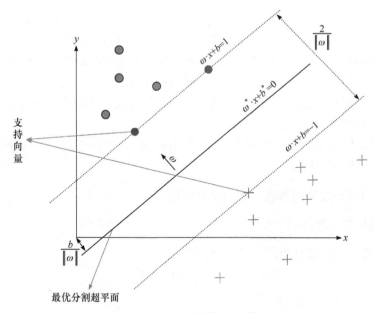

图 3.23　SVM 重要概念示意图

2. 求解最优分割超平面

接下来,求解最优分割超平面,即最大化支持向量与分离面之间的几何距离,以在噪声较多的训练集中训练出足够健壮的 SVM 分类器。

超平面关于所有样本点的几何间隔的最小值为

$$\gamma = \min_{i=1,2,\cdots,N} \gamma_i$$

实际上这个距离就是支持向量到超平面的距离。

根据以上定义,SVM 模型求解最优分割超平面可以表示为以下约束最优化问题:

$$\max_{\omega,b} \gamma$$

$$\text{s.t.} \quad y_i\left(\frac{w}{\|\omega\|}\cdot x_i + \frac{b}{\|\omega\|}\right) \geqslant \gamma, \quad i=1,2,\cdots,N$$

对以上约束条件进行化简,SVM 模型求解最优分割超平面问题又等价于以下约束最优化问题:

$$\max_{\omega,b} \frac{1}{2}\|\omega\|^2$$

$$\text{s.t.} \quad y_i(\omega\cdot x_i + b) \geqslant 1, \quad i=1,2,\cdots,N$$

这是一个含有不等式约束的凸二次规划问题,可以对其使用拉格朗日乘子法得到与之等价对偶问题

$$\min_{\alpha} \frac{1}{2} \sum_{i=1}^{N} \sum_{j=1}^{N} \alpha_i \alpha_j y_i y_j (x_i \cdot x_j) - \sum_{i=1}^{N} \alpha_i$$

$$\text{s.t.} \quad \sum_{i=1}^{N} \alpha_i y_i = 0$$

$$\alpha_i \geqslant 0, \quad i = 1, 2, \cdots, N$$

通过上述约束条件，可以求得 α 的最优解 $\alpha^* = (\alpha_1^*, \alpha_2^*, \cdots, \alpha_N^*)^{\mathrm{T}}$。选择 α^* 的分量 $\alpha_j^* > 0$，继而求得最优分割超平面：

$$\omega^* \cdot x + b^* = 0$$

$$\omega^* = \sum_{i=1}^{N} \alpha_i^* y_i x_i$$

$$b^* = y_j - \sum_{i=1}^{N} \alpha_i^* y_i (x_i \cdot x_j)$$

3. 线性可分 SVM 算法

输入　线性可分训练数据集。

$$T = \{(x_1, y_1), (x_2, y_2), \cdots, (x_N, y_N)\}$$

$$x_i \in \chi = R^n, \quad y_i \in \gamma = \{+1, -1\}, \quad i = 1, 2, \cdots, N$$

输出　最优分割超平面和分类决策函数。
构造并求解约束优化问题

$$\min_{\alpha} \frac{1}{2} \sum_{i=1}^{N} \sum_{j=1}^{N} \alpha_i \alpha_j y_i y_j (x_i \cdot x_j) - \sum_{i=1}^{N} \alpha_i$$

$$\text{s.t.} \quad \sum_{i=1}^{N} \alpha_i y_i = 0$$

$$\alpha_i \geqslant 0, \quad i = 1, 2, \cdots, N$$

可以求得 α 的最优解 $\alpha^* = (\alpha_1^*, \alpha_2^*, \cdots, \alpha_N^*)^{\mathrm{T}}$。选择 α^* 的分量 $\alpha_j^* > 0$，继而求得最优分割超平面

$$\omega^* \cdot x + b^* = 0$$

$$\omega^* = \sum_{i=1}^{N} \alpha_i^* y_i x_i$$

$$b^* = y_j - \sum_{i=1}^{N} \alpha_i^* y_i (x_i \cdot x_j)$$

根据分类决策函数划分数据集

$$f(x) = \text{sign}(\omega^* \cdot x + b^*)$$

3.6.2 近似线性可分 SVM 与软间隔最大化

1. 软间隔

如图 3.24 所示，训练数据中存在一些离群值，不能满足 $y_i(\omega \cdot x_i + b) \geqslant 1$ 的约束条件。为了解决这一问题，引入软间隔的概念，即适当放宽约束条件允许某些点不满足约束 $y_i(\omega \cdot x_i + b) \geqslant 1$。

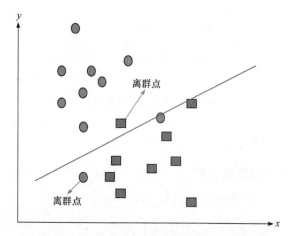

图 3.24 近似线性可分数据集中离群点示意图

下面采用 hinge 损失，对每个样本点 (x_i, y_i) 引入松弛变量 ξ_i，其中 $\xi_i = \max(0, 1 - y_i(\omega \cdot x_i + b))$ 是一个 hinge 损失函数，它使得函数间隔加上松弛变量大于或等于 1，即 $y_i(\omega \cdot x_i + b) \geqslant 1 - \xi_i$。这样一来，原线性可分 SVM 优化转化成了如下约束条件：

$$\max_{\omega, b, \xi} \frac{1}{2} \|\omega\|^2 + C \sum_{i=1}^{m} \xi_i$$

$$\text{s.t.} \quad y_i(\omega \cdot x_i + b) \geqslant 1 - \xi_i$$

$$\xi_i > 0, \quad i = 1, 2, \cdots, N$$

其中，每一个样本都有一个对应的松弛变量，表征该样本不满足约束的程度。$C > 0$ 称为惩罚函数，当 C 值越大，则对分类的惩罚越大[29]。

近似线性可分 SVM 的求解思路同线性可分 SVM 一致，先对上述约束条件使用拉格朗日乘子法得到拉格朗日函数，再求解其对偶问题。

2. 近似线性可分支持向量算法

输入 近似线性可分训练数据集。

$$T = \{(x_1, y_1), (x_2, y_2), \cdots, (x_N, y_N)\}$$

$$x_i \in \chi = R^n, \quad y_i \in \gamma = \{+1, -1\}, \quad i = 1, 2, \cdots, N$$

输出　最优分割超平面和分类决策函数。

(1) 构造并求解约束优化问题

$$\min_{\alpha} \frac{1}{2} \sum_{i=1}^{N} \sum_{j=1}^{N} \alpha_i \alpha_j y_i y_j (x_i \cdot x_j) - \sum_{i=1}^{N} \alpha_i$$

$$\text{s.t.} \quad \sum_{i=1}^{N} \alpha_i y_i = 0$$

$$0 \leqslant \alpha_i \leqslant C, \quad i = 1, 2, \cdots, N$$

可以求得 α 的最优解 $\alpha^* = (\alpha_1^*, \alpha_2^*, \cdots, \alpha_N^*)^{\mathrm{T}}$。选择 α^* 的分量 α_j^* 满足条件 $0 < \alpha_i^* < C$，继而求得最优分割超平面

$$\omega^* \cdot x + b^* = 0$$

$$\omega^* = \sum_{i=1}^{N} \alpha_i^* y_i x_i$$

$$b^* = y_j - \sum_{i=1}^{N} \alpha_i^* y_i (x_i \cdot x_j)$$

(2) 根据分类决策函数划分数据集

$$f(x) = \text{sign}(\omega^* \cdot x + b^*)$$

3.6.3　非线性可分 SVM 与核函数

1. 核函数

当训练数据集线性不可分时，对于输入空间中的非线性分类问题，可以通过非线性变换将它转化为某个维特征空间中的线性分类问题，在高维特征空间中学习线性 SVM[30]。

如图 3.25 所示，原训练数据集线性不可分时，通过一个非线性核映射 $\varphi(x)$ 将数据集映射到一个高维特征空间，使得数据集在高维特征空间中变得线性可分了。

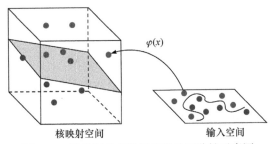

图 3.25　核映射改变数据集线性可分性示意图

此时线性不可分问题则转化成线性可分问题了，求解思路仍同线性可分 SVM 一致。由于在线性 SVM 学习的对偶问题里，目标约束函数和分类决策函数都只涉及实例和实例之间的内积，所以不需要显式地指定非线性变换 $\varphi(x)$，而是用核函数替换当中的内积，即核函数表示通过一个非线性转换后的两个实例间的内积。

具体地，存在一个输入空间到核映射空间的映射 $\varphi(x)$ 使得线性不可分数据集变得线性可分了，对任意输入空间中的实例 x_i, x_j 有核函数 $K(x_i, x_j) = \varphi(x_i) \cdot \varphi(x_j)$。

在线性 SVM 的对偶问题中，用核函数 $K(x_i, x_j)$ 代替目标约束函数和分类决策函数中 $x_i \cdot x_j$，则可求解得到非线性 SVM。

线性不可分 SVM 目标约束函数

$$\min_{\alpha} \frac{1}{2} \sum_{i=1}^{N} \sum_{j=1}^{N} \alpha_i \alpha_j y_i y_j K(x_i \cdot x_j) - \sum_{i=1}^{N} \alpha_i$$

线性不可分 SVM 分类决策函数

$$f(x) = \text{sign}\left(\sum_{i=1}^{N_s} \alpha_i^* y_i K(x_i, x) + b^* \right)$$

2. 非线性可分 SVM 算法

输入　线性不可分可分训练数据集。

$$T = \{(x_1, y_1), (x_2, y_2), \cdots, (x_N, y_N)\}$$

$$x_i \in \chi = R^n, \quad y_i \in \gamma = \{+1, -1\}, \quad i = 1, 2, \cdots, N$$

输出　最优分割超平面和分类决策函数。

(1) 构造并求解约束优化问题

$$\min_{\alpha} \frac{1}{2} \sum_{i=1}^{N} \sum_{j=1}^{N} \alpha_i \alpha_j y_i y_j K(x_i \cdot x_j) - \sum_{i=1}^{N} \alpha_i$$

$$\text{s.t.} \quad \sum_{i=1}^{N} \alpha_i y_i = 0$$

$$0 \leqslant \alpha_i \leqslant C, \quad i = 1, 2, \cdots, N$$

可以求得 α 的最优解 $\alpha^* = (\alpha_1^*, \alpha_2^*, \cdots, \alpha_N^*)^T$。选择 α^* 的分量 α_j^* 满足条件 $0 < \alpha_i^* < C$，继而求得最优分割超平面

$$\omega^* \cdot x + b^* = 0$$

$$b^* = y_j - \sum_{i=1}^{N} \alpha_i^* y_i K(x_i \cdot x_j)$$

(2) 根据分类决策函数划分数据集

$$f(x) = \mathrm{sign}\left(\sum_{i=1}^{N_s} \alpha_i^* y_i K(x_i, x) + b^* \right)$$

3.6.4　SVM 算法在医学影像中的应用

1. 利用 SVM 分类高光谱医学舌图像

目前用于中医舌诊计算机化的人体舌象都是用彩色 CCD 摄像机拍摄的 RGB 彩色图像。然而，由于光照和舌位的影响，这种图像无法对舌面进行准确分析。针对这一问题，Zhi 等[31]提出了一种基于 SVM 的高光谱医学舌图像的舌面信息分析方法。

诊断必须获得的主要信息是关于舌体和舌苔的，这些信息必须分类用于舌区分析。与传统的学习技术相比，SVM 没有明确依赖于输入空间的维数。这使得它对于高光谱图像的监督非参数分类是有用的。所以 Zhi 等[31]提出了一种利用高光谱医学图像分析和 SVM 分类器的舌面自动分类方法。与原有的方法不同，该方法通过从舌区域提取光谱反射向量来表示每个舌图像，将二维数据转化成了一维数据。再把带有标签的一维数据输入 SVM 分类器进行分类。这一方法利用舌体和舌苔的高光谱特性而不是它们在 RGB 颜色空间中的颜色值来对它们进行分类。

Zhi 等[31]设计了两个实验：一个是比较 SVM 和径向基函数神经网络、K 近邻分类器分类高光谱舌像时的性能。比较结果如表 3.5 所示，SVM 对超光谱图像的分类比径向基函数神经网络或径向基函数神经网络更准确、更快。我们还可以看到，非线性 SVM 是最准确的。K-神经网络的性能最差，因为它需要比 SVM 方法大得多的训练样本空间。第二个实验比较了 SVM 对高光谱舌图像和 RGB 舌图像的分类性能。实验结果表明，基于 SVM 的高光谱舌像分类方法能够克服传统舌象分析方法的一些局限性，比传统方法具有更好的分类性能。

表 3.5　分类器的比较结果

方法	分类准确度/%		计算成本
	ω_1	ω_2	
线性支持向量机	88.74	90.02	1394
非线性支持向量机	91.27	93.11	596

续表

方法	分类准确度/%		计算成本
	ω_1	ω_2	
径向基函数神经网络	87.92	86.74	844
K 近邻分类器	87.66	85.93	691

2. 利用 SVM 对脑肿瘤 CT 图像进行特征选择和图像分类

脑肿瘤治疗的临床决策部分依赖于治疗过程中患者不同阶段的磁共振成像信息。为了辅助医生制定正确、高效的治疗方案,Zacharaki 等[32]提出了一种利用常规 MRI 和灌注 MRI 计算的 rCBV 图来鉴别成人脑肿瘤的分类方案。

该方案包括感兴趣区域定义、特征提取、特征选择和分类等步骤。其中 ROI 是由专家人工圈记和提取,特征提取用的是 Gabor 滤波器,而提取出的特征通过 SVM 进一步筛选得到信息量最丰富、最有用一些特征。提取的特征包括肿瘤的形状和强度特征以及旋转不变的纹理特征。最后将特征向量输入给训练好的 SVM 进行分类,以鉴别不同类型脑肿瘤(如原发性胶质瘤和转移瘤),并对胶质瘤进行分级,见图 3.26。

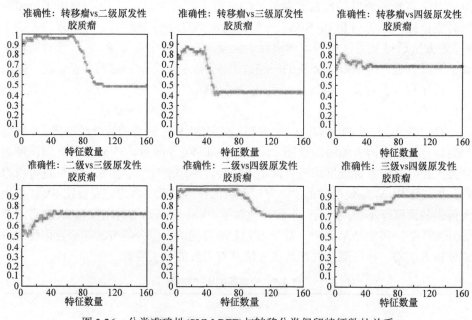

图 3.26　分类准确性(SVM-RFE)与转移分类保留特征数的关系

图中纵轴代表准确率

在实验中通过遗漏交叉验证评估了二分类 SVM 的准确性、敏感性和特异性,其对胶质瘤转移的鉴别准确率为 85%、87%和 79%，对高分级(三级和四级)和低分级(二级)肿瘤的鉴别准确率为 88%、85%和 96%。试验结果表明，基于 SVM 的纹理模式分类是一个可以客观和定量地评估脑肿瘤的非常有前途的方法，见图 3.27。

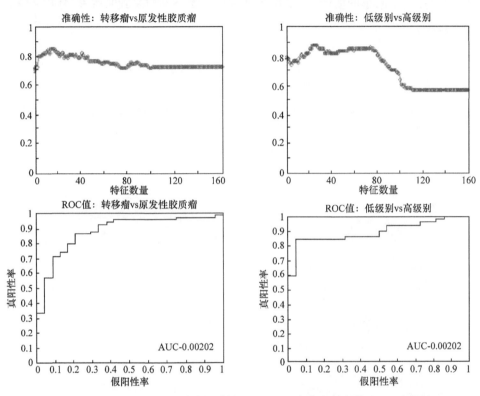

图 3.27 主要分类问题的分类准确性(SVM-RFE)与保留特征数和 ROC 分析

3.7 随机森林算法的应用

在前面的章节中我们介绍了决策树算法的基本概念与应用，而随机森林正是在决策树基础上衍生出来的一种集成算法。正如我们之前所说，决策树从根节点开始，对实例的某一特征进行测试，根据测试结果，将实例分配到其子节点，或者是每个子节点对应着该特征的一个取值。如此递归地对实例进行测试并分配，直至达到叶结点，并最后将实例分到叶节点的类中，图 3.28(a)给出了决策树的基本结构。

在此基础上，我们通过利用原始训练样本集 N 中运用自助法(即每个样本被抽取后拷贝到被选集中)随机选出的 k 个样本来训练单个决策树，并重复运用此方法来生成多个决策树。最后在分类时，我们对多个决策树所产生的结果进行投票，然后输出最后结果，这就是随机森林的大致流程。图 3.28(b)给出了随机森林的基本结构。

显然，在上述的样本选取方法中，有一部分样本不会被选中用来训练随机森林，可以作一个简单的估计，样本在 m 次采样中始终不被采到的概率是 $\left(1-\dfrac{1}{m}\right)^{m}$，取极限可有

$$\lim_{m\to\infty}\left(1-\frac{1}{m}\right)^{m}=\frac{1}{e}\approx 0.368$$

即通过自助采样，初始数据集中约有 36.8% 的样本未被用来训练算法系数，因此我们可以用这部分样本用作测试集。使用自助法有个前提，就是初始数据集要足够大。当初始数据集比较小时，难以有效划分训练集与测试集。

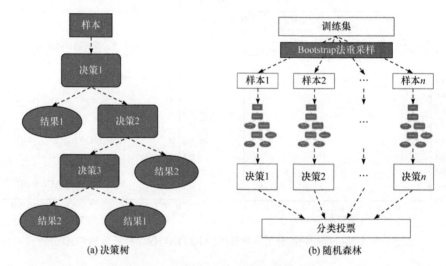

图 3.28　决策树和随机森林的结构示意图

3.7.1　随机森林算法流程与调用

随机森林算法流程如下[33]。

步骤 1　给定训练集 S，测试集 T，特征维数 F。确定参数：使用到的 CART 的数量 t，每棵树的深度 d，每个节点使用到的特征数量 f。终止条件：节点上最少样本数 s，节点上最少的信息增益 m。对于第 1–t 棵树，$i=1$–t。

步骤 2　从 S 中有放回地抽取大小和 S 一样的训练集 $S(i)$ 作为根节点的样本，从根节点开始训练。

步骤 3　如果当前节点上达到终止条件，则设置当前节点为叶子节点，如果是分类问题，该叶子节点的预测输出为当前节点样本集合中数量最多的那一类 $c(j)$，概率 p 为 $c(j)$ 占当前样本集的比例；如果是回归问题，预测输出为当前节点样本

集各个样本值的平均值，然后继续训练其他节点。如果当前节点没有达到终止条件，则从 F 维特征中无放回地随机选取 f 维特征。利用这 f 维特征，寻找分类效果最好的一维特征 k 及其阈值 th，当前节点上样本第 k 维特征小于 th 的样本被划分到左节点，其余的被划分到右节点。继续训练其他节点。有关分类效果的评判标准见后文。

步骤 4 重复，直到所有节点都训练过了或者被标记为叶子节点。

步骤 5 重复，直到所有 CART 都被训练过。

在 python 中我们可以使用以下语句来调用 sklearn 库中的随机森林的回归/分类功能。

```
From sklearn.ensemble import RandomForestRegressor,RandomForestClassifier
```

3.7.2 随机森林算法应用实例

1. 基于随机森林的肺结核与结节病自动分类

随着医学数据的积累和人工智能的快速发展，机器学习已经进入医学领域，尤其是在疾病诊断中取得了广泛的应用。疾病识别的本质是分类。随机森林对多重共线性不敏感，具有预测精度高、不过度拟合等优点，能够在处理高数据集问题上表现出色。

在肺部疾病诊断领域，肺结核与肺结节在免疫学上和病理学上表现相似，但治疗手段不同，预后也不同。针对这个问题，Wu 等[34]利用所在医院住院患者的医学数据，训练随机森林分类器，对肺结节和结节病进行疾病分类。

在研究初期，研究者发现医院的医疗数据在多个数据源中传播，没有统一的数据标准，不同的医生写出来的病理具有个性化，这给从数据库中提取特征来训练疾病分类模型带来了挑战。根据研究者合作医院的医院信息系统(HIS)，从患者的诊断记录中提取肺结核和结节病患者的身份和就诊标签，累计分别为 485 例和 1990 例。

接着研究者进行了特征选择。基于上述选取的数据，实验者对这两种疾病的前 20 项实验室检测项目分别进行联合计算，得到 34 个特征，最后删除了一些具有太多空值的特征，最后选择了 15 个用于模型训练的特征。为了准确评价随机森林算法的分类效果，将预处理数据随机分成随机序列和测试子集。测试集的大小定位为 30%，具体数据运用过程如图 3.29 所示。

为保证实验的完备性，研究者基于相同的预处理数据集和数据分割方案，计算了随机森林模型在疾病分类中的模型精度和 ROC 曲线，并与逻辑回归、朴素贝叶斯和 SVM 模型的分类效果进行比较。图 3.30 为相关算法输出的精确值和 ROC 曲线。可以看出，随机森林算法在该问题上表现最好。表 3.6 为算法预测精度。

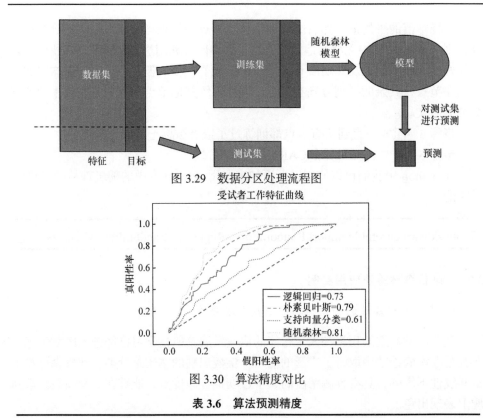

图 3.29　数据分区处理流程图

图 3.30　算法精度对比

表 3.6　算法预测精度

算法	预测精度
逻辑回归	0.8452
朴素贝叶斯	0.8506
支持向量分类	0.8223
随机森林	0.8533

2. 利用随机森林进行有效细胞图像分类

人类上皮(HEp-2)细胞标本的间接免疫荧光(IIF)标记的自动图像分类系统是提高自身免疫性疾病的有效管理所必需的。根据现有研究,利用人工智能算法辅助识别人类上皮细胞并进行自动分类可减轻人工标注和分类的负担。然而现有的大多数研究方法使用单一的 KNN 和 SVM 分类器,分类效果不是很明显。

有研究者在现有基础上使用随机森林算法,将不同方法提取的人类上皮细胞图像特征进行集成判类,加强判类结果精确度,使得算法更加具有稳定性,研究方法如图 3.31 所示[35]。

研究者先选去了 3 种提取细胞图像特征的方法:基于 VGG-19 的卷积神经网络(CNN);基于旋转不变共现的线性二进制模式;联合主题标签(JML)。并根据三

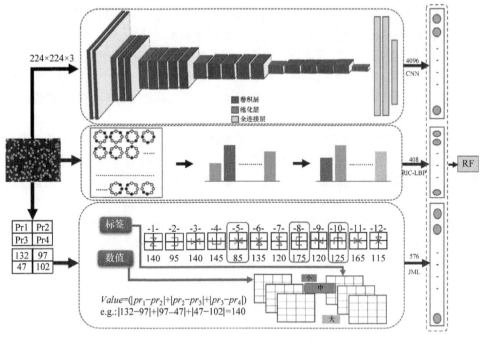

图 3.31 基于随机森林的细胞识别流程图

种特征提取方法所得结果训练随机森林分类器,并最后对测试集进行结果输出,并获取方法精度。表 3.7 为最后不同实验部分所获得的精度,可以看出,当三种特征提取方法结合并运用随即森林算法判类时精度最高。

表 3.7 不同实验精度比较

描述符	大小	精度
VGG-19	4096	90.81
RIC-LBP	408	70.14
JML	576	66.35
VGG-19+RIC-LBP	4504	91.32
VGG-19+RIC-LBP+JML	5080	92.11

注:VGG-19:基于 VGG-19 的卷积神经网络;RIC-LBP:基于旋转不变共现的线性二进制模式;JML:联合主题标签。

3.8 其他算法的应用

通常一张医学影像中的特征过多、像素过大,属于高维数据。而高维数据则会带来维数灾难,如过多的特征导致的过拟合现象,在训练集上表现良好但是对新数据缺乏泛化能力;随着维数的增加,如果模型要达到一定精度,所需样本量会随着样本维数的增加而呈指数形式增长,则计算量也会呈指数倍增长。此外,一张医学影像中还包含许多冗余信息以及噪声信息，为了降低冗余信息带来的分类误差，需要剔除影像中的冗余信息、寻找影像的主要特征。

针对高维数据，对数据进行降维来克服维数灾难、寻找数据中最本质特征是一种常见的数据预处理方法。它压缩数据的同时让信息损失最小化，摒弃了无用的信息，加速计算速度，同时节省了存储空间。所以降维方法对于医学影像的预处理是十分有效且必要的。

机器学习中所谓的降维就是指采用某种映射方法，将原高维空间中的数据点映射到低维度的空间中。降维的本质是学习一个映射函数 $f:x \rightarrow y$ 其中 x 是原始数据点，目前最多使用向量表达形式。y 是数据点映射后的低维向量，通常 y 的维度小于 x 的维度。映射函数 f 可能是显式的或隐式的、线性的或非线性的。

降维方法又分为特征选择和特征提取，本节主要介绍常用于处理医学影像数据的三大特征提取降维方法：线性映射方法中的主成分分析、线性判别分析；非线性映射方法中的局部线性嵌入。

3.8.1　主成分分析

1. 主成分分析定义

主成分分析(principal component analysis，PCA)是一种常用的数据分析方法。PCA 通过线性变换将原始数据变换为一组各维度线性无关的表示，可用于提取数据的主要特征分量，常用于高维数据的降维。

基本思想：PCA 通过某种线性投影，将高维的数据映射到低维的空间中表示，并期望在所投影的维度上数据的方差最大，以此使用较少的数据维度，同时保留住较多的原数据点的特性。

具体来说，一个样本数据可以由不同的坐标系来表示，它在不同的坐标系下的坐标是不同的。PCA 则是将样本数据从原来的坐标系中映射到新的坐标系下，得到样本数据的新坐标。坐标系中一条坐标轴其实就相当于样本数据中的一个特征变量，若原坐标系是三维的，新坐标系是二维的，就达到了降维的目的。新的坐标轴的选择与数据本身是密切相关的，且选取的新坐标系下坐标轴之间相互正交，这样降维得到的新特征变量则是相互独立的。其中，第 1 个新坐标轴选择是原始数据中方差最大的方向；第 2 个新坐标轴选取，是与第 1 个坐标轴正交的平面中使得方差最大的，第 3 个轴是与第 1、2 个轴正交的平面中方差最大的。依次类推，可以得到 n 个这样的坐标轴。通过这种方式获得的新的坐标轴，我们发现，大部分方差都包含在前面的坐标轴中，后面的坐标轴所含的方差几乎为 0[36]。于是，我们可以忽略余下的坐标轴，只保留前面含有绝大部分方差的坐标轴。事实上，这相当于只保留包含绝大部分方差的维度特征，而忽略包含方差几乎为 0 的特征维度，实现对数据特征的降维处理。

2. 求解主成分

那么应该如何求解最大差异性的主成分方向呢？在一维空间中我们可以用方差来表示数据的分散程度。而对于高维数据，我们用协方差进行约束，协方差可以表示两个变量的相关性。协方差公式为

$$\text{Cov}(a,b) = \frac{1}{m-1}\sum_{i=1}^{m}(a_i - u_a)(b_i - u_b)$$

为了让两个新变量尽可能表示更多的原始信息，我们希望它们之间不存在线性相关性，因为相关性意味着两个变量不是完全独立，必然存在重复表示的信息。根据 PCA 的基本思想：新变量需要尽可能多地保留原始信息，所以我们希望新变量的方差越大越好即 $\text{Cov}(a,a)$ 越大越好，而新变量之间不存在线性相关性即 $\text{Cov}(a,b) = 0$。这说明优化目标与变量内方差及变量间协方差有着密切关系。而协方差矩阵能将变量内方差和变量间协方差统一表示出来。

假设有 m 个样本数据，a、b 两个特征变量，样本矩阵 X 为

$$\begin{pmatrix} a_1 & a_2 & \cdots & a_n \\ b_1 & b_2 & \cdots & b_n \end{pmatrix}$$

其中，每个变量的样本均值为 0，即 $u_a, u_b = 0$。则二维变量协方差矩阵形式为

$$\begin{pmatrix} \text{Cov}(a,a) & \text{Cov}(a,b) \\ \text{Cov}(b,a) & \text{Cov}(b,b) \end{pmatrix} = \frac{1}{m} XX^{\text{T}}$$

优化目标：根据我们的优化条件，我们需要将协方差矩阵中除对角线外其他元素化为 0，并且在对角线上将元素按大小从上到下排列，遵循变量方差尽可能大的原则。

接下来，我们进一步观察原数据矩阵在经坐标系变换后的新数据矩阵与上述优化目标协方差矩阵的关系。设原始数据矩阵 X 对应的协方差矩阵为 C，而 P 是一组基按行组成的矩阵，基可以理解为坐标系中坐标轴的向量表示形式。设 $Y = PX$，则 Y 为 X 对 P 做基变换后的数据。设 Y 的协方差矩阵为 D 就是我们的优化目标协方差矩阵，下面推导 D 与 C 的关系

$$\begin{aligned} D &= \frac{1}{m} YY^{\text{T}} \\ &= \frac{1}{m}(PX)(PX)^{\text{T}} \\ &= \frac{1}{m} PXX^{\text{T}}P^{\text{T}} \\ &= P\left(\frac{1}{m} XX^{\text{T}}\right)P^{\text{T}} \\ &= PCP^{\text{T}} \end{aligned}$$

优化目标变成了寻找一个矩阵 P，满足 PCP^T 是一个对角矩阵，并且对角元素按从大到小依次排列，那么 P 的前 k 行就是要寻找的基，用 P 的前 k 行组成的矩阵乘以原始数据阵 X 就使得样本数据 x 从 n 维降到了 k 维并满足上述优化条件。

可知协方差矩阵 C 是一个实对称矩阵，而线性代数中时实对称阵有以下性质。

(1) 实对称矩阵不同特征值对应的特征向量必然正交。

(2) n 阶实对称矩阵 C 必可相似对角化，且相似对角阵上的元素即为矩阵本身特征值。

(3) 若 C 具有 k 重特征值 λ_0 必有 k 个线性无关的特征向量，或者说秩 $r(\lambda_0 E - C)$ 必为 $n-k$，其中 E 为单位矩阵。

根据以上实对称矩阵的性质，一个 n 行 n 列的实对称矩阵 C 一定可以找到 n 个单位正交特征向量，设这 n 个特征向量为 $e_1, e_2, \cdots, e_n$，我们将其按列组成矩阵 $E = (e_1, e_2, \cdots, e_n)$。则协方差矩阵 C 有如下结论：

$$E^T C E = \Lambda = \begin{pmatrix} \lambda_1 & & & \\ & \lambda_2 & & \\ & & \ddots & \\ & & & \lambda_n \end{pmatrix}$$

Λ 为对角阵，其对角元素为各特征向量对应的特征值。通过以上推导可知所需的 P 矩阵为 $P = E^T$，P 是协方差矩阵 C 的特征向量进行单位化后按行排列出的矩阵，P 中每一行都是 C 的一个特征向量。若设 P 按照 Λ 中特征值的从大到小，将特征向量从上到下排列，则用 P 的前 k 行组成的矩阵乘以原始数据矩阵 X，就得到了我们需要的降维后的数据矩阵 Y。

3. 主成分分析算法

设有 m 个 n 维样本，通过 PCA 方法将原样本数据降为 k 维数据。

(1) 将原始样本数据按列组合成 n 行 m 列的矩阵 X；

(2) 对样本数据的每一维特征变量进行去零均值化，即求 X 中每一行的元素减去所在行均值；

(3) 计算矩阵 X 的协方差矩阵 $C = \dfrac{1}{m} X X^T$；

(4) 求得协方差矩阵 C 的特征值及其对应的特征向量；

(5) 将特征向量按对应特征值大小从上到下按行排列成矩阵，取前 k 行组成矩阵 P；

(6) $Y = PX$ 即是原始样本降到 k 维后的新数据矩阵。

3.8.2 线性判别分析

1. 线性判别分析定义

线性判别分析(linear discriminant analysis，LDA)是一种经典的线性二分类学习方法，既可以用来降维，也可以用来分类。就目前来说，在我们进行医学影像识别相关的数据分析时，LDA 主要是一个有力的降维工具。

线性判别的思想非常朴素：将高维的样本投影到最佳低维矢量空间，以达到抽取分类信息和压缩特征空间维数的效果。投影后保证样本在新的子空间有最大的类间距离和最小的类内距离，即投影后类内方差最小，类间方差最大[37]。这样可以更好地将不同类别的样本数据进行分离。因此，它是一种有效的特征抽取方法。

如图 3.32 所示，LDA 对样本进行分类时对数据进行了降维处理。原样本数据有两个特征变量 x_1、x_2，通过一个映射关系 $f(x) = \omega^{\mathrm{T}} x$ 将样本投影到直线 $y = \omega^{\mathrm{T}} x$ 上，则实现了二维特征变量降为一维变量，且新的特征变量就是 y。

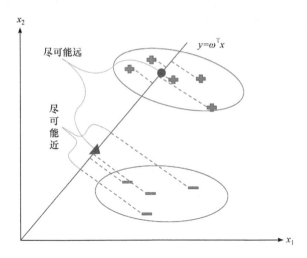

图 3.32 LDA 的二维示意图

加、减号分别代表正样本和负样本；虚线表示样本数据在直线上的投影；实心圆和三角形分别表示两类样本投影后的样本中心点

2. 求解最优超平面

现在只考虑样本是二分类情况，也就是样本的标签为 $y = 1$ 或者 $y = 0$。给定特征变量为 d 维的 N 个样例 $x^{(i)} = \{x_1^{(i)}, x_2^{(i)}, \cdots, x_d^{(i)}\}$，其中有 N_1 个样本属于类别 ω_1，N_2 个样例属于类别 ω_2。

若样本 x 是二维的，我们的目标就是找到一个最优超平面 $y = \omega^{\mathrm{T}} x$ (若样本数据是二维的，则最优超平面是一条直线)来做投影，使得原始样本数据投影在这条直线上得到的新样本数据的类间方差最大，并且同时类内方差最小。如图 3.33 所示，(a)图中原始样本数据投影在直线上的样本点并没有分离开来，两个类别的样本是有部分重叠的；而(b)图可以看到经过投影后的样本点在直线上很好地被分离开了。我们就是需要找到这么一条直线 $y = \omega^{\mathrm{T}} x$ 能使得投影后的样本点尽可能地分离开来。

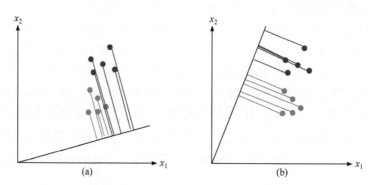

图 3.33　原数据集在不同超平面上投影后的样本点分布情况

每类样例的均值(中心点)为

$$\mu_i = \frac{1}{N_i} \sum_{x \in \omega_i} x, \quad i = 1, 2$$

原始样本数据 x 投影到超平面 $y = \omega^{\mathrm{T}} x$ 后的新样本点均值为

$$\tilde{\mu}_i = \frac{1}{N_i} \sum_{y \in \omega_i} y = \frac{1}{N_i} \sum_{x \in \omega_i} \omega^{\mathrm{T}} x = \omega^{\mathrm{T}} \mu_i$$

由上述两式可知，投影后的样本均值也就是原样本中心点的投影。

什么是最佳直线 $y = \omega^{\mathrm{T}} x$ 呢？我们先引入一个度量类内分散程度的值，称为散列值。对投影后的样本数据求散列值

$$\tilde{s}_t^2 = \sum_{y \in \omega_i} (y - \tilde{\mu}_i)^2$$

从公式中可以看出，散列值就是没有除以样本数量的方差值。散列值的几何意义是类内样本点的密集程度，值越大，则类内样本点越分散；反之，越集中。

根据 LDA 的基本思想：不同类别的样本点越分开越好，同类的越聚集越好，也就是均值差越大越好，散列值越小越好。我们可以结合投影后的样本中心点绝对值距离和散列值来度量一条投影直线的好坏程度，最终的度量公式为

$$J(\omega) = \frac{|\tilde{\mu}_1 - \tilde{\mu}_2|}{\tilde{s}_1^2 + \tilde{s}_2^2}$$

寻找使得 $J(\omega)$ 最大的 ω 即为最佳直线 $y = \omega^{\mathrm{T}}x$ 的最优向量。

通过对 $J(\omega)$ 公式进行一系列的展开、移项等简化操作，最终可表示为

$$J(\omega) = \frac{\omega^{\mathrm{T}}S_b\omega}{\omega^{\mathrm{T}}S_\omega\omega}$$

我们使用拉格朗日乘子法对上述表达式求解最优解得到

$$S_\omega^{-1}S_b w = \lambda w$$

其中，S_ω 为类内散度矩阵，$S_i = \sum_{x \in \omega_i}(x - \mu_i)(x - \mu_i)^{\mathrm{T}}$，$S_\omega = S_1 + S_2$；$S_b$ 为类间散度矩阵，$S_b = (\mu_1 - \mu_2)(\mu_1 - \mu_2)^{\mathrm{T}}$。可知，最优向量 ω 就是 $S_\omega^{-1}S_b$ 的特征向量。

3. 线性判别分析算法

设有 n 个初始样本为：$X_1, X_2, \cdots, X_n$，每个初始样本为一个 N 维向量，第 i 个样本为 $X_i = [x_{i1}, x_{i2}, \cdots, x_{iN}]$，记第 i 个样本的第 j 个特征为：x_{ij}。记降维后的样本为：$Y_1, Y_2, \cdots, Y_n$，其中每个样本都是 K 维向量。设样本共有 C 类，其中第 i 类含有的样本 n_i。

(1) 计算类内样本均值与类间均值。

类内均值为：$\mu_i = \dfrac{1}{n_i}\sum_{X \in \mathrm{class}_i} X$

类间均值(样本总均值)：$\mu = \dfrac{1}{n}\sum_{i=1}^{n} X$

类内均值与类间均值均为 N 维向量。

计算类间散度矩阵 S_b 与类内散度矩阵 S_ω

类间散度矩阵为：$S_b = \sum_{i=1}^{C} n_i(\mu_i - \mu)(\mu_i - \mu)^{\mathrm{T}}$

类间散度矩阵为：$S_\omega = \sum_{i=1}^{C} \sum_{X_i \in \mathrm{class}_i} (\mu_i - X_k)(\mu_i - X_k)^{\mathrm{T}}$

类间散度矩阵 S_b 和类内散度矩阵 S_ω 均为 N 阶方阵。

(2) 计算矩阵 $S_\omega^{-1}S_b$ 的特征值与特征向量。

计算矩阵 $S = S_\omega^{-1}S_b$ 的特征值并将其由大到小排列，记为 $\lambda_1, \lambda_2, \cdots, \lambda_{(C-1)}$，其对应的特征向量为 $v_1, v_2, \cdots, v_{(C-1)}$。

矩阵 S 仅有 $C-1$ 个特征向量的原因是，$\mu_i(i = 1, 2, \cdots, C)$ 与 μ 是线性相关的。因此 S_b 的秩为 $C-1$，进而 S 的秩也仅为 $C-1$。

(3) 对初始样本进行线性变换。

选取前 K 个特征值对应特征向量，组成投影矩阵：$W = [v_1, \cdots, v_K]$

则新样本是 K 维向量为：$[Y_1, \cdots, Y_n] = W^{\mathrm{T}}[X_1, \cdots, X_n]$。

3.8.3　局部线性嵌入

1. 定义

局部线性嵌入(locally linear embedding, LLE)也是非常重要的降维方法。和传统的 PCA、LDA 等关注样本方差的降维方法相比，LLE 关注于降维时保持样本局部的线性特征。由于它能够使降维后的数据保持原有的拓扑结构，所以广泛地用于图像识别等领域。

LLE 属于流形学习(manifold learning)的一种，LLE 中的流形是一个不闭合的曲面。这个流形曲面的数据分布比较均匀，且较为稠密，就像流水一样。基于流形的降维算法就是将流形从高维到低维的降维过程，在降维的过程中我们希望流形在高维空间中的一些特征可以得到保留。其降维过程可由图 3.34 形象地展示。在高维特征空间中有一块卷起来的布，我们希望将其展开到一个二维平面，并且使得展开的布能够在局部保持布结构的特征。LLE 通过局部建立降维映射关系，然后再设法将局部映射推广到全局，从而实现流形数据的降维[38]。

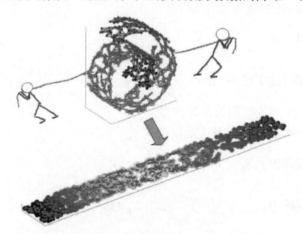

图 3.34　流形数据降维示意图

LLE 假设数据在较小的局部邻域内是线性的，即某个样本数据可以由它邻域中的几个样本来线性表示。假设流形数据中有一个样本 x_1，在它的原始高维邻域内用 K 近邻算法找到和它最近的五个样本 $x_1, x_2, \cdots, x_5$，根据 LLE 的假设知 x_1 可由 $x_1, x_2, \cdots, x_5$ 线性表示，形式为

$$x_1 = \omega_{12}x_2 + \omega_{13}x_3 + \cdots + \omega_{15}x_5$$

其中，$\omega_{12}, \omega_{13}, \cdots, \omega_{15}$ 为权重系数。LLE 降维后，我们希望 x_1 在低维空间对应的投影 x_1' 和 $x_2, x_3, \cdots, x_5$ 在低维空间对应的投影 $x_2', x_3', \cdots, x_5'$ 也尽可能保持同样的线性关系，即

$$x_1' \approx \omega_{12}x_2' + \omega_{13}x_3' + \cdots + \omega_{15}x_5'$$

也就是等同于投影前后的线性关系权重系数 $\omega_{12}, \omega_{13}, \cdots, \omega_{15}$ 尽可能不改变或者是发生最小改变。从 LLE 的基本思想可知,线性关系只在目标样本的邻域内起作用,而远离目标样本的邻近样本对目标样本的局部线性关系是没有影响的,这样一来流形数据的降维变得更为简单了。

2. 算法求解

假设有 m 个 n 维样本 $\{x_1, x_2, \cdots, x_m\}$,选择的邻域大小为 k,即需要 k 个邻域样本来线性表示目标样本。我们使用 KNN 算法通过欧几里得距离来寻找目标样本的 k 个最近邻。

寻找到目标样本 x_i 的 k 个最近邻后,通过回归拟合得到 x_i 与 k 个最近邻之间的线性关系,即求得线性关系中 k 个最近邻对应的权重系数 ω_{ij}。我们可以用均方差来度量线性回归模型的损失

$$J(w) = \sum_{i=1}^{m} \left\| x_i - \sum_{j \in Q(i)} \omega_{ij}x_j \right\|_2^2 \tag{3.1}$$

其中,$Q(i)$ 表示 i 的 k 个最近邻样本集合。一般地,我们对权重系数 ω_{ij} 做归一化处理,即权重系数满足

$$\sum_{j \in Q(i)} \omega_{ij} = 1 \tag{3.2}$$

对于不在样本 x_i 邻域内的样本 x_j,令其权重系数为 $\omega_{ij} = 0$。结合式(3.1)和式(3.2)可以求解使得回归模型损失值达到最小时的权重系数。这是一个最优化问题,通过矩阵运算和拉格朗日乘子法可以解得最优值。

首先矩阵化式(3.1)

$$\begin{aligned} J(\omega) &= \sum_{i=1}^{m} \left\| x_i - \sum_{j \in Q(i)} \omega_{ij}x_j \right\|_2^2 \\ &= \sum_{i=1}^{m} \left\| \sum_{j \in Q(i)} \omega_{ij}x_i - \sum_{j \in Q(i)} \omega_{ij}x_j \right\|_2^2 \\ &= \sum_{i=1}^{m} \left\| \sum_{j \in Q(i)} \omega_{ij}(x_i - x_j) \right\|_2^2 \\ &= \sum_{i=1}^{m} W_i^{\mathrm{T}} (x_i - x_j)(x_i - x_j)^{\mathrm{T}} W_i \end{aligned} \tag{3.3}$$

其中,$W_i = (\omega_{i1}, \omega_{i2}, \cdots, \omega_{ik})^{\mathrm{T}}$。令 $Z_i = (x_i - x_j)(x_i - x_j)^{\mathrm{T}}$,$j \in Q(i)$,则式(3.3)可以

进一步化简为

$$J(\omega) = \sum_{i=1}^{m} W_i^{\mathrm{T}} Z_i W_i \tag{3.4}$$

式(3.2)可以矩阵化为

$$\sum_{j \in Q(i)} \omega_{ij} = W_i^{\mathrm{T}} 1_k = 1 \tag{3.5}$$

其中，1_k 是元素都为 1 的 k 维向量。

接着我们对约束条件式(3.4)和式(3.5)使用拉格朗特乘子法进行优化求解，最终得到 W_i 的最优解为

$$W_i = \frac{Z_i^{-1} 1_k}{1_k^{\mathrm{T}} Z_i^{-1} 1_k} \tag{3.6}$$

求解得到了原样本数据在高维空间中的线性权重系数 W_i，根据 LLE 的基本思想，我们希望这些权重系数对应的线性关系在降维后的低维空间中仍保持不变。设 n 维样本集 $\{x_1, x_2, \cdots, x_m\}$ 映射到低维空间中的投影为 d 维样本集 $\{y_1, y_2, \cdots, y_m\}$。新样本集对 k 个最近邻样本拟合回归模型，其均方损失函数 $J(Y)$ 见式(3.7)

$$J(y) = \sum_{i=1}^{m} \left\| y_i - \sum_{j=1}^{m} w_{ij} y_j \right\|_2^2 \tag{3.7}$$

结合式(3.1)来看，式(3.1)是已知样本数据，求解目标为使得 $J(\omega)$ 取最小值的权重系数 W。而式(3.7)则已知权重系数 W，需要求解使得 $J(\omega)$ 取最小值的低维样本数据集。高维空间中的权重系数矩阵 W 是 $m \times k$ 维的，而低维空间中的权重系数矩阵 W 是 $m \times m$。那些不在邻域内的样本对应的权重系数在 W 中取值为 0，将 W 扩展为 $m \times m$。

为了求解得到标准化的低维数据，我们需要加入约束条件

$$\sum_{i=1}^{m} y_i = 0, \quad \frac{1}{m} \sum_{i=1}^{m} y_i y_i^{\mathrm{T}} = I \tag{3.8}$$

并对式(3.8)矩阵化为

$$YY^{\mathrm{T}} = mI \tag{3.9}$$

将目标损失函数 $J(Y)$ 矩阵化

$$
\begin{aligned}
J(y) &= \sum_{i=1}^{m} \left\| y_i - \sum_{j=1}^{m} \omega_{ij} y_j \right\|_2^2 \\
&= \sum_{i=1}^{m} \left\| Y I_i - Y W_i \right\|_2^2 \\
&= \mathrm{tr}(Y(I-W)(I-W)^{\mathrm{T}} Y^{\mathrm{T}})
\end{aligned} \tag{3.10}
$$

令 $M = (I - W)(I - W)^{\mathrm{T}}$，则式(3.9)可简化为

$$J(Y) = \mathrm{tr}(YMY^{\mathrm{T}}) \tag{3.11}$$

其中，$\mathrm{tr}(YMY^{\mathrm{T}})$ 是迹函数，用于计算矩阵 YMY^{T} 的主对角线元素的总和。

同样对约束条件式(3.9)和式(3.11)式使用拉格朗日乘子法求解低维空间中的数据矩阵 Y。通过求解可知，低维空间中的 Y^{T} 是由矩阵 M 的最小前 d 个特征值对应的 d 个特征矩阵组成的。

考虑到矩阵 M 的最小特征值为 0 时不能反映数据集的特征(此时为 0 的特征值对应特征向量元素全为 1)，我们通常选择矩阵 M 的第 2 个到第 $d+1$ 个最小特征值对应的特征向量组成 $Y^{\mathrm{T}} = (v_1, v_2, \cdots, v_{d+1})$，则低维空间中的数据矩阵 $Y = (v_1, v_2, \cdots, v_{d+1})^{\mathrm{T}} = (y_1, y_2, \cdots, y_m)$。

3. 局部线性嵌入算法

设有 m 个 n 维样本 $X = (x_1, x_2, \cdots, x_m)$，最近邻样本数为 k，将原样本数据映射到 d 维空间得到新样本数据集 $Y = (y_1, y_2, \cdots, y_m)$。

将欧几里得距离作为度量值，计算离 x_i 最近的 k 个近邻数据 $(x_{i1}, x_{i2}, \cdots, x_{ik})$，$i = 1, 2, \cdots, m$。

计算样本局部协方差矩阵 $Z_i = (x_i - x_j)(x_i - x_j)^{\mathrm{T}}$，并计算 x_i 对应的权重系数向量 W_i

$$W_i = \frac{Z_i^{-1} 1_k}{1_k^{\mathrm{T}} Z_i^{-1} 1_k}$$

权重系数向量 W_i 组成权重系数矩阵 W，计算矩阵 $M = (I - W)(I - W)^{\mathrm{T}}$；

求解矩阵 M 的最小前 $d+1$ 个特征值，并计算这 $d+1$ 个特征值对应的特征向量 $\{v_1, v_2, \cdots, v_{d+1}\}$；

由第 2 个到第 $d+1$ 个特征向量作为行向量所组成的矩阵即为输出低维样本集矩阵 $Y = (v_1, v_2, \cdots, v_{d+1})^{\mathrm{T}} = (y_1, y_2, \cdots, y_m)$。

3.8.4　三大降维算法在医学影像中的应用

1. 基于主成分分析和线性判别分析进行特征选择和提取来分类脑肿瘤磁共振图像

脑肿瘤的早期准确诊断是实施成功治疗和治疗计划的关键。为了实现脑肿瘤核磁共振图像分类的自动化，Rathi 等[39]提出了磁共振成像中肿瘤分类的各种特征。利用肿瘤灰度值的统计、强度、对称性、纹理特征等对肿瘤进行分类。然而，

磁共振成像的灰度值往往会因过度增强或存在噪声而改变。所以需要对核磁共振图像进行降维预处理简化特征子集，以达到压缩数据、剔除冗余信息的目的。

　　该论文提出了一种新的降维方法，将线性判别分析和主成分分析相结合进行特征约简，并将 SVM 用于脑肿瘤磁共振图像的分类。第一个处理步骤是不降维的 PCA 变换，换句话说，所有的特征值都保持在一个矩阵中。然后，计算具有最高和有效值的特征值的数量。从主成分分析中获得的特征值的平均累积和是相对于特征值的数量来描述的。结果表明，两个最大特征值之和占整个特征值的99.99%。这意味着第三特征值不会影响结果。第二步中应用 LDA 进行降维处理，其中通过特征矩阵降维将特征从 15 个减少到 2 个。该论文具体方法流程如图 3.35所示。实验证明，通过这种组合过程来限制特征向量会导致准确率的增加以及复杂性和计算时间的减少。

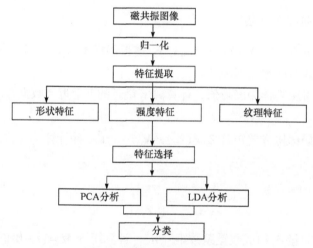

图 3.35　降维方法的体系结构

2. 利用局部线性嵌入算法对磁共振成像的阿尔茨海默病分类

　　现代机器学习算法越来越多地被用于神经成像研究，如从结构磁共振成像中预测阿尔茨海默病(AD)。然而，为多元脑磁共振成像特征找到一个好的表示方法，在这种方法中，它们的基本结构被揭示并且容易提取，这是很困难的。Liu 等[40]阐述了一个机器学习框架在表征脑磁共振成像信息的成功应用，它显著提高了脑磁共振成像在预测中的应用。具体来说，我们使用局部线性嵌入的无监督学习算法将区域脑体积和皮质厚度的多变量 MRI 数据转换到具有较少维度的局部线性空间，同时还利用全局非线性数据结构。随后，嵌入的大脑特征被用来训练一个分类器，用于基于基线磁共振成像预测未来向阿尔茨海默病的转化。

　　图 3.36(a)示出了所有 413 个受试者在 162 个脑特征的嵌入特征空间中的位

置，包括 94 个局部脑体积和 68 个皮质厚度值，简化为二维。该图显示了健康受
试者和阿尔茨海默病患者的明显聚类。此外，c-MCI 受试者平均出现在 AD 患者
附近，而 s-MCI 受试者似乎更接近 CN 受试者。图 3.36(b)更详细地描述了 LLE 空
间中 s-MCI 和 c-MCI 受试者之间的分离。此外，沿着第一和第二 LLE 维度的对
象位置的分布分别在图 3.36(c)和(d)中按组单独描绘。

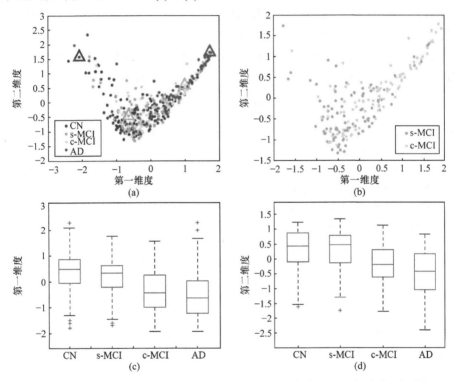

图 3.36　基于脑体积和皮质厚度的所有 413 个受试者在 LLE 空间中的可视化

　　每个对象在 LLE 空间中的位置由图 3.37 中的彩色编码三角形表示。对于每
个受试者，左边的图显示了皮质厚度，右边的图显示了标准化的区域体积。较冷

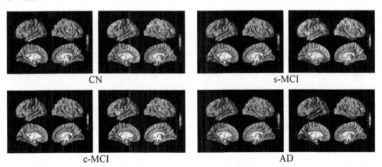

图 3.37　四个示例受试者的皮质厚度和 z 评分标准化区域体积的表面渲染图

的颜色表明皮层较薄，区域体积小于平均水平；而较暖的颜色表明皮层较厚，区域体积比平均水平大。

经研究发现，使用嵌入式 MRI 特征的分类通常优于直接使用原始特征的分类（$p < 0.05$）。此外，LLE 的改进并不局限于特定的分类器，而是同样适用于正则化逻辑回归、SVM 和线性判别分析。最引人注目的是，使用 LLE 显著提高了（$p = 0.007$）转换为阿尔茨海默病的轻度认知障碍受试者和保持稳定的受试者的预测（准确性/敏感性/特异性:=0.68/0.80/0.56）。相比之下，使用原始特征的预测表现并不比偶然更好（准确性/敏感性/特异性:=0.56/0.65/0.46）。总之，LLE 是一个非常有效的使用多变量磁共振成像数据进行阿尔茨海默病分类研究的特征选择工具。

参 考 文 献

[1] 白杨, 孙跃, 胡银萍, 等. 蚁群算法在磁共振图像分割中的应用[J]. 中国医学影像技术, 2007, 23(9): 1402-1404.

[2] 刘晓军, 董恩清, 吕成林, 等. 磁共振脑部图像壳核区域有监督蚁群分割算法研究[J]. 中国生物医学工程学报, 2010, 29(5): 683-687.

[3] Zadeh L A, Klir G J, Yuan B. Fuzzy Sets, Fuzzy Logic, and Fuzzy Systems: Selected Papers[M]. Singapore: World Scientific, 1996.

[4] Ahmadi H, Gholamzadeh M, Shahmoradi L, et al. Diseases diagnosis using fuzzy logic methods: A systematic and meta-analysis review[J]. Computer Methods and Programs in Biomedicine, 2018, 161: 145-172.

[5] Zhang Y, Guo S L, Han L N, et al. Application and exploration of big data mining in clinical medicine[J]. Chinese Medical Journal, 2016, 129(6): 731-738.

[6] Putra A A, Munir R. Implementation of fuzzy inference system in children skin disease diagnosis application[C]//2015 International Conference on Electrical Engineering and Informatics (ICEEI), Denpasar, 2015: 365-370.

[7] Taherkhani N, Sepehri M M, Khasha R, et al. Ranking patients on the kidney transplant waiting list based on fuzzy inference system[J]. BMC Nephrology, 2022, 23(1): 1-14.

[8] Dong W, Huang Z, Ji L, et al. A genetic fuzzy system for unstable angina risk assessment[J]. BMC Medical Informatics and Decision Making, 2014, 14(1): 1-10.

[9] Murugesan G, Ahmed T I, Bhola J, et al. Fuzzy logic-based systems for the diagnosis of chronic kidney disease[J]. BioMed Research International, 2022, (1): 1-15.

[10] Dragović I, Turajlić N, Pilčević D, et al. A Boolean consistent fuzzy inference system for diagnosing diseases and its application for determining peritonitis likelihood[J]. Computational and Mathematical Methods in Medicine, 2015, (1): 1-10.

[11] Haykin S. Neural Networks and Learning Machines[M]. Hamilton: Pearson Education, 2011.

[12] Han S H, Kim K W, Kim S Y, et al. Artificial neural network: Understanding the basic concepts without mathematics[J]. Dementia and Neurocognitive Disorders, 2018, 17(3): 83-89.

[13] Kriegeskorte N, Golan T. Neural network models and deep learning[J]. Current Biology, 2019, 29(7): R231-R236.

[14] Okumura E, Kawashita I, Ishida T. Computerized classification of pneumoconiosis on digital chest radiography artificial neural network with three stages[J]. Journal of Digital Imaging, 2017, 30: 413-426.

[15] Grewal D S, Jain R, Grewal S P, et al. Artificial neural network-based glaucoma diagnosis using retinal nerve fiber layer analysis[J]. European Journal of Ophthalmology, 2008, 18(6): 915-921.

[16] Mendes R G, de Souza C R, Machado M N, et al. Predicting reintubation, prolonged mechanical ventilation and death in post-coronary artery bypass graft surgery: A comparison between artificial neural networks and logistic regression models[J]. Archives of Medical Science, 2015, 11(4): 756-763.

[17] Liu J, Chen Y, Lan L, et al. Prediction of rupture risk in anterior communicating artery aneurysms with a feed-forward artificial neural network[J]. European Radiology, 2018, 28: 3268-3275.

[18] Yun J, Mackenzie M, Rathee S, et al. An artificial neural network (ANN)-based lung-tumor motion predictor for intrafractional MR tumor tracking[J]. Medical Physics, 2012, 39(7): 4423-4433.

[19] Muralidaran C, Dey P, Nijhawan R, et al. Artificial neural network in diagnosis of urothelial cell carcinoma in urine cytology[J]. Diagnostic Cytopathology, 2015, 43(6): 443-449.

[20] Yu K, Beam A, Kohane I. Artificial intelligence in healthcare[J]. Nature Biomedical Engineering, 2018, 2(10): 719-731.

[21] Liimatainen K, Huttunen R, Latonen L, et al. Convolutional neural network-based artificial intelligence for classification of protein localization patterns[J]. Biomolecules, 2021, 11(2): 264.

[22] Cao B, Zhang K C, Wei B, et al. Status quo and future prospects of artificial neural network from the perspective of gastroenterologists[J]. World Journal of Gastroenterology, 2021, 27(21): 2681.

[23] Kotsiantis S B. Decision trees: A recent overview[J]. Artificial Intelligence Review, 2013, 39: 261-283.

[24] Al-Salihy N K, Ibrikci T. Classifying breast cancer by using decision tree algorithms[C]// Proceedings of the 6th International Conference on Software and Computer Applications, Bangkok, 2017: 144-148.

[25] Batterham P J, Christensen H, Mackinnon A J. Modifiable risk factors predicting major depressive disorder at four year follow-up: A decision tree approach[J]. BMC Psychiatry, 2009, 9(1): 1-8.

[26] Burges C. A tutorial on support vector machines for pattern recognition[J]. Data Mining and Knowledge Discovery, 1998, 2(2): 121-167.

[27] 李航. 统计学习方法[M]. 北京: 清华大学出版社, 2019.

[28] Chen P H, Lin C J, Schölkopf B. A tutorial on v - support vector machines[J]. Applied Stochastic Models in Business and Industry, 2005, 21(2): 111-136.

[29] Cortes C, Vapnik V. Support-vector networks[J]. Machine Learning, 1995, 20: 273-297.

[30] Suykens J A K. Support vector machines: A nonlinear modelling and control perspective[J]. European Journal of Control, 2001, 7(2-3): 311-327.

[31] Zhi L, Zhang D, Yan J, et al. Classification of hyperspectral medical tongue images for tongue diagnosis[J]. Computerized Medical Imaging and Graphics, 2007, 31(8): 672-678.

[32] Zacharaki E I, Wang S, Chawla S, et al. Classification of brain tumor type and grade using MRI texture and shape in a machine learning scheme[J]. Magnetic Resonance in Medicine, 2009,

62(6): 1609-1618.

[33] Breiman L. Random forests[J]. Machine Learning, 2001, 45: 5-32.

[34] Wu Y, Wang H, Wu F. Automatic classification of pulmonary tuberculosis and sarcoidosis based on random forest[C]//2017 10th International Congress on Image and Signal Processing, BioMedical Engineering and Informatics (CISP-BMEI), Shanghai, 2017: 1-5.

[35] Oraibi Z A, Yousif H, Hafiane A, et al. Learning local and deep features for efficient cell image classification using random forests[C]//2018 25th IEEE International Conference on Image Processing (ICIP), Athens, 2018: 2446-2450.

[36] Moore B. Principal component analysis in linear systems: Controllability, observability, and model reduction[J]. IEEE Transactions on Automatic Control, 1981, 26(1): 17-32.

[37] Altman E I, Marco G, Varetto F. Corporate distress diagnosis: Comparisons using linear discriminant analysis and neural networks (the Italian experience)[J]. Journal of Banking & Finance, 1994, 18(3): 505-529.

[38] Roweis S T, Saul L K. Nonlinear dimensionality reduction by locally linear embedding[J]. Science, 2000, 290(5500): 2323-2326.

[39] Rathi V P, Palani S. Brain tumor MRI image classification with feature selection and extraction using linear discriminant analysis[J]. arXiv preprint arXiv: 1208. 2128, 2012.

[40] Liu X, Tosun D, Weiner M W, et al. Locally linear embedding (LLE) for MRI based Alzheimer's disease classification[J]. Neuroimage, 2013, 83: 148-157.

第4章　人工智能在消化内镜图像中的应用

4.1　人工智能辅助上消化道内镜检查质量控制

随着近年来人工智能的显著进步，特别是在深度学习领域的发展，越来越多的研究评估了 AI 在内窥镜检查中的应用，以诊断胃肠道病变。其中，上消化道内窥镜的计算机辅助诊断(computer aided diagnosis，CAD 或 CADx)正受到越来越多的关注。这些技术可能有助于解决目前胃镜检查的局限性。然而，之前的这些研究仍处于体外和实验设计阶段。因此，尽管工程师和内科医生已经进行了大量的前期研究，且取得了很好的结果，但 CAD 用于上消化道内窥镜检查的可行性、有效性和安全性在临床上仍不清楚。本章节从内镜医师的角度综述了目前与上消化道内镜 CAD 相关的文献，旨在指出人工智能和消化内镜未来临床应用的研究方向。

深度学习(DL)技术作为一种最佳的机器学习方法迅速引起人们的关注，AI 在医学上的应用也得到了广泛的探索[1-4]。在上消化道内窥镜领域，AI 有望为临床上存在的现有成像技术难以克服的障碍提供解决方案。目前，与巴雷特食管(Barrett esophagus，BE)的早期异型增生的精确光学诊断只能由内镜专家完成；因此，当前的指南建议对 BE 患者进行内镜检查，并每隔 1～2cm 随机取四象限活检以检测异型增生。此外，在胃癌的检测方面，10%的上消化道癌症在内镜下被漏诊[5]。CAD 有望帮助内镜医师提高对胃肠道疾病的检测，突破这些限制。

人工智能采用的机器学习方法大致分为两类：传统算法和新近发展起来 DL 算法。在传统算法中，研究人员手动指出基于临床知识图像潜在的特征(如边缘、大小、颜色和表面图像)，而 DL 算法则自动提取和学习图像的区别性特征。从技术上讲，DL 能够通过使用多层系统(如卷积神经网络)来模拟复杂的信息，在该系统中，神经层只能连接到下一层。这两种方法各有利弊，通常情况下，DL 算法优于手工制作的算法；但是，它需要更多的学习材料。DL 的一个限制是它的黑箱性质；DL 算法直接解释应用于机器生成的决策，这可能会使许多熟悉于自己积累的诊断经验的内窥镜医生感到困惑。一个新的研究领域"可解释型 DL"正引起人们的注意，因为它可以展示出 DL 决策的原因。

4.1.1　巴雷特食管异型增生的鉴别

BE 是食管腺癌发生的危险因素，BE 异常增生的自动识别是胃镜 CAD 领域最热门的研究课题之一。因为它有可能帮助内窥镜医师进行"高精度"的靶向活检，避免了随机活检。随机活检被认为是劳动和时间密集型的，检测异型增生的每个病变的敏感度相对较低，仅为64%[6-8]。美国胃肠内窥镜学会最近批准在特定条件下使用先进的内窥镜检查方式进行定向活检而不是随机活检。为此，协会将对高度不典型增生和食管腺癌光学诊断的性能阈值设定如下：灵敏度为90%，阴性预测值(NPV)为98%，特异度为80%。然而，只有专家才能达到这些阈值。因此，在临床实践中，非内窥镜专家需要一种支持工具来实现光学诊断。van der Sommen 等[9]通过采用基于特定纹理的算法、滤色器和传统内窥镜图像的机器学习，开发了 BE 早期肿瘤的自动检测系统。作者使用 44 名 BE 患者的 100 张图像对他们的算法进行了评估。该系统在每张图像分析上识别早期肿瘤性病变，灵敏度和特异度为83%。同一研究小组随后于 2017 年报告了 AI 技术在体积激光内窥镜(VLE)中的应用[10]。VLE 基于光学相干断层扫描技术，提供深达 3mm 的食管壁层的近显微分辨率扫描，从而改进了对 BE 早期肿瘤的检测。作者在他们的人工智能模型中专注于机器学习的临床启发特征。用 60 幅 VLE 图像对所提出的人工智能模型进行体外交叉验证，结果显示灵敏度为90%，特异度为93%。

4.1.2　食管鳞状细胞癌的鉴定

食管癌是全球第六大癌症死亡原因。大多数死亡发生在发展中国家，几乎所有的晚期病例都是食管鳞状细胞癌。鲁氏碘液染色内窥镜检查目前被认为是胃镜检查中鉴别鳞状细胞癌的诊断金标准[11]，但其特异性较低(约 70%)，而敏感性被认为大于 90%。这种相对较低的特异性主要是因为内窥镜下很难与肿瘤性改变相鉴别的炎性病变的假阳性存在。这种低特异性可以通过在鲁氏碘液染色区域使用"粉红色标志"评估来补偿，但是需要额外的几分钟[12]。此外，将碘染色作为筛查手段也存在胃灼热、胃部严重不适和过敏反应等风险。窄带成像(narrow-band imaging，NBI)被认为是一项有吸引力的能产生高精度的非侵入性检查，但在一项随机对照试验中，其特异性大约被限制在 50%[13]。为了克服这些缺点，已经开发了更先进的内镜成像技术，包括共聚焦激光内窥镜(confocal laser endomicroscope，CLE)和细胞内窥镜检查。但是，理解这些显微图像通常要求具备专业知识和并参加强化培训，这阻碍了这些技术在临床实践中的推广。因此，几个研究小组开发了允许自动图像解释的 CAD 系统。

Kodashima 等[14]开发了一种计算机系统，以简化从 10 名患者获得的食管样本的内窥镜图像中区分恶性组织和正常组织的过程。内窥镜可以在体内对黏膜表面进行显微观察。利用细胞内窥镜，亚甲蓝染色可以评价细胞核的形态和排列。计算机分析显示，正常组织和恶性组织的平均总细胞核比例分别为 6.4%$\pm$1.9%和 25.3%$\pm$3.8%($P < 0.001$)，这使得内镜能够区分正常组织和恶性组织。此外，Shin

等[15]开发了一种定量图像分析算法，用于区分鳞状上皮不典型增生和良性黏膜病变。该软件设计用于使用高分辨率显微内窥镜(HRME)分析采集图像的分割的核和胞浆区域，它提供与 CLE 相似的图像，但成本明显降低。该软件是使用从 99名患者获得的数据开发和测试的，并最终使用 78 名患者的 167 个活检部位进行了验证。该软件识别肿瘤改变的敏感度和特异度分别为 87%和 97%，HRME 结合定量图像分析算法可以克服在低资源环境下的训练和专业知识问题。

4.1.3　胃癌的鉴别

胃癌是世界范围内癌症相关死亡的主要原因，胃镜检查被认为是检测早期胃癌的有用手段。然而，在胃癌的早期识别中仍然存在两个临床问题。第一个问题是检测困难。早期胃癌通常表现为轻微的隆起或凹陷，并伴有微弱的红色，这阻碍了内窥镜医生的准确识别。第二个问题是对胃壁浸润深度的预测。理想情况下，分化型黏膜内胃癌或侵犯黏膜下浅层的胃癌应在内镜下切除，而浸润至黏膜下层较深的胃癌应手术切除，因为存在淋巴结转移和远处转移的风险。然而，区分并不容易。目前，亚洲研究人员对早期胃癌的 CAD 进行了研究，以克服这些难题。

放大内窥镜结合窄谱成像，如 NBI、灵活光谱成像彩色增强(flexile spectral imaging color enhancement，FICE)和蓝色激光成像(blue laser imaging，BLI)。然而，这种光学诊断需要大量的专业知识和经验，这阻碍了它在胃镜检查中的普遍使用。Miyaki 等[16]开发了自动区分癌症和非癌症区域的软件。作者使用带有密集采样的比例不变特征变换描述符的特征袋框架来放大 FICE 图像，并以 46 例黏膜内胃癌为例验证了该模型。该 CAD 系统对癌症的诊断准确率为 86%，灵敏度为 85%，特异度为 87%。同一组研究者在 2015 年应用类似的技术放大 BLI 图像，评估用于 BLI 识别早期胃癌的 CAD 系统[17]。作者准备了 100 例早期胃癌，40 例扁平或轻微凹陷、小的、变红的病变和周围组织，以定量验证 CAD 模型。结果显示：癌性病变的平均 CAD 值为 0.846 ± 0.220，变红的病变为 0.381 ± 0.349，周围组织为 0.219 ± 0.277，癌性病变的 CAD 值明显高于其他类别。基于这些发现，研究小组得出结论，自动化定量分析可以用于识别早期胃癌。

Kanesaka 等[18]的另一项研究推动了这一领域的发展。作者开发的软件不仅能识别胃癌，还能划定癌区和非癌区的边界。该 CAD 算法用于分析放大 NBI 图像的分割像素切片的灰度共生矩阵特征，机器学习方法采用 SVM。总共使用了 126张放大的 NBI 图像作为训练材料。作者使用 61 张早期胃癌的放大 NBI 图像和 20张放大的非癌区域的 NBI 图像作为测试集，验证了所构建的模型。该模型对癌症的诊断性能显示出 97%的敏感性和 95%的特异性。面积一致性表现为 66%的敏感度和 81%的特异度。

关于胃癌壁浸润的深度分析，Kubota 等开发了一个 CAD 系统，该系统使用反向传播神经网络算法对 344 名胃癌患者的内窥镜图像进行处理。他们的交叉验证评估显示，T1、T2、T3 和 T4 期的诊断准确率分别为 77%、49%、51% 和 55%。T1 次分析(黏膜内癌[T1A]和黏膜下浸润癌[T1b])的准确率为 69%[19]。

　　胃肠道肿瘤自动检测和定性的最重要的结果指标是对肿瘤病变的敏感性，因为它们通常需要治疗，而非肿瘤性息肉可能留在原位。其他重要的结果指标包括假阴性发现(即被误诊为非肿瘤性的肿瘤区/病变)和假阳性的发现(即被误诊为肿瘤性的非肿瘤区/病变)。Hirasawa 等详细阐述了这两种措施的重要性。在他们的研究中，71 种癌症中有 6 种被遗漏，表明基于病变的假阴性率为 8%。这些漏诊的癌大多是微小的(≤5mm)，表面形态凹陷，即使是有经验的内窥镜医生也很难与胃炎区分开来[20]。另外，假阳性的发现包括胃炎，伴有色调改变或不规则的黏膜表面，甚至贲门、贲门角和幽门的正常解剖结构。造成假阳性/阴性结果的主要原因可能是学习材料的数量和质量有限。因此，进一步积累各种内窥镜图像可以减少这些错误发现。考虑到收集基于视频的图像有助于结肠镜 CAD 领域的高精度，采用基于视频的图像而不是静态图像作为学习材料可能是减少内窥镜 CAD 的假阳性/阴性发现的一个很好的选择。

4.1.4　人工智能在胃肠道内窥镜领域的未来挑战

　　在 AI 技术浪潮的推动下，AI 在胃肠道内窥镜检查中得到了广泛的应用。AI 在胃肠道内窥镜检查中有着广阔的应用前景，并可能在未来几十年内对内窥镜检查实践产生重大影响(图 4.1)。AI 可以帮助检测可疑病变，特别是细微病变，从而减少医生的误诊。在减少不必要的活检和息肉切除方面，CAD 现在几乎可以与人类的光学活检专家相匹敌。与内窥镜医生不同的是，医生的力量和性能随着时间的推移而下降，人工智能是不知疲倦的。对于重复和耗时的任务，如胶囊内窥镜检查，人工智能的表现远远优于医生。CAD 可以对内窥镜进行实时质量控制，提醒医生此类手术所需的标准。作为辅助观察者或临床决策者，人工智能辅助系统在增加初级内窥镜医生的有效培训方面无疑有很好的前景。此外，鉴于计算机视觉的优势，肿瘤的浸润深度也是可以被预测的。

　　虽然一系列发表的文章从理论上证实了人工智能辅助系统的高精确度，但从医生的角度来看，仍然存在许多局限性。这些局限性涉及所使用的数据集、试验设计和结果指标等方面。以前所有的研究都是对有限数量的测试样本进行回顾性或事后分析。研究人员倾向于收集高质量的内窥镜图像来构建训练集，并排除常见的低质量和无法分析的图像(如模糊图像、包含黏液的图像、染色图像或具有病变局部视图的图像)，这可能会导致临床实践中模型的通用性较差。在这种情况下，CAD 的准确性可能会被夸大，因为它在使用静态、高质量图像时的良好性能，不能保证在使用动态视频时依旧成功识别。

目前大多数研究仍然集中在早期系统开发和可行性研究上，而后期产品开发未能在这些早期研究的基础上进行跟进。需要医学人员、计算机专家和企业家之间的紧密合作，以促进人工智能在医疗产品中的临床应用。考虑到目前医疗资源和医生能力之间的不平衡，将人工智能技术整合到现有的医疗系统中是改善工作流程的理想方式。随着计算能力的提高和 DL 算法的进步，我们相信人工智能辅助系统将在临床实践中产生重大影响，临床医生应该密切关注人工智能的临床进展，并准备在不久的将来拥抱新的合作伙伴。

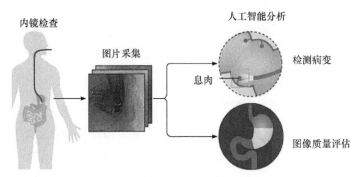

图 4.1　胃肠道内窥镜检查中的 AI

4.2　辅助检测巴雷特食管

4.2.1　巴雷特食管的定义

巴雷特食管(BE)即食管下段的鳞状上皮被柱状上皮覆盖，在内镜下可见胃柱状上皮与食管鳞状上皮的交界线相对于胃食管交界处上移 1cm 以上，同时在病理下也能发现食管下段的复层鳞状上皮被化生的柱状上皮所取代[21]。

BE 发生的化生一般包括胃上皮样化生、肠上皮样化生以及贲门上皮样化生。其中仅有肠上皮化生易发展为食管腺癌(esophageal adenocarcinoma，EAC)，是筛查时最应注意的病理改变。

4.2.2　巴雷特食管的内镜下筛查现状

BE 中的肠上皮样化生通常被视作食管腺癌发生的前体，而相关研究显示，在食管腺癌中有 80% 与 BE 密切相关，同时我国 BE 的癌变率为 0.61% 左右[21]。鉴于 BE 与食管癌之间的紧密联系，对 BE 的筛查是消化内镜常规进行的项目，而对肠上皮化生类型的 BE 的早期筛查更是防治食管腺癌的关键，早期诊断和早期治疗可以显著提高食管腺癌患者的治愈率和生存率，但目前对于 BE 的内镜下筛查效果并不满意。

首先，BE 在内镜检查中常被误诊，其原因主要有以下几点：①内镜医师难以区分胃(近贲门处)柱状黏膜和远端食管的化生上皮。②获取的食管活检组织中缺少杯状细胞，导致病理活检中无法成功检出病变。③BE 在早期时发生瘤变较为少见，导致内镜医师没有积累足够的经验，从而无法识别出 BE 中可能存在的早期瘤变。其次，目前在内镜下活检时常用的西雅图四象限活检方案中，采用每间隔 2cm 进行一次活检(异常增生者间隔 1cm)，但这种随机活检方案对异型增生的敏感性较低，仅达到 64%[22]。

正是由于临床上内镜医师对 BE 早期异常识别的经验普遍不足，同时病检取材部位阳性率低，常导致漏诊情况的出现，因而需要一个决策支持工具来解决这一问题，目前新兴的计算机辅助内镜诊断在发现异型增生或早期癌症方面具有很大的潜力。

4.2.3　人工智能辅助检测巴雷特食管的应用

BE 的内镜下检测中，除了最基础的普通白光胃镜之外，诸如共聚焦显微镜这种新兴的内镜仪器以及技术也逐渐参与到其中，每种内镜都有其特点以及适用的范围，在近些年人工智能技术的加持下，这些内镜技术在 BE 的检测中，发挥出了较单独内镜检查时更加优越的效能。

1. 人工智能辅助普通白光胃镜检测巴雷特食管

普通胃镜下白光检查与相配套的病理活检历来都是临床对消化道疾病检查和诊断的主要方法，在 BE 的筛查及诊断上也具有重要作用。受限于 BE 早期异常在内镜下肉眼观察难以识别以及病理活检取材部位阳性率低的特点，BE 的白光胃镜下早期筛查效果并不好，而人工智能由于其强大的数据处理能力，能明显提升普通白光胃镜检查的效果及质量。在人工智能的算法方面，包括 SVM 算法以及深度学习的卷积神经网络(CNN)在相关领域都有应用的实例[9,23]。

目前在 BE 的 SVM 算法领域，很多研究都借助了内镜专家注释+病理活检确诊作为金标准，再通过区域特征的学习及 SVM 进行分类，从而使人工智能可以区分阳性区块以及阴性区块[24]。已有研究者通过人工智能学习，借助于 SVM 算法，利用对 BE 局部颜色及表面纹理特征的训练学习，开展计算机辅助诊断 BE 的研究。研究一般选择经过了病理活检确诊的 BE 伴瘤变与 BE 不伴瘤变患者的白光内镜图片，由内镜专家在病理结果的辅助下勾画出白光胃镜图片中 BE 阳性区域，对于其中至少有 50%以上专家勾画共同重合的区域被定义为最佳点(sweet spot)，用于人工智能学习分辨瘤变特征，而至少有 1 名专家勾画过的区域则被定义为软肋点(soft spot)，可以认为该区域之外是非瘤变区域，用于人工智能学习分辨非瘤变的区域特征。人工智能通过将这些独立出来的区块降维成 60×60 像素的图块，来学习其中的颜色以及局部纹理的图块信息特征，在量化之后通过特殊的过滤器来识别特殊的纹理模式，通过得出来的瘤变区域以及非瘤变区域的各自的特征，使用 SVM 进行区分以及标记。有研究通过此种方法验证得出其检测结果准确性为 92%，敏感性为 95%，特异性为 85%[25]，该系统可以对 BE 进行准确检测以及定位，区分瘤变以及非瘤变区域，实现了 BE 的人工智能辅助诊断[26]。

而 van der Sommen 等[9]则同样通过 SVM 算法，另辟蹊径，采用基于特定纹理、滤色器和传统内镜图像的方案，开发了一整套能自动识别早期肿瘤的系统，该识别系统的工作过程类似于前述的方案，为分 3 个步骤：①预处理；②对获取的图像进行降维特征提取；③采用 SVM 进行识别分类。他们收集了来自发生了瘤变的 44 例 BE 患者的 100 张高清晰度白光内镜图像以及未发生瘤变的 23 名 BE 患者中的 40 张图片，采取专家注释的方式，由专家勾画区域以及算法勾画区域来进行算法的学习。在通过这种方法进行学习并进行评估后，得出该算法在每个图像分析中识别出早期肿瘤病变的敏感度和特异度可达 83%。

除 SVM 算法外，深度学习的卷积神经网络(CNN)算法也在白光胃镜 BE 人工智能辅助检测中有所应用。已有研究者基于深度学习的卷积神经网络算法进行实践，用于区分 BE 中的肠上皮化生、胃上皮化生以及瘤变。研究一般选取普通白光胃镜下 BE 的胃镜图片进行训练学习，并构建 CNN 模型。值得注意的是，在构建过程中，在挑选其中一些图片作为训练集的同时，也应注意额外留出一定量的图片作为测试集，并将这些图片降维成 128×128 像素。这种算法采用了基于 2 维卷积神经网络的构建，该模型由 4 个卷积层，2 个最大池化层以及 2 个全连接层构成，其整体构架概述如图 4.2 所示。有研究者通过对事先准备的包含了 26 张图片的独立测试集中进行检验，发现该卷积神经网络模型对肠化生和食管癌的识别准确率达到了 100%，而模型分类的准确性则为 80.77%[27]。

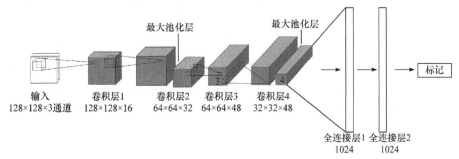

图 4.2 CNN 构架概述

2. 人工智能辅助激光共聚焦显微内镜检测巴雷特食管

激光共聚焦显微内镜(共焦镜)是一种新型的诊断工具，它不同于普通的电子内镜，是将电子内窥镜和共聚焦显微镜相结合的新技术。与传统组织检查相比，共聚焦显微镜系统可深入组织深处进行虚拟光学切片分割，因此可识别固有层血管和细胞、完整基底膜、结缔组织和炎性细胞的典型组织学特征，进行细胞水平的组织学成像。这项新技术可以通过独特的视角观察到消化道表层下的细胞结构，对于瘤样组织和非瘤样组织之间的区分相较于普通白光胃镜有着更大的优势。

但从目前来看，由于肉眼识别的局限性，共聚焦显微镜在 BE 的相关识别上并没有做到相对于随机活检更加优越的检出率，而人工智能与这种新的内镜技术相结合，代替低辨识力的肉眼识别，能增加共聚焦激光内镜的敏感性和特异性，从而也能减少内镜检查中活检的次数，进一步提升激光共焦显微内镜在检测 BE 方面的优势[28,29]。

Veronese 等[30]首次在人工智能辅助激光共聚焦显微内镜检测 BE 的领域进行了尝试，其选取了 29 例接收激光共聚焦显微内镜检查以及相对应的病理活检确诊的 BE 患者的图像，对 BE 的胃化生、肠化生以及瘤变这三组进行人工智能辅助检测。经过荧光染色后，共焦镜下可显示局部的血管模式以及可能存在的血管渗漏，BE 的瘤变、肠化生以及胃化生这三种类型皆有其独特的局部纹理。

借助于三种类型 BE 在局部血管及其渗漏上的纹理区别，可以进行机器学习，通过对荧光值换算成亮度，得到超荧光模式图，借助于 SVM 算法对共焦镜图片进行区分，鉴别逻辑采用先区别肠化生与非肠化生，再从非肠化生中区别胃化生及瘤变。上述研究团队在经过学习后，再次使用这 29 名患者的共焦镜图片进行验证，得出其区分肠化生与非肠化生的准确度为 96.7%，区分胃化生以及瘤变的准确度为 98.6%，从而计算出整体分辨的精度为 0.96。

4.2.4　小结

BE 易发生发展为食管腺癌，受限于内镜医生对于 BE 的瘤变辨认方面经验的缺乏以及目前采取的内镜活检方案检出的阳性率较低的现状，亟需一个决策支持工具来辅助解决这一问题。目前的研究实例都提示，人工智能技术可以较好地辅助胃镜图像下 BE 的诊断，且与白光胃镜以及激光共聚焦显微内镜都有良好的效果，可以极大地节省病理组织活检及时间成本。但目前的研究中普遍存在所使用的胃镜图像数据数量较少且来源单一的问题[31]，因此虽然目前已取得良好识别效果但仍应关注到其局限性，采用来源范围更广且数量更多的胃镜图像进行人工智能的学习以及验证将会进一步提升其在辅助检测 BE 中的效果。

4.3　辅助消化道早癌及癌前病变的筛查

消化道肿瘤在恶性肿瘤的发病率中比例很高。其中胃癌、食管癌、结肠癌是发病率排名前三的消化道肿瘤。随着内镜技术的发展，早期胃癌、食管癌、结肠癌及有关的癌前病变检出率得到不断提升，也明显提高了胃癌、食管癌及结肠癌患者的长期生存率，改善了患者的预后。这其中，AI 也起到了一定的作用，相关的研究也在不断深入开展中。

4.3.1 结肠息肉检测

结直肠癌仍然是美国癌症相关死亡的第二大最常见原因。美国癌症协会估计，2019 年美国有 51020 例大肠癌患者死亡[32]。但是，有效的大肠癌筛查已显示出可及早发现癌前息肉。腺瘤检出率(adenoma detection rate，ADR)每增加 1%，发展成结肠癌的风险由 6%下降到 3%[33]。但是，结肠镜医师之间的 ADR 差异很大(从 7%到 53%)[34]。

伴随着结肠癌的健康风险，AI 辅助结肠息肉检测成为人们关注的领域。已经开发了多种 AI 算法，可以在结肠镜检查期间实时运行，并且可以通过视觉提示或声音提醒内镜医师息肉的存在。Karnes 等[35,36]开发了一种腺瘤检出模型，可以有效地识别癌前病变。通过从 8641 个筛选结肠镜检查的图像中学习，CNN 的准确度为 96.4%。该 CNN 被证明可以帮助息肉检测，即使对于经验丰富的结肠镜医师也是如此。由三位结肠镜专家(ADR ≥ 50%)审查了 9 段结肠镜检查视频。然后，一位高级专家(ADR ≥ 50%，结肠镜检查例数> 20000)审查了原始结肠镜专家小组和机器学习模型发现的所有息肉，并将每个息肉标记为对息肉的低信度或高信度。在这些视频中，初级结肠镜医师最初鉴定出了 28 个息肉，并将其移除。但是，专家审查小组共鉴定出 36 个息肉，而 CNN 共鉴定了 45 个息肉，而没有遗漏任何独特的息肉。

Tajbakhsh 等[37]开发了一种 CAD 系统来实时检测息肉。使用了混合上下文形状方法，其中，首先从给定图像中去除非息肉结构，然后通过聚焦于具有弯曲边界的区域来定位息肉。该小组报告实时息肉检测灵敏度为 88%。Fernández-Esparrach 等[38]开发了一个 CAD 系统，通过评估息肉边界，并生成与息肉的存在相对应的能量图来检测息肉。在该研究中，纳入了包含 31 个不同息肉的 24 个视频。检测息肉的敏感性和特异性分别为 70.4%和 72.4%。每项研究都展示了一种不同的方法，可以提高结肠镜检查的筛查效率，以鉴定出感兴趣的病变。

4.3.2 胃癌早期检测

胃癌是全世界与癌症相关的死亡的第三大主要原因。常规成像和内窥镜检查很容易遗漏胃癌，尤其是在疾病发生率低且培训受限的国家。胃癌的 5 年生存率与诊断时的胃癌分期高度相关。因此，提高我们早期胃癌的检出率至关重要。许多小组已经开始将 AI 纳入他们的常规操作中，以提高其胃癌的整体检出率。对于内镜医师而言，胃癌具有许多难以描述的视觉特征。为了识别这些细微的发现，

Hirasawa 等[39]使用了 2296 张图像(714 例确诊为胃癌)来开发 CNN,其整体敏感性为 92.2%,仅通过成像即可检测到胃癌。

为了在食管、胃、十二指肠镜检查(esophagogastroduodenoscopy,EGD)过程中定位盲点,Wu 等[40]开发了 WISENSE 系统,这是一种实时 CNN 来检测盲点(blind spots)。胃黏膜的这些盲点,如胃窦和胃底的较小弯曲,可能发生并且可能隐藏病变的区域,是否能发现取决于内镜医师的能力。WISENSE 系统在至少四名内镜医师统一诊断的 34513 张胃部位图像上进行训练,通过识别 EGD 中的这些解剖标志物,以 90.02%的准确度检测出盲点。在单中心随机对照试验中,通过 WISENSE 系统检测到 153 名患者的盲点,而没有 EGD 的对照组为 150 名患者。WISENSE 组的盲点发生率为 5.86%,而对照组为 22.46%,差异有统计学意义。这可能部分是由于 WISENSE 组的平均检查时间更长,平均为 5.03min,而对照组为 4.24min。时间更长一些的原因是 AI 已提醒内镜医师检查盲点。与对照组内镜医师相比,WISENSE 的另一个好处是可以提供更完整的内窥镜影像报告。

放大的 NBI(magnified NBI,M-NBI)已被证明具有较高的早期胃癌检出率。但是,许多内镜医师并未接受过使用 M-NBI 的培训。为了解决这个问题,Kanesaka 等[41]开发了一个 CAD,仅使用 M-NBI 图像即可帮助诊断早期胃癌。使用 M-NBI 识别胃癌的系统的准确度为 96.3%,阳性预测值为 98.3%,敏感性为 96.7%,特异性为 95%。他们的 CAD 处理每张图像的平均速度为 0.41s。

与此同时,Li 等[42]开发了一种基于放大图像增强内窥镜(M-IEE)的早期胃癌逻辑拟人化人工智能诊断系统 ENDOANGEL-LA(逻辑拟人化)。ENDOANGEL-LA 是基于特征提取结合定量分析、深度学习和机器学习开发的。ENDOANGEL-LA 在图像上的准确率(88.76%)显著高于单一深度学习模型(82.77%,$p = 0.034$)和新手(71.63%,$p < 0.001$),与专家(88.95%)相当。ENDOANGEL-LA 在视频中的准确率(87.00%)显著高于单纯深度学习模型(68.00%,$p < 0.001$),与内镜医师的准确率(89.00%)相当。新手在 ENDOANGEL-LA 辅助下的准确率(87.45%,$p < 0.001$)显著提高。内镜医师对 ENDOANGEL-LA 的满意度显著高于单纯深度学习模型。ENDOANGEL-LA 可以在 M-IEE 下诊断早期胃癌,并具有诊断理论具体化、准确率高、可解释性好的特点。它有可能增加内窥镜医师和 CAD 之间的互动性,并提高内窥镜医师对 CAD 的信任和接受度。

幽门螺杆菌会增加患胃癌的风险,但在内窥镜检查中可能很难识别。Itoh 等[43]训练了 CNN,以检测由幽门螺杆菌引起的细微内窥镜特征。他们的 CNN 通过单个内窥镜图像检测到幽门螺杆菌的敏感性和特异性达到 86.7%。Shichijo 等[44]开发了一种类似的 CNN,可在单个内窥镜图像中检测幽门螺杆菌,其灵敏度、特异性、准确性和诊断处理时间分别为 81.9%、83.4%、83.1%和 198s。这些发现与内镜医师对幽门螺杆菌的检出率具有可比性，并具有通过计算机辅助更快地鉴定幽门螺杆菌的额外好处。

确定胃癌浸润的深度对于预后至关重要。但是，仅凭内窥镜检查很难确定胃癌的深度。Kubota 等开发了一种计算机辅助系统，可以从内窥镜图像确定病变的浸润深度。正确的浸润深度的总体准确度为 64.7%。对于 T1、T2、T3 和 T4 分期，基于胃壁浸润的准确性分别为 77.2%、49.1%、51.0% 和 55.3%。这个计算机辅助系统演示了一种通过内窥镜检查确定胃癌浸润深度的新方法[45]。

关于诊断，对胃癌的病理切片进行准确、一致的组织学解释至关重要。为了最大限度地减少观察者和观察者之间的差异，以解释胃活检病理结果，Sharma 等[46]开发了 CNN，他们的 CNN 经过训练可以解释胃癌的组织学图像，胃癌识别的准确度达到 69.9%，坏死检测的准确度达到 81.4%。相似 CNN 的进一步发展可以使胃癌的诊断更加标准化、一致和准确。

4.3.3　食管癌的检测

BE 在传统上难以通过成像检测，连续活检已成为鉴定这种食管病理的金标准。但是，由于 BE 中有不典型增生的细微视觉变化，在内窥镜检查中有相当大的风险错过诊断为不典型增生。在专家和社区内镜医师中，异型增生的检出率(无论是否可以通过肉眼识别出的病灶)仍然高度可变[47]。van der Sommen 等[9]致力于从高清图像开发 CAD 以检测 BE 的增生性病变。该系统由 100 个带注释的内窥镜图像构成，并与专家评分员进行比较。在最终分析中，专家评分员与测试的 CAD 系统相比，始终显示出优异的敏感性和特异性(大于 95% 的敏感性和 65%~91% 的特异性)，并且该系统针对异常增生的每个图像的敏感性和特异性为 83%。尽管没有与非专家进行比较，但这项早期的可行性研究表明，经过足够的培训，CAD 系统最终可以达到美国胃肠内窥镜学会对光学成像技术的每位患者敏感性 90% 或更高的目标。

de Groof 等[48]继续进行 BE 检测 CAD 开发工作。前瞻性收集的 40 例 BE 和 20 例非增生患者的白光成像，由六位专家对 BE 的可疑区域进行划定，专家重叠>50% 的区域是 "sweet spot"，一位专家识别出不典型增生是训练 CAD 的 "soft spot"。通过 CAD，每张图像的准确度为 91.7%，灵敏度为 95%，特异性为 85%。在 100% 的 soft spot 和 97.4% 的 sweet spot 成功进行了同质化，这表明与专家们的评判结果一致。最后，将 CAD 识别的表示不典型增生的 "红色标记" 放置在 89.5% 的 soft spot 和 76.3% 的 sweet spot 内，速度可以达到 1.051s/图像的平均时间，该算法可在白光成像中快速识别 BE。

还有研究小组描述了一种高功能 CNN 的开发，以识别 BE 内的早期肿瘤。通过对 916 例经食管活检证实的早期食管肿瘤或 T1 腺癌的图像进行训练，将该图

像集与等量的无高度不典型增生的 BE 相结合，以创建训练图像集，并分离 458
幅图像进行验证。CNN 可以正确识别 BE 中的肿瘤，其敏感性为 96.4%，特异性
为 94.2%，准确度为 95.4%。发育异常的定位也非常准确。此外，进行预测的速度
远高于 70fps。因此，有可能开发出一种用于实时内窥镜检查中异常发育检测的
CNN 系统[49]。

对于食管癌的检测，Horie 等[50]运用 384 位患者的 8420 张食管癌图像开发了
基于单发多盒检测器框架的 CNN。使用白光和 NBI 的图像，构建的 CNN 可以识
别出 10mm 以上的所有病变，对食管癌的整体检测灵敏度为 98%。Cai 等[51]还开
发了一种识别早期食管鳞状细胞癌的系统。使用来自 746 例患者的 2428 张标准
EGD 白光图像，发现 1332 例内镜组织异常。对所有具有异常视觉发现的病例进
行内窥镜黏膜下剥离术以验证病理，而 3 名经验丰富的内镜医师根据 NBI 图像和
病理结果对图像进行病理注释(2 项分类，其中 1 项验证)。结果显示，CNN 对早
期食管鳞状细胞癌的敏感性、特异性、准确性、阳性预测值和阴性预测值分别为
97.8%、85.4%、91.4%、86.4%和 97.6%，ROC 曲线下面积(area under curve，AUC)为
0.96。与内窥镜医师相比，CNN 的灵敏度，准确性和净现值均高于任何内窥镜医师。

最新研究中，Yuan 等[52]开发了一种 AI 系统，用于检测浅表食管鳞状细胞癌
和癌前病变，并描绘 NBI 下病变的范围。该系统使用了来自 1112 名患者和 1183
个病变的 10047 张静止图像和 140 个视频。在图像检测中，系统在内测和外测中
检测病变的准确率分别为 92.4%和 89.9%。该系统在内测和外测中圈定度的准确
率分别为 88.9%和 87.0%。系统的描绘性能优于初级内窥镜医师，与高级内窥镜
医师相似。在前瞻性临床评价中，该系统表现出令人满意的性能，检测病变的准
确率为 91.4%，划定范围的准确率为 85.9%。

4.3.4　AI 在消化道早癌及癌前病变筛查应用中的限制

人工智能的发展需要人工诊断或图像标签来训练人工智能。从一开始，这便
在系统中建立了固有的偏倚。最糟糕的例子是在一个单一的、非盲法的内镜医师
的帮助下开发的 AI，而研究试图通过盲法或让多个内镜医师对结果进行分类来避
免这种偏倚。

大多数 CAD 或 CNN 系统是在单个中心开发的，因此可能存在总体机构诊断
或选择偏倚，这可能会使更广泛的实施复杂化。由于每个机构都为独特的患者群
体提供服务，当 AI 脱离原始临床环境时，在单个中心开发 AI 会引起人们对偏倚
的担忧。它的行为可能无法预测，并且可能无法保持与以前相同的诊断准确性。
为了使任何当前的 AI 成为通用做法，必须证明它们在各种临床位置和情况下(如
不同的内窥镜检查员、内窥镜设备、临床软件以及可能会发挥作用的其他辅助人
员)始终如一地发挥作用。

开发 AI 系统时，当前的 AI 接口以研究为重点，并且不适合日常使用。有些设备需要其他设备。但是，人工智能的实施和使用需要对内镜医师和支持人员进行额外的培训。这包括对 CNN 在内窥镜检查中经常识别出的误报的理解，尤其是在存在视觉障碍(如肠道准备不佳或成像中气泡过多)时。

4.4　人工智能辅助下消化道内镜检查质量控制

AI 是模仿人类认知功能的机器智能，AI 具有提高医疗诊断和治疗质量的潜力[53]。"深度学习"的灵感来自于人脑中的神经网络，它能够通过一种称为卷积神经网络的多层系统，从医疗数据(即图像、遗传学、医疗记录和大多数组数据)中自主提取和学习特征[54,55]。目前人工智能在结肠镜检查实践中发挥两个主要的初始作用：计算机辅助检测(computer aided detection，CADe)和计算机辅助诊断(computer aided diagnosis，CADx)[56]。CADe 可以将结肠镜检查中漏诊息肉的可能性降到最低，从而提高腺瘤检出率，有可能降低间断性癌的发病率。CADx 可以改善结肠息肉的光学诊断，减少临床上不合理的远端非肿瘤性病变的切除，减少肿瘤性病变的遗漏并适当使用先进的切除方法，如内镜下黏膜下剥离或外科手术。此外，还有计算机辅助监测(computer aided monitoring，CADm)，主要是为评估检查程序和提高内窥镜检查治疗而设计的。

结直肠癌(colorectal cancer，CRC)是全球第三大最常见的恶性肿瘤，也是第四大癌症死亡原因。早期完整切除病变是降低 CRC 发生率和死亡率的可靠措施[57,58]。美国进行的大型队列研究显示，经结肠镜筛查后，CRC 导致的死亡减少了约 70%[59]。目前临床上广泛应用结肠镜检查来监测和切除病变，从而达到预防和治疗结直肠癌的目的。然而，结肠镜检查的质量因医生的专业知识及操作水平而异，实现这一目的需进行高质量的结肠镜检查，欧洲胃肠内窥镜学会和欧洲胃肠病学联合会提供了一份简短的下消化道内镜检查质量评估指标，分别为：肠道准备率、回肠末端到达率、腺瘤检出率、息肉检出率、息肉切除术、并发症发生率、患者体验及肠镜检查时间[60]。人工智能在下消化道内镜的应用中，将在提高息肉或腺瘤病变检出率、提示息肉或肿瘤切除、缩短检查时间提高效率及评价肠道炎症等其他病变等方面发挥重要作用。

4.4.1　计算机辅助检测

一般来说，自动息肉检测装置是通过数字视觉标记或声音提醒内镜医生屏幕上是否有息肉。理想的自动息肉检测工具必须有：①检测息肉的高灵敏度；②低假阳性率；③低潜伏期，可以近实时地跟踪和识别息肉。到 20 世纪 90 年代末，研究成果多是将纹理、颜色或混合分析方法与智能模式分类相结合，以辅助对静态内镜下图像中的病灶进行检测。2003 年，Karkanis 等[61]使用基于小波分解的颜色特征提取方案(color wavelet covariance，CWC)开发了一种计算机辅助检测方法，该方法比以前基于灰度特征或颜色纹理输入的方法具有更高的灵敏度。CWC 方法在高分辨率内窥镜视频帧上显示了 90%的灵敏度和 97%的特异性。2006 年，Iakovidis 等[62]开发了一种模式识别框架，可接受标准低分辨率视频输入，检测准确率超过 94.5%。这些早期的工作是基于静态的内窥镜图像和视频帧的分析，随后的工作重点是将息肉检测方法转换为实时视频分析。2016 年，Misawa 等[63]开发了一个使用混合形状上下文(contextshape)方法的 CADe 系统，利用上下文信息从分析中去除非息肉样(polypoid)结构利用形状信息对息肉进行定位。使用该系统，报告了 88%的实时检测息肉的灵敏度。

4.4.2　计算机辅助诊断

一旦发现病变，计算机分析可以帮助预测息肉的组织学，而不需要组织活检，这一分支有时被称为计算机辅助诊断(CADx)。CADx 可以使用几种光学技术：白光内镜、放大窄带成像、放大彩色内镜、内镜、共聚焦激光内镜、光谱学和自体荧光内镜等。其中，研究最广泛的是放大窄带成像，2010 年，Tischendorf 等[64]首次报道了放大 NBI 的 CADx。在他们的工作之后，一些研究人员在 21 世纪早期开发了 CADx 系统，该系统是基于传统的机器学习方法设计的，用于区分腺瘤和增生性息肉。他们的模型侧重于息肉表面的血管模式，用于腺瘤表征，并显示出大于 90%的敏感性和特异性[65]。随后，Kominami 等[66]在一项前瞻性研究中成功评估了他们的模型，显示了 93.0%的敏感性、93.3%的特异性、93.0%的阳性预测值和 93.3%的阴性预测值。

白光内窥镜检查的 CADx 是最常见的内窥镜检查方式，与其他 CADx 相比，尚未得到广泛研究。Sanchez-Montes 等[67]基于息肉表面模式的 3 个指标(对比度、管状和分支)开发了一个手工预测模型，对小直肠乙状结肠腺瘤的敏感性为 95.0%，特异性为 87.9%，阳性预测值为 82.6%，阴性预测值(negative predictive value，NPV)为 96.7%。激光诱导荧光光谱是这一领域研究的另一种成像方式。Rath 等[68]对 LIF 光谱学 CADx 进行了前瞻性评估，报告了对微小远端腺瘤的 100%敏感性、80.6%特异性、33.3%阳性预测值和 100%阴性预测值。然而，Kuiper 等[69]的另一项研究显示了对微小腺瘤的 83.0%敏感性、59.7%特异性、71.6%阳性预测值和 74.2%阴性预测值。

CADx 的未来应用将包括肠道准备质量的人工智能评估、病灶大小测量、形态学描述、与癌的深层和浅层黏膜下侵袭相关的病变特征的识别、治疗程序的实时指导和自动报告生成。

4.4.3　计算机辅助监测

除了提高息肉或腺瘤的检出率外，确保检查的完整性、监督检查时间和提高黏膜的可视性，也是提高内镜检查总体标准的基础。2019 年，Wu 等[40]构建了一个名为 WISENSE 的系统，用于在食管胃十二指肠镜检查过程中监控实时盲点、计时程序和自动生成照片文档。据报道，WISENSE 检测盲点的准确率为 90.40%。在一项随机对照试验中，与对照组(22.46%)相比，WISENSE 组(5.86%)的 324 名患者的盲点率显著降低。在结肠镜检查领域，Su 等[70]开发了一种自动质量控制系统(AQCS)，用于对结肠镜检查的退出时间进行计时、监督退出检查的稳定性、评估肠道准备和检测结肠直肠息肉。结果表明，AQCS 可以提高腺瘤的检出率(0.289 vs 0.165)。此外，AQCS 组保证了停药时间(7.03min vs 5.68min)，并提高了充足的肠道准备率(87.34% vs 80.63%)。因此，人工智能有可能被用来减小内窥镜医生技术技能的差异，包括检查彻底性和检查时间，从而提高日常内窥镜检查的质量。

4.4.4　展望

消化道疾病表现除了息肉、肿瘤样改变外，常见的还有炎性改变，如溃疡性结肠炎、克罗恩病等。以溃疡性结肠炎为例，目前认为内镜下黏膜愈合是治疗溃疡性结肠炎的最终目标。但最近有研究表明，持续的组织学炎症达到愈合的程度，与临床恶化和内镜下病变黏膜外的结肠直肠发育不良的风险增加相关[71]。然而，依靠传统的白光内镜检查无法可靠地识别持续的组织学炎症。基于此，Maeda 等[72]开发并评估了一个计算机辅助诊断系统，使用细胞内镜(520 倍超放大内窥镜)预测持续的组织学炎症，并使用测试图像集评估计算机辅助设计系统的准确性，得到了 74%的敏感性、97%的特异性和 91%的准确性。

人工智能和计算机辅助设计技术为结肠镜检查带来了巨大的希望。基于人工智能的软件可以在未来分析视频结肠镜检查，不仅支持病变检测和表征，还可以评估技术质量。通过提供实时反馈，提高腺瘤检出率、指导治疗决策和减少结肠镜检查质量显著差异。

4.5　辅助检测结直肠息肉

4.5.1　研究背景

1. 结直肠息肉流行病学

结直肠息肉是结直肠黏膜上突向肠腔的隆起性病变,根据息肉外观可描述为：菜花样息肉、乳头状息肉、桥状息肉、广基息肉、带蒂息肉等；根据组织学分类则可分为腺瘤性息肉、炎症性息肉、错构瘤型息肉、增生性息肉等，其中腺瘤性息肉是最常见的结直肠息肉。结直肠息肉大多无明显临床症状，仅在进行临床操作如肠镜、钡灌肠或者尸体解剖中偶然发现。结直肠息肉在西方国家发病率较高，男性高于女性，在超过 70 岁的人群中发病率可超过 50%。在年轻人群中结直肠息肉大多发生于左半结肠，尤其是乙状结肠，随着年纪的增长，发生于右半结肠的概率相应增高，发生于横结肠的概率相对较低。研究显示，结直肠息肉的发病还与 BMI、饮食环境、生活方式、血脂异常等密切相关。高龄、高脂血症、幽门螺杆菌感染、便秘、吸烟、饮酒都是结直肠息肉发病的独立危险因素，而高龄、高脂血症、饮酒是腺瘤性息肉的独立危险因素[73]。

2. 结直肠息肉检查的重要性

结直肠癌是世界范围内常见的恶性疾病，也是第四大导致癌症相关死亡的原因。大多数 CRC 源于腺瘤性息肉的恶性转化，这一过程虽进展缓慢，平均至少需要 10 年时间，但鉴于腺瘤性息肉的起病隐匿性，借助有效的手段对腺瘤性息肉进行筛查对 CRC 的早期预防与诊断，进而减少 CRC 的发病率和提高 CRC 患者的生存率尤为重要。结肠镜检查作为首选的 CRC 筛查手段，可以早期发现并摘除息肉，显著降低 CRC 的发病率和死亡率。

3. 结肠镜检查息肉现状

在内镜检测肠息肉的过程中，由于受到肠道准备、仪器镜头分辨率，以及内镜医生经验及技术差异等的影响，各种类型的息肉都可能会被遗漏而造成漏诊，尤其是与肠壁颜色相似、形状扁平、体积较小的息肉。研究显示全部息肉、腺瘤性息肉、直径大于或等于 5mm 的息肉、直径大于或等于 5mm 的腺瘤性息肉和进展期息肉的漏诊率分别为 28%、20%、12%、9%和 11%，整体的息肉漏检率达到了 22%。目前已有大量的研究通过提高肠道准备的质量、增大肠黏膜的暴露、改进肠镜检测的装置等，期待提高结直肠息肉的检测率，但是由漏检息肉而引发的结直肠癌症仍不容小视。同时不同的息肉后期治疗方法不同，预后也不同，因此，通过开发 AI 辅助诊断技术以改善结肠镜下息肉检测成为内镜研究领域的新热点。

4.5.2　人工智能辅助检测结直肠息肉研究进展

基于增强成像在体内对息肉进行实时分类技术是否可取代组织病理学尚在实践与检验中，且由于受到观察者差异性的影响，目前只满足由少部分专家设置的被大众接受的标准。目前已有大量研究开发了对息肉进行实时检测并对息肉特征进行分类的软件，也可提供对检测技术的反馈。人工智能在辅助诊断结直肠息肉中的应用可大大提高息肉的检出率，并减少由内镜操作医生技术差异等各种原因造成的息肉检出率的差别，同时在不需要对预测规则进行特定编程的情况下，实现自动从数据中学习并提高检测程序的性能。

1. 人工智能辅助结直肠息肉诊断的研究进展

人工智能在结直肠息肉诊断的早期工作由工科领域的科学家领导，专注于以息肉特征如颜色、纹理、与周围黏膜的差异来指导设计程序，性能最佳的模型可达到 93.6%的灵敏度和 99.3%的特异度，但是息肉颜色的大幅变化和结肠镜检查时的灯光条件限制了模型的广泛应用。后有学者根据息肉的椭圆形状开发了其他检测程序，但这种仅仅基于息肉形状的系统容易将肠腔内其他肠道结构或者人工器材等误检为息肉。于是有学者利用改进的程序检测了随机选择的 53 个视频，通过提取息肉的边界特征并持续跟踪息肉，达到了 97.7%的正确率。他们使用虚假警报总数占被测视频总数的比例这一评价指标来评估误报率，这一系统可在接近实时状态下运行但是产生了平均每个视频 36.2 次的误报[74]。近期开发的系统则将息肉形状和边界特征相结合，使用自由响应接收器在私有图像数据集实现了 48%的灵敏度，在公共数据集中达到了 88%的灵敏度，平均大概每一帧 0.1 次误报。由于目前可使用的公共数据集普遍存在息肉数量少、形态相对单一的特征，且公共数据集缺少无息肉的阴性图像，这些不足之处可导致检测系统在私有和公共数据集的检测中存在显著性能差异，也大大降低了检测系统的可信度，限制了它们的广泛使用。后来的研究者慢慢克服了这些缺点，提取了图像描述符的数据来代表息肉，开发了深度学习系统。深度学习模型是从人脑和神经元突触中得到灵感创建的依赖于人工神经网络模型，以一种可训练的方式和信息化特征对特定任务呈现最佳数据。对于图像分析，目前最佳的结果是通过卷积神经网络(CNN)实现的。CNN 由多层简单计算机节点，通过复杂的连接来模拟人类视觉皮层的动作，可实现越来越高级功能的学习过程。其中早期的深度学习系统在评估从 35 个视频中提取的 11802 个图片训练集的过程中实现了 86%的灵敏度和 85%的特异度[75]，近期，Urban 等[76]从超过 2000 个患者的内镜视频中挑选了包含 4088 个息肉的图片和 4553 张不包含息肉的图片，交叉验证了另一个深度学习系统，得到 96.4%的准确度，ROC-AUC 为 0.991。另有研究提出了一种基于卷积神经网络的无锚点(anchor-free)目标检测算法，该算法在图像级别上实现了 99.36%的准确率和 96.44%的召回率，更为重要的是，该算法还能够同时满足视频处理的超实时要求(算法处理帧率高于内窥镜采集帧率)，同时拥有基于该算法的临床产品(图 4.3)[77,78]。

2. 人工智能辅助结直肠息肉分类的研究进展

AI 辅助目前大部分使用高级成像模式如 NBI、内镜和激光器自体荧光系统等来对结直肠息肉进行分类。

1) 基于 NBI 的 AI 辅助技术

Tischendorf 等[64]最早使用基于放大 NBI 的变焦内镜放大图像来进行 AI 辅助下的结直肠息肉分类。这一算法分析了取自 128 个患者的 209 个息肉，所有的图

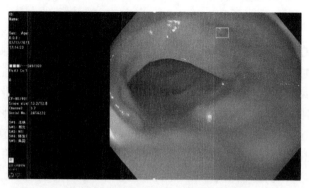

图 4.3　深度学习系统辅助检测息肉

片都经过更容易区分血管和息肉表面特征的预处理，使用三种血管特征来进行分类：平均血管长度、血管周长和血管平均亮度。这项研究与病理金标准相比，在区分内镜图片中的瘤性息肉和非瘤性息肉取得了 90%的灵敏度和 70.2%的特异度，但精确度不如内镜医生。后来他们改进算法分析 434 个微小息肉得到了 95%的灵敏度和 90.3%的特异性，表现明显优于普通内镜医生且与内镜专家持平。转移学习系统可将在某一个数据库上训练所得结果进行调整后用于另一个相关性较弱的数据库进行计算，因此当待计算的数据库较小时也不受限制，只需满足小数据集也为在白光条件下变焦显微镜 NBI 成像形成的图片。这一系统在息肉分类上表现最好时达到85.9%的准确率、87.6%的灵敏度、87.3%的阳性预测值，优于内镜医生在同一数据集上的表现。同时这一系统也可对放大 NBI 图片中的小息肉进行瘤性息肉和增生性息肉的分类，达到了 96.3%的灵敏度、78.1%的特异度、90.1%的正确率和 89.6%的阳性预测值，这一表现优于初级(<1 年)内镜医生但不如内镜专家，但是在诊断速度上，这一系统在同一条件下比初级内镜医生和内镜专家都能更快地检出息肉。Byrne 等将 NBI 与 CAD 结合，检测了 106 个微小息肉，发现腺瘤的灵敏度为 98%，特异性为 83%，阴性预测值为 97%，阳性预测值为 90%[79]。

2) 基于放大色素内镜的 AI 辅助技术

靛胭脂或紫罗兰可通过内镜下直接喷洒(直接)或口服溶液(间接)对结直肠黏膜进行染色，从而帮助放大内镜识别结直肠息肉的表面结构，有助于更高精度地对息肉的病理类型进行预测，这一方法依据色素的特点采用对比法或吸收法进行观察，可帮助内镜专家实现最高 97.8%的灵敏度和 91.4%的特异度[80]。这一技术通常使用的两种方法是点结构定量分析和整个内镜图片的质地分析。Takemura 等[81]使用第一种方法得到 98.5%的精确度，也有研究使用第二种方法来对息肉进行分类，但目前两种方法都缺乏进一步的临床验证。

3) 基于 CAD 与细胞内镜结合的 AI 辅助技术

CAD 与细胞内镜结合的系统可自动提取核区域染色亚甲蓝再对细胞核特征

进行定量分析，这一系统在诊断细胞瘤性改变时可得到 89.2%的精确度。后来的分类器在这一诊断性算法的基础上添加了对息肉的质地分析,诊断能力大大提高,从而可以输出对图片中息肉的预测病理类型以及诊断概率[82,83]。这一系统与 NBI 结合后，不再需要事先染色，而更依赖于息肉表面的微血管分析，准确率达到了90.0%[84]。除了区分瘤性息肉与非瘤性息肉以外，这一系统也被用来诊断侵袭性肿瘤并得到了 89.4%的灵敏度、98.9%的特异度、94.1%的正确率、98.8%的阳性预测值和 90.1%的阴性预测值。

4) 基于共焦显微内镜的 AI 辅助技术

目前为止共有四项研究评估了与共焦显微内镜结合的 AI 辅助技术，其中两项用于息肉的自动化病理预测[85,86]，两项专注于定量化图像的质量控制，可更好地帮助内镜医生解释内镜图像[87,88]。前者在区分腺瘤和其他息肉达到了 89.6%的准确率，区分侵袭性肠癌和正常黏膜达到 84.5%的准确率。这些研究均有待在将来进行临床验证。

5) 基于激光诱导自体荧光内镜的 AI 辅助技术

激光诱导自体荧光光谱学可通过将光纤植入活检钳中来对结直肠息肉进行光活检。光纤发射出的激光被组织吸收，计算机算法进而分析来自息肉产生的自体荧光信号从而在体内预测息肉的良恶性。这一系统在包含 137 个小息肉的前瞻观察性研究中达到了 84.7%的正确率、81.8%的灵敏度、85.2%的特异度 96.1%的阴性预测值。

6) 人工智能辅助检测内镜系统质量评估进展

AI 辅助技术也可用于实时肠镜视频的质量分析和反馈。Zhang 等[89]提出了一种实时内窥镜异物检测算法，该算法采用了先进的卷积神经网络模型算法，并针对内窥镜中常见的异物目标进行了标记和训练，通过实时检测和统计内窥镜术中检测到的异物，可以评估出肠胃镜环境的洁净程度，用以提高手术过程中的安全性和成功率。Filip 等[90]设计的软件可在三个方面提供自动化的结果：①图像质量的实时视觉反馈，包括图片的模糊性和图像推进速度；②操作后的统计分析，包括足够可视化的时间百分比和退镜时间；③肠道准备的自动评价。Stanek 等[91]创建了另一个针对肠镜视频的实时图像反馈分析系统，这一系统使用一个反馈机制，在这一机制中图像被分为四个象限并保证每一个象限都被检查到从而提高肠镜检查的质量。具体图像分析程序如下：①模糊帧检测(区分有效帧与无效帧)；②实时粪便检测；③通过计数退镜时的肠管圈数来评估内镜检查的质量[92]。

7) 人工智能辅助相关的前瞻性研究

Kominami 等[93]设计了前瞻性研究，使用来自 41 个患者共 118 个结直肠息肉来评价基于放大 NBI 的 CAD 模型，达到了 93.2%的准确率和 93.3%的阴性预测值。Mori 等[94]进行了一项较大规模的前瞻性研究，纳入 791 个患者共 466 个微小息肉来探讨与内镜结合的 CAD 系统的有效性，得到直乙微小腺瘤的阴性预测值为 93.7%。最近有 meta 分析[95]纳入了 5 项随机对照实验，总共包括 4311 个患者，发现结合了 CAD 系统的肠镜比普通肠镜在检测全部息肉以及微小腺瘤性息肉方面都具有明显的优势。Rath 等[96]纳入 27 个患者共 137 个微小息肉，评价了与激光诱导荧光内镜结合的 CAD 的性能，检测腺瘤性息肉的阴性预测值为 96.1%。但是这同一个系统在另一项研究中检测微小腺瘤只报告了 73.5%的阴性预测值[97]，在一项前瞻性串联研究中，CADe 肠镜也可显著降低内镜医生对腺瘤的漏诊率[98]。

4.5.3　结论与展望

　　AI 诊断系统以其高效性、高度一致性和高准确性在辅助内镜医生对结直肠息肉进行诊断与分型展现出了巨大的潜力。在此基础上如何增大诊断系统开发过程中的训练和验证数据集的数量和维度，提高内镜专家对数据集的标记质量，寻找高度一致性的性能评价指标，都值得进一步关注。同时 AI 辅助诊断系统的性能也可因操作员的退镜速度和观察质量而异。在进行大量临床实验验证 AI 系统有效性的基础上，如何加速并推广 AI 辅助诊断系统的临床广泛应用，需要临床医生和计算机专家的共同协作和努力。克服这些挑战，AI 辅助诊断系统有望在将来开启内镜检测结直肠息肉新纪元。

4.6　人工智能辅助胶囊内镜检查质量控制

4.6.1　胶囊内镜的用途及对 AI 的需求

　　无线胶囊内镜(wireless capsule endoscopy，WCE)，经历十余年的发展，已经成为消化道疾病的重要检查手段，随着胶囊内镜的不断进步，除了应用于小肠疾病方面的诊断，胶囊内镜还可应用于胃、结肠，甚至食管疾病的检查。通过胶囊内镜在消化道的可视化成像，使许多小肠疾病如隐性消化道出血、克罗恩病、小肠息肉、乳糜泻等，得到更好的诊断，也使得不能耐受胃肠镜检查的患者，有更好的选择[99-108]。

　　胶囊内镜图像数据是由胶囊摄像头以 2~35 帧/s 的速度拍摄获取，每次长达 10~12h 的检查过程中产生约 6 万张图像数据，而这些大量的图片均需要由医生来读取诊断信息，占用医生大量阅片时间，易产生疲劳进而增加漏诊率。因此，多项基于人工智能的图像处理技术不断在胶囊内镜领域被尝试，这些人工智能技术帮助用于胶囊定位与疾病辅助诊断，提高图像质量，并减少医生的工作量，提高阅片效率及准确率。使胶囊内镜的临床应用得到了更大进展。

4.6.2　图像处理的 AI 技术

图像处理的目的除了加强图像，使图像显示更清晰以外，还可以发掘图像中更多的信息；人工智能还可以通过分析图像来进行模型定位；同时判别病变的性质，自动识别图像，提高诊断效率。图像处理的方法包括对图像帧进行自动检测处理时采用的传统机器学习方法和神经网络方法，还有图像加强、深度学习、定位模型等技术。

1. 传统机器学习方法

1) SVM 方法

SVM 可以解决样本数较少、非线性和高维数模式识别问题中避免计算量爆炸增长和过拟合问题。SVM 是一种二分类模型，他的基本模型是定义在特征空间上的间隔最大的线性分类器。当 SVM 应用该技巧时，就可成为一种实质上的非线性分类器。

例如，当检测小肠息肉与溃疡时，将原始 RGB 内窥镜图像转换为 HSV 颜色模型，并对处理过后的图像进行对数 Gabor 滤波处理，从而创建图像的二进制分割。对于获得的二进制黑白图像，可以选择完全被黑色像素包围的白色像素，并将其定义为病理候选区域。根据所选区域可以对原 RGB 图像进行分割，对得到的分割区域提取 RGB 值和纹理信息，这样就可以得到对应一张肠道内窥镜图的相关数据。针对这种数据，训练出对应问题 SVM 分类器。预测时只需将预测图像同样进行上述处理，并输入 SVM 分类器中，就可以完成分类任务。

2) K 最邻近分类算法

在针对肠道出血检测问题上就可以用到 KNN 分类算法。肠道出血时，图像内颜色会发生很大变化，因此可以利用颜色特征来完成分类任务。根据胶囊内镜所传回的图像，可以对其进行像素级别的分析。该过程利用了内窥镜图像的颜色信息，降低了颜色特征的维数。然后，将图像中的每个点的三维颜色数据映射到最近的视觉单词，计算每个视觉单词的数量，得到一个直方图，在 K 大小的颜色簇中加宽视觉单词并计算出其出现的频率。利用该方法，将内窥镜图像描述为基于词的颜色直方图，便可根据直方图的数值利用 KNN 进行分类任务。

3) RUSBoost 算法

RUSBoost 是一个针对不平衡数据集的算法，顾名思义，其主要由 RUS(random undersampling)与 Boost(Adaboost.M2 算法)两部分组成。该算法过程首先为所有样本设置归一化的样本权重，并迭代地选择随机训练集，根据被选择的训练集训练出一个弱分类器，计算一轮迭代误差后更新权重。当迭代完成后即可输出继承分类器。

该方法可以应用于检测肠道内是否存在钩虫图像。对于获得的内窥镜图像来说，视野通常对比度较低，整体场景较暗，因此可以使用引导滤波器来增强内窥镜图像。与周围黏膜相比，钩虫的身体呈现较亮或较暗的图案，同时钩虫具有不同的方向和不一致的宽度，因此可以使用多尺度双匹配滤波器来检测内窥镜图像中的管状区域。基于非线性系统可以由多个分段线性化系统建模的理论，提出了分段平行区域检测来检测平行边缘。边缘具有不同的长度，呈现出不规则的形状和不同的混合方向。通过将弯曲区域扩展和拉伸成平坦和规则的区域来校正平行边缘，以便于后期的特征提取和模式学习。然后提出平均亮度直方图来表示不同物体的亮度模式，包括亮度对比度、亮度形状和中心宽度。为了解决数据不平衡的问题，采用机器学习算法Rusboost 对 WCE 图像进行分类，并对每幅图像输出是否含有钩虫的判断[107]。

2. 传统卷积神经网络方法

在医学领域，有很多病理在 CNN 应用的图像识别算法下的快速诊断可以达到与专业医生相当的水平。可以利用现有带有标签的数据库对一些常见肠道病理(炎症、溃烂、息肉、淋巴管扩张、出血、血管疾病、突出病变、淋巴滤泡增生、憩室、寄生虫等)进行 CNN 的训练，然后将训练好的网络对不带有标签的病理图像进行测试，从而得到最后整个网络的判类精度，最后再针对问题进行网络微调，即可得到一个较为完善的病理判类网络。图 4.4 为传统 CNN 结构示意图。

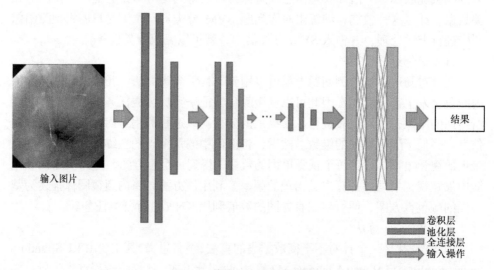

卷积层
池化层
全连接层
输入操作

图 4.4　传统 CNN 结构示意图

3. 改进卷积神经网络方法

在传统 CNN 的基础上，不断有很多改进结构的神经网络。其中比较有名的网络有：AlexNet、VGGNet、GoogLeNet、ResNet 等。面对特殊型需求，通过开源网络，用已有的数据集去训练属于特殊问题的权值函数，并执行预测任务。还可以利用迁移学习方法，对预训练好的网络针对性地增删修改网络结构，微调权重值，从而达到现实需求。卷积神经网络技术对图片的分类准确率能达到 95%。然而，仍需要大量的数据集来避免过度拟合问题。

在使用改进 CNN 对肠道内镜图像进行自动解剖分类上早已有人证实了是确实可行的。研究者使用具有 22 层神经网络结构的 GoogLeNet 网络，结合 Caffe 深度学习框架，运用反向传播算法，有效地计算网络中所有权重的梯度。为了确保所有图像均与 GoogLeNet 兼容，研究者将每个图像的大小调整为 244×244 像素[102]。

经过训练的 CNN 系统为每幅图像创建了一个概率分数(PS)。范围为 0～100%，它显示了给定图像属于每个解剖分类的概率。PS 最高的类别被用作 CNN 的最终分类(分类为喉、食管、胃上部、胃中部、胃下部和十二指肠)，图 4.5 为整个实验的流程示意。

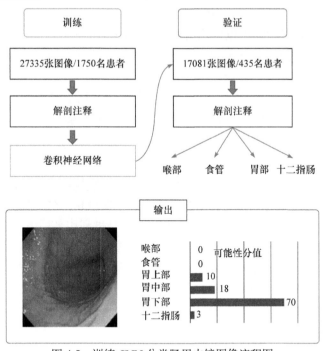

图 4.5　训练 CNN 分类肠胃内镜图像流程图

4. 图像加强技术

1) 降噪技术

胶囊内镜拍照时是通过无线传输的方式将低分辨率和低帧的照片传导至体外记录仪，图像质量的衰减会增加诊断的难度。出现噪声图片是图片系统里不可避免的问题，需要后期计算机的修正。减少噪声，同时保持图像的细节是对胶囊内镜图像的要求。计算机可以通过图像处理修正胶囊内镜的这些问题。经典的降低噪声方法，包括使用双边滤镜和高斯模糊过滤器，但可能会产生错误或不正常的胶囊内镜图片。有很多其他图像校正的过滤方法，包括非局部均值滤波器、自适应中值(AM)过滤器、模块匹配和 3D 过滤、K 邻近算法等图像校正能力。特别是 AM 滤波器，对脉冲噪声的抑制效果更突出。双密度双树复小波变换(double density dual-tree complex wavelet transforms，DDDT-CWT)图像降噪方法是指首先把图像转换成图像色彩编码(YCbCr)的颜色空间，然后应用基于 DDDT-CWT 的灰度降噪方法分别针对每种色彩，是一种有效的降噪方法。

2) 清晰处理技术

胶囊内窥镜通常装有鱼眼镜头，这是一种小景深的镜头。由于胶囊内镜的光源暗同时电量有限，视野较浅，经常会拍到模糊的图像。相机的快速运动与低帧率以及镜头对焦的使用不当会造成图像模糊。使用单调快速迭代收缩/阈值结合快速梯度投影的技术算法，在仿真结果中证实能改善胶囊内镜图片的峰值信噪比。此外，模糊的视频帧可以使用由附近对齐的合成补丁合成清晰的帧。胶囊内镜在由于尺寸的限制，数据传输受到影响，需要应用有限的光学或成像传感器捕获更高分辨率的图像。计算分辨率增强后的图像有助于获取精确信息。这种算法带来了优越的图像超分辨率技术。自适应字典学习技术是指通过选择相关的标准化补丁，可以有效地恢复胶囊内镜图像的纹理和边缘。

5. 深度学习技术

深度学习图像可以提供更多的信息。常用的内窥镜成像系统没有深度信息的平面图像，所以需要通过计算机来获得内窥镜图像分析。各种信号，包括焦点、阴影和运动均可以用于深度计算。X 变形技术就是指利用各种类型的信号来计算。形状-阴影技术应用于胶囊内镜图像计算，可以重建三维视频以突出影像的特征。运动成像技术可以通过输入视频序列，恢复摄像的运动和几何结构，这种方法可以用来重建三维图像。最近开发的有立体视觉的胶囊内窥镜能准确估计胃肠道的深度图。双镜头的新型胶囊内镜可用于测量绘制三维的肠结构，还可以精确测量肠病变的大小。

6. 三维重建技术

胶囊内窥镜图像的三维(3D)重建的研究已经尝试了很长时间，以获得关于小肠结构的更多信息。关于该领域方面的研究手段主要先从胶囊内镜图像得出 3D 图像的表示算法入手，这一类算法统称为三维重建技术(shape-from-shading，SfS)

技术。单纯使用相机捕捉表面会移除深度信息,而 SfS 技术试图从给定的二维(2D)图像中再现缺失的深度信息。图 4.6 为 SfS 技术的大致应用流程[108]。

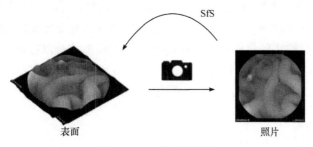

图 4.6　SfS 技术示意图

基于目前的研究水平,SfS 主要有 4 种算法(蔡氏算法、丘蒂算法、托雷奥算法和巴伦算法)。从现有实验结果来看,在使用 4 种较为有效的 SfS 算法测试 54 张图像的实验中,蔡氏算法的表现优于其他算法(在 45/54 图像中被选为最佳),其次是丘蒂算法(在 7/54 图像中表现最佳的 SfS)和托雷奥算法(在 1/54 图像中);有一个单独的图像,每个评审者选择(作为最佳表现)不同的三维表示算法。值得注意的是,巴伦算法没有一次被选为最佳性能。

7. 定位模型技术

胶囊内镜下病变的定位对于后续的临床决策非常重要。通过外部传感器阵列可以确定胶囊内镜在腹腔内的三维位置,但不能显示胶囊内镜的管腔内定位。所以,对胶囊内镜的轨迹进行跟踪,并通过测量其与肠道定位标志结构的距离,可以帮助确定其在肠腔内的位置。图像颜色和内容的分析可以帮助胶囊内镜视频区分特定区域,评估胶囊内镜的运动、旋转和位移。

肠道是一个动态的、持续蠕动的环境。它的内表面也有许多没有纹理的区域。即时定位和地图构建可以帮助解决这个难题。对极几何技术可以实现对器官定位点的示踪技术。使用两种不同的视角来观察定位点,或许可以成功构建器官的计算机图像。此外,基于非刚性映射融合的地图构建方法也显示了较高的准确度。通过分析形状和阴影,基于视觉的即时定位和地图构建方法可以为胶囊内镜图像增加深度信息。

4.6.3　AI 方法在胶囊内镜检查中的应用与进展

目前胶囊内镜在消化道中的应用包括:小肠胶囊内镜、食管专用胶囊内镜、结肠专用胶囊内镜以及胃专用胶囊内镜,其中胃胶囊内镜刚进入临床应用,对胃部疾病的诊断价值有待进一步研究证实。胶囊内镜领域的 AI 应用主要聚焦在小肠病变,食管、胃与胶囊内镜辅助技术相关文献发表较少,最近也有研究集中在结肠胶囊内镜的人工智能应用,主要是通过卷积神经网络来协助评估结肠清洁度,以及息肉及肿瘤的检出[109]。

目前小肠胶囊内镜检查推荐的主要适应证包括:①不明原因消化道出血;②不明原因缺铁性贫血;③疑似克罗恩病或监测并指导克罗恩病的治疗;④疑似小肠肿瘤;⑤监控小肠息肉病综合征的发展;⑥疑似或难以控制的吸收不良综合征(如乳糜泻等);⑦检测非甾体类消炎药相关性小肠黏膜损害;⑧临床上需要排除小肠疾病者。具体的 AI 方法在胶囊内镜中的应用体现在以下几个方面。

1. 小肠出血

AI 方法在小肠出血的胶囊内镜图片处理技术主要包括:颜色光谱转换、多层感知元网络(multilayer perceptron,MLP)、概率神经网络、SVM、CNN、联合对角化主成分分析等。

2. 炎性病变

克罗恩病可以累及小肠,胶囊内镜可作为小肠检查的辅助方式,目前 AI 在克罗恩病小肠病变的检查方法主要包括 SVM。此外,小肠的炎性病变还包括消化性溃疡、小肠溃疡、乳糜泻等。SVM 是应用最多的 AI 方法之一,多项研究显示,对于克罗恩病的诊断准确率达到 80.2%～100%,敏感性和特异性达到 80.0%～95.2%/92.4%～93.6%。对于消化性溃疡及小肠溃疡,有使用 5 倍或 10 倍交叉验证的验证方法,准确率达到 86.5%～92.7%,敏感性和特异性分别为 84.5%～96.6%/88.6%～93.5%。

3. 肿瘤性疾病

小肠肿瘤相对罕见,仅占消化道肿瘤的 3%。良性小肠病变包括脂肪瘤、淋巴管瘤、平滑肌瘤、神经纤维瘤、结节性淋巴样增生和腺瘤,其中许多都具有恶变潜能。一些息肉综合征也与小肠息肉相关,胶囊内镜在小肠肿瘤中的诊断价值越来越得到重视。目前应用于肿瘤检查的 AI 方法包括:SVM、MLP、CNN、ANN等方法。

4. 寄生虫

目前小肠寄生虫的检测主要为钩虫的诊断,AI 方法的应用有深度检测等。有研究提出了一种专门检测钩虫病的深度钩虫检测框架,该框架同时识别了钩虫的视觉外观和管状特征。从 11 例患者的 440000 幅图像中,检出病变的准确率和敏感度分别为 88.5%和 84.6%。相比 AlexNet 和 GoogLeNet 算法,前者准确率更高(分别为 96.0%和 93.7%),但灵敏度较低(分别为 48.1%和 77.1%)。

4.6.4 不足与展望

随着人工智能技术的飞速发展，各种各样的 AI 算法也在不断发展，以期能凭借其优异与强大的运算能力，不断提高诊断准确性，解放医生劳动力。胶囊内镜这种庞大的数据更需要人工智能技术的帮助。目前胶囊内镜相关人工智能技术还处于试验阶段，主要是因为：①需要大数据量来训练；②缺少前瞻性的临床研究，其诊断性能和可靠性有待进一步证明。未来的人工智能技术将致力于智能诊断、远程诊断、质量控制等方面，除了辅助诊断与识别，胶囊全消化道多病种人工智能辅助识别算法也是未来发展方向，胶囊内镜检查在临床应用中本来就有无创、无痛、便捷等优势，如果能提高诊断效率，则对临床医生有极大的帮助，还能解放劳动力。未来如何让 AI 实现正确、有效、恰当的训练过程，是每位从事相关领域工作的临床医师需要思考的问题。

参 考 文 献

[1] Esteva A, Kuprel B, Novoa R A, et al. Dermatologist-level classification of skin cancer with deep neural networks[J]. Nature, 2017, 542(7639): 115-118.

[2] Ehteshami B, Veta M, Johannes P, et al. Diagnostic assessment of deep learning algorithms for detection of lymph node metastases in women with breast cancer[J]. The Journal of the American Medical Association, 2017, 318(22): 2199-2210.

[3] Gulshan V, Peng L, Coram M, et al. Development and validation of a deep learning algorithm for detection of diabetic retinopathy in retinal fundus photographs[J]. The Journal of the American Medical Association, 2016, 316(22): 2402-2410.

[4] Yeung S, Downing N L, Li F F, et al. Bedside computer vision - moving artificial intelligence from driver assistance to patient safety[J]. The New England Journal of Medicine, 2018, 378(14): 1271-1273.

[5] Menon S, Trudgill N. How commonly is upper gastrointestinal cancer missed at endoscopy? A meta-analysis[J]. Endoscopy International Open, 2014, 2(2): e46-e50.

[6] Sharma P, Hawes R H, Bansal A, et al. Standard endoscopy with random biopsies versus narrow band imaging targeted biopsies in Barrett's oesophagus: A prospective, international, randomised controlled trial[J]. Gut, 2013, 62(1): 15-21.

[7] Curvers W L, van Vilsteren F G, Baak L C, et al. Endoscopic trimodal imaging versus standard video endoscopy for detection of early Barrett's neoplasia: A multicenter, randomized, crossover study in general practice[J]. Gastrointestinal Endoscopy, 2011, 73(2): 195-203.

[8] Kara M A, Smits M E, Rosmolen W D, et al. A randomized crossover study comparing light-induced fluorescence endoscopy with standard video endoscopy for the detection of early neoplasia in Barrett's esophagus[J]. Gastrointestinal Endoscopy, 2005, 61(6): 671-678.

[9] van der Sommen F, Zinger S, Curvers W L, et al. Computer aided detection of early neoplastic lesions in Barrett's esophagus[J]. Endoscopy, 2016, 48(7): 617-624.

[10] Swager A F, van der Sommen F, Klomp S R, et al. Computer aided detection of early Barrett's neoplasia using volumetric laser endomicroscopy[J]. Gastrointestinal Endoscopy, 2017, 86(5):

839-846.

[11] Quang T, Schwarz R A, Dawsey S M, et al. A tablet-interfaced high-resolution microendoscope with automated image interpretation for real-time evaluation of esophageal squamous cell neoplasia[J]. Gastrointestinal Endoscopy, 2016, 84(5): 834-841.

[12] Shimizu Y, Omori T, Yokoyama A, et al. Endoscopic diagnosis of early squamous neoplasia of the esophagus with iodine staining: High-grade intra-epithelial neoplasia turns pink within a few minutes[J]. Journal of Gastroenterology and Hepatology, 2008, 23(4): 546-550.

[13] Muto M, Minashi K, Yano T, et al. Early detection of superficial squamous cell carcinoma in the head and neck region and esophagus by narrow band imaging: A multicenter randomized controlled trial[J]. Journal of Clinical Oncology, 2010, 28(9): 1566-1572.

[14] Kodashima S, Fujishiro M, Takubo K, et al. Ex vivo pilot study using computed analysis of endo-cytoscopic images to differentiate normal and malignant squamous cell epithelia in the oesophagus[J]. Digestive and Liver Disease, 2007, 39(8): 762-766.

[15] Shin D, Protano M A, Polydorides A D, et al. Quantitative analysis of high-resolution microendoscopic images for diagnosis of esophageal squamous cell carcinoma[J]. Clinical Gastroenterology and Hepatology, 2015, 13(2): 272-279.

[16] Miyaki R, Yoshida S, Tanaka S, et al. Quantitative identification of mucosal gastric cancer under magnifying endoscopy with flexible spectral imaging color enhancement[J]. Journal of Gastroenterology and Hepatology, 2013, 28(5): 841-847.

[17] Miyaki R, Yoshida S, Tanaka S, et al. A computer system to be used with laser-based endoscopy for quantitative diagnosis of early gastric cancer[J]. Journal of Clinical Gastroenterology, 2015, 49(2): 108-115.

[18] Kanesaka T, Lee T C, Uedo N, et al. Computer-aided diagnosis for identifying and delineating early gastric cancers in magnifying narrow-band imaging[J]. Gastrointestinal Endoscopy, 2018, 87(5): 1339-1344.

[19] Kubota K, Kuroda J, Yoshida M, et al. Medical image analysis: Computer-aided diagnosis of gastric cancer invasion on endoscopic images[J]. Surgical Endoscopy, 2012, 26(5): 1485-1489.

[20] Hirasawa T, Aoyama K, Tanimoto T, et al. Application of artificial intelligence using a convolutional neural network for detecting gastric cancer in endoscopic images[J]. Gastric Cancer, 2018, 21(4): 653-660.

[21] 张祥宏. 胃食管反流病、Barrett 食管和食管胃交界腺癌病理诊断共识[J]. 中华病理学杂志, 2017, 46(2): 79-83.

[22] Liu T, Zheng H, Gong W, et al. The accuracy of confocal laser endomicroscopy, narrow band imaging, and chromoendoscopy for the detection of atrophic gastritis[J]. Journal of Clinical Gastroenterology, 2015, 49(5): 379-386.

[23] van der Laan J J H, van der Putten J A, Zhao X, et al. Optical biopsy of dysplasia in barrett's oesophagus assisted by artificial intelligence[J]. Cancers (Basel), 2023, 15(7): 1-15.

[24] van der Sommen F, Zinger S, Curvers W L, et al. Computer-aided detection of early neoplastic lesions in Barrett's esophagus[J]. Endoscopy, 2016, 48(7): 694.

[25] de Groof J, van der Sommen F, van der Putten J, et al. The argos project: The development of a

computer-aided detection system to improve detection of Barrett's neoplasia on white light endoscopy[J]. United European Gastroenterology Journal, 2019, 7(4): 538-547.

[26] Fockens K N, Jukema J B, Boers T, et al. Towards a robust and compact deep learning system for primary detection of early Barrett's neoplasia: Initial image-based results of training on a multi-center retrospectively collected data set[J]. United European Gastroenterology Journal, 2023, 11(4): 324-336.

[27] Hong J, Park B Y, Park H, et al. Convolutional neural network classifier for distinguishing Barrett's esophagus and neoplasia endomicroscopy images[C]//39th Annual International Conference of the IEEE Engineering in Medicine and Biology Society, Jeju Island, 2017: 2892-2895.

[28] Curvers W L, Bergman J J J G. Multimodality imaging in Barrett's esophagus: Looking longer, seeing better, and recognizing more[J]. Gastroenterology, 2008, 135(1): 297-299.

[29] Curvers W, Bohmer C, Mallant-Hent R, et al. Mucosal morphology in Barrett's esophagus: Interobserver agreement and role of narrow band imaging[J]. Endoscopy, 2008, 40(10): 799-805.

[30] Veronese E, Grisan E, Diamantis G, et al. Hybrid patch-based and image-wide classification of confocal laser endomicroscopy images in Barrett's esophagus surveillance[C]//2013 IEEE 10th International Symposium on Biomedical Imaging, San Francisco, 2013: 362-365.

[31] Sehgal V, Rosenfeld A, Graham D G, et al. Machine learning creates a simple endoscopic classification system that improves dysplasia detection in Barrett's oesophagus amongst non-expert endoscopists[J]. Gastroenterology Research and Practice, 2018, 2018: 1872437.

[32] National Cancer Institute. Cancer stat facts: Common cancer sites[EB/OL]. Bethesda (MD): NCI; c2019[cited 2020 Feb 3]. Available from: https: //seer. cancer. gov/statfacts/html/common. html.

[33] Corley D A, Jensen C D, Marks A R, et al. Adenoma detection rate and risk of colorectal cancer and death[J]. The New England Journal of Medicine, 2014, 370(14): 1298-1306.

[34] Kaminski M F, Wieszczy P, Rupinski M, et al. Increased rate of adenoma detection associates with reduced risk of colorectal cancer and death[J]. Gastroenterology, 2017, 153(1): 98-105.

[35] Karnes W E, Alkayali T, Mittal M, et al. Su1642 automated polyp detection using deep learning: Leveling the field[J]. Gastrointestinal Endoscopy, 2017, 85(5 Suppl): 376-377.

[36] Karnes W E, Ninh A, Urban G, et al. Adenoma detection through deep learning: 2017 presidentialposter award[J]. The American Journal of Gastroenterology, 2017, 112: S136.

[37] Tajbakhsh N, Gurudu S R, Liang J. Automated polyp detection in colonoscopy videos using shape and context information[J]. IEEE Transactions on Medical Imaging, 2016, 35(2): 630-644.

[38] Fernández-Esparrach G, Bernal J, López-Cerón M, et al. Exploring the clinical potential of an automatic colonic polyp detection method based on the creation of energy maps[J]. Endoscopy, 2016, 48(9): 837-842.

[39] Hirasawa T, Aoyama K, Tanimoto T, et al. Application of artificial intelligence using a convolutional neural network for detecting gastric cancer in endoscopic images[J]. Gastric Cancer, 2018, 21(4): 653-660.

[40] Wu L, Zhang J, Zhou W, et al. Randomised controlled trial of WISENSE, a real-time quality improving system for monitoring blind spots during esophagogastroduodenoscopy[J]. Gut, 2019, 68(12): 2161-2169.

[41] Kanesaka T, Lee T C, Uedo N, et al. Computer-aided diagnosis for identifying and delineating early gastric cancers in magnifying narrow-band imaging[J]. Gastrointestinal Endoscopy, 2018, 87(5): 1339-1344.

[42] Li J, Zhu Y, Dong Z, et al. Development and validation of a feature extraction-based logical anthropomorphic diagnostic system for early gastric cancer: A case-control study[J]. EClinicalMedicine, 2022, 46: 101366.

[43] Itoh T, Kawahira H, Nakashima H, et al. Deep learning analyzes Helicobacter pylori infection by upper gastrointestinal endoscopy images[J]. Endoscopy International Open, 2018, 6(2): 139-144.

[44] Shichijo S, Nomura S, Aoyama K, et al. Application of convolutional neural networks in the diagnosis of Helicobacter pylori infection based on endoscopic images[J]. EBioMedicine, 2017, 25: 106-111.

[45] Kubota K, Kuroda J, Yoshida M, et al. Medical image analysis: Computer-aided diagnosis of gastric cancer invasion on endoscopic images[J]. Surgical Endoscopy, 2012, 26(5): 1485-1489.

[46] Sharma H, Zerbe N, Klempert I, et al. Deep convolutional neural networks for automatic classification of gastric carcinoma using whole slide images in digital histopathology[J]. Computerized Medical Imaging and Graphics, 2017, 61: 2-13.

[47] Schölvinck D W, van der Meulen K, Bergman J, et al. Detection of lesions in dysplastic Barrett's esophagus by community and expert endoscopists[J]. Endoscopy, 2017, 49(2): 113-120.

[48] de Groof J, van der Sommen F, van der Putten J, et al. The Argos project: The development of a computer-aided detection system to improve detection of Barrett's neoplasia on white light endoscopy[J]. United European Gastroenterology Journal, 2019, 7(4): 538-547.

[49] Hashimoto R, Lugo M, Mai D, et al. Artificial intelligence dysplasia detection (Aidd) algorithm for Barrett's esophagus[C]//Digestive Disease Week, San Diego, 2019, 89(6 Suppl): 99-100.

[50] Horie Y, Yoshio T, Aoyama K, et al. Diagnostic outcomes of esophageal cancer by artificial intelligence using convolutional neural networks[J]. Gastrointestinal Endoscopy, 2019, 89(1): 25-32.

[51] Cai S L, Li B, Tan W M, et al. Using a deep learning system in endoscopy for screening of early esophageal squamous cell carcinoma (with video)[J]. Gastrointestinal Endoscopy, 2019, 90(5): 745-753.

[52] Yuan X L, Zeng X H, Liu W, et al. Artificial intelligence for detecting and delineating the extent of superficial esophageal squamous cell carcinoma and precancerous lesions under narrow-band imaging (with video)[J]. Gastrointestinal Endoscopy, 2023, 97(4): 664-672.

[53] Poole D L, Mackworth A K, Goebel R. Computational Intelligence: A Logical Approach[M]. New York: Oxford University Press, 1998.

[54] Hosny A, Parmar C, Quackenbush J, et al. Artificial intelligence in radiology[J]. Nature Reviews, Cancer, 2018, 18(8): 500-510.

[55] Jiang F, Jiang Y, Zhi H, et al. Artificial intelligence in healthcare: Past, present and future[J]. Stroke and Vascular Neurology, 2017, 2(4): 230-243.

[56] Liedlgruber M, Uhl A. Computer-aided decision support systems for endoscopy in the gastrointestinal tract: A review[J]. IEEE Reviews in Biomedical Engineering, 2011, 4: 73-88.

[57] Zauber A G, Winawer S J, O'Brien M J, et al. Colonoscopic polypectomy and long-term prevention

of colorectal-cancer deaths[J]. The New England Journal of Medicine, 2012, 366(8): 687-696.

[58] Winawer S J, Zauber A G, Ho M N, et al. Prevention of colorectal cancer by colonoscopic polypectomy[J]. The New England Journal of Medicine, 1993, 329(27): 1977-1981.

[59] Nishihara R, Wu K, Lochhead P, et al. Long-term colorectal-cancer incidence and mortality after lower endoscopy[J]. The New England Journal of Medicine, 2013, 369(12): 1095-1105.

[60] Kaminski M F, Thomas-Gibson S, Bugajski M, et al. Performance measures for lower gastrointestinal endoscopy: A European Society of Gastrointestinal Endoscopy (ESGE) quality improvement initiative[J]. United European Gastroenterology Journal, 2017, 5(3): 309-334.

[61] Karkanis S A, Iakovidis D K, Maroulis D E, et al. Computer-aided tumor detection in endoscopic video using color wavelet features[J]. IEEE Transactions on Information Technology in Biomedicine, 2003, 7(3): 141-152.

[62] Iakovidis D K, Maroulis D E, Karkanis S A. An intelligent system for automatic detection of gastrointestinal adenomas in video endoscopy[J]. Computers in Biology and Medicine, 2006, 36(10): 1084-1103.

[63] Misawa M, Kudo S E, Mori Y, et al. Artificial intelligence-assisted polyp detection for colonoscopy: Initial experience[J]. Gastroenterology, 2018, 154(8): 2027-2029.

[64] Tischendorf J J W, Gross S, Winograd R, et al. Computer-aided classification of colorectal polyps based on vascular patterns: A pilot study[J]. Endoscopy, 2010, 42(3): 203-207.

[65] Gross S, Trautwein C, Behrens A, et al. Computer-based classification of small colorectal polyps by using narrow-band imaging with optical magnification[J]. Gastrointestinal Endoscopy, 2011, 74(6): 1354-1359.

[66] Kominami Y, Yoshida S, Tanaka S, et al. Computer-aided diagnosis of colorectal polyp histology by using a real-time image recognition system and narrow-band imaging magnifying colonoscopy[J]. Gastrointestinal Endoscopy, 2016, 83(3): 243-249.

[67] Sanchez-Montes C, Sanchez F J, Bernal J, et al. Computer-aided prediction of polyp histology on whilte-light colonoscopy using surface pattern analysis[J]. Endoscopy, 2019, 51(3): 261-265.

[68] Rath T, Tontini G E, Vieth M, et al. In vivo real-time assessment of colorectal polyp histology using an optical biopsy forceps system based on laser-induced fluorescence spectroscopy[J]. Endoscopy, 2016, 48(6): 557-562.

[69] Kuiper T, Alderlieste Y A, Tytgat K M, et al. Automatic optical diagnosis of small colorectal lesions by laser-induced autofluorescence[J]. Endoscopy, 2015, 47(1): 56-62.

[70] Su J R, Li Z, Shao X J, et al. Impact of a real-time automatic quality control system on colorectal polyp and adenoma detection: A prospective randomized controlled study (with videos)[J]. Gastrointestinal Endoscopy, 2020, 91(2): 415-424.

[71] Bryant R V, Burger D C, Delo J, et al. Beyond endoscopic mucosal healing in UC: Histological remission better predicts corticosteroid use and hospitalisation over 6 years of follow-up[J]. Gut, 2016, 65(3): 408-414.

[72] Maeda Y, Kudo S E, Mori Y, et al. Fully automated diagnostic system with artificial intelligence using endocytoscopy to identify the presence of histologic inflammation associated with ulcerative colitis (with video)[J]. Gastrointestinal Endoscopy, 2019, 89(2): 408-415.

[73] He X S, Wu K, Ogino S, et al. Association between risk factors for colorectal cancer and risk of serrated polyps and conventional adenomas[J]. Gastroenterology, 2018, 155(2): 355-373.

[74] Wang Y, Tavanapong W, Wong J, et al. Polyp-Alert: Near real-time feedback during colonoscopy[J]. Computer Methods and Programs in Biomedicine, 2015, 120(3): 164-179.

[75] Park S Y, Sargent D, Spofford I, et al. A colon video analysis framework for polyp detection[J]. IEEE Transactions on Bio-medical Engineering, 2012, 59(5): 1408-1418.

[76] Urban G, Tripathi P, Alkayali T, et al. Deep learning localizes and identifies polyps in real time with 96% accuracy in screening colonoscopy[J]. Gastroenterology, 2018, 155(4): 1069-1078. e8.

[77] Wang D C, Zhang N, Sun X Z, et al. Afp-net: Realtime anchor-free polyp detection in colonoscopy[C]// 2019 IEEE 31st International Conference on Tools with Artificial Intelligence (ICTAI), Portland, 2019: 636-643.

[78] Wang D C, Chen S J, Sun X Z, et al. AFP-mask: Anchor-free polyp instance segmentation in colonoscopy[J]. IEEE Journal of Biomedical and Health Informatics, 2022, 26(7): 2995-3006.

[79] Byrne M F, Chapados N, Soudan F, et al. Real-time differentiation of adenomatous and hyperplastic diminutive colorectal polyps during analysis of unaltered videos of standard colonoscopy using a deep learning model[J]. Gut, 2019, 68(1): 94-100.

[80] Kudo S E, Mori Y, Wakamura K, et al. Endocytoscopy can provide additional diagnostic ability to magnifying chromoendoscopy for colorectal neoplasms[J]. Journal of Gastroenterology and Hepatology, 2014, 29(1): 83-90.

[81] Takemura Y, Yoshida S, Tanaka S, et al. Quantitative analysis and development of a computer-aided system for identification of regular pit patterns of colorectal lesions[J]. Gastrointestinal Endoscopy, 2010, 72(5): 1047-1051.

[82] Mori Y, Kudo S E, Chiu P W, et al. Impact of an automated system for endocytoscopic diagnosis of small colorectal lesions: An international web-based study[J]. Endoscopy, 2016, 48(12): 1110-1118.

[83] Mori Y, Kudo S E, Mori K, et al. Potential of artificial intelligence-assisted colonoscopy using an endocytoscope (with video)[J]. Digestive Endoscopy, 2018, 30 Suppl 1: 52-53.

[84] Misawa M, Kudo S E, Mori Y, et al. Characterization of colorectal lesions using a computer-aided diagnostic system for narrow-band imaging endocytoscopy[J]. Gastroenterology, 2016, 150(7): 1531-1532. e3.

[85] André B, Vercauteren T, Buchner A M, et al. Software for automated classification of probe-based confocal laser endomicroscopy videos of colorectal polyps[J]. World Journal of Gastroenterology, 2012, 18(39): 5560-5569.

[86] Ştefănescu D, Streba C, Cârţână E T, et al. Computer aided diagnosis for confocal laser endomicroscopy in advanced colorectal adenocarcinoma[J]. PLoS One, 2016, 11(5): e0154863.

[87] Tafreshi M K, Linard N, André B, et al. Semi-automated query construction for content-based endomicroscopy video retrieval[J]. Medical Image Computing and Computer-assisted Intervention, 2014, 17(Pt 1): 89-96.

[88] Prieto S P, Lai K K, Laryea J A, et al. Quantitative analysis of ex vivo colorectal epithelium using an automated feature extraction algorithm for microendoscopy image data[J]. Journal of Medical Imaging (Bellingham), 2016, 3(2): 024502.

[89] Zhang C X, Zhang N, Wang D, et al. Artifact detection in endoscopic video with deep convolutional neural networks[C]. 2020 Second International Conference on Transdisciplinary AI (TransAI), Irvine, 2020: 1-8.

[90] Filip D, Gao X X, Angulo-Rodríguez L, et al. Colometer: A real-time quality feedback system for screening colonoscopy[J]. World Journal of Gastroenterology, 2012, 18(32): 4270-4277.

[91] Stanek S R, Tavanapong W, Wong J, et al. SAPPHIRE: A toolkit for building efficient stream programs for medical video analysis[J]. Computer Methods and Programs in Biomedicine, 2013, 112(3): 407-421.

[92] Gong D X, Wu L L, Zhang J, et al. Detection of colorectal adenomas with a real-time computer-aided system (ENDOANGEL): A randomised controlled study[J]. The Lancet Gastroenterology & Hepatology, 2020, 5(4): 352-361.

[93] Kominami Y, Yoshida S, Tanaka S, et al. Computer-aided diagnosis of colorectal polyp histology by using a real-time image recognition system and narrow-band imaging magnifying colonoscopy[J]. Gastrointestinal Endoscopy, 2016, 83(3): 643-649.

[94] Mori Y, Kudo S E, Misawa M, et al. Real-time use of artificial intelligence in identification of diminutive polyps during colonoscopy: A prospective study[J]. Annals of Internal Medicine, 2018, 169(6): 357-366.

[95] Barua I, Vinsard D G, Jodal H C, et al. Artificial intelligence for polyp detection during colonoscopy: A systematic review and meta-analysis[J]. Endoscopy, 2021, 53(3): 277-284.

[96] Rath T, Tontini G E, Vieth M, et al. In vivo real-time assessment of colorectal polyp histology using an optical biopsy forceps system based on laser-induced fluorescence spectroscopy[J]. Endoscopy, 2016, 48(6): 557-562.

[97] Kuiper T, Alderliesten Y A, Tytgat K M, et al. Automatic optical diagnosis of small colorectal lesions by laser-induced autofluorescence[J]. Endoscopy, 2015, 47(1): 56-62.

[98] Wang P, Liu P, Glissen Brown J R, et al. Lower adenoma miss rate of computer-aided detection-assisted colonoscopy vs routine white-light colonoscopy in a prospective tandem study[J]. Gastroenterology, 2020, 159(4): 1252-1261. e5.

[99] Le Berre C, Sandborn W J, Aridhi S, et al. Application of artificial intelligence to gastroenterology and hepatology[J]. Gastroenterology, 2020, 158(1): 76-94. e2.

[100] Park J, Hwang Y, Yoon J H, et al. Recent development of computer vision technology to improve capsule endoscopy[J]. Clinical Endoscopy, 2019, 52(4): 328-333.

[101] Ding Z, Shi H, Zhang H, et al. Gastroenterologist-level identification of small-bowel diseases and normal variants by capsule endoscopy using a deep-learning model[J]. Gastroenterology, 2019, 157(4): 1044-1054. e5.

[102] Takiyama H, Ozawa T, Ishihara S, et al. Automatic anatomical classification of esophagogastroduodenoscopy images using deep convolutional neural networks[J]. Scientific Reports, 2018, 8(1): 7497.

[103] Yuan Y, Meng MQ-H. Deep learning for polyp recognition in wireless capsule endoscopy images[J]. Medical Physics, 2017, 44(4): 1379-1389.

[104] Constantinescu A F, Ionescu M, Iov V F, et al. A computer-aided diagnostic system for intestinal

polyps identified by wireless capsule endoscopy[J]. Romanian Journal of Morphology and Embryology, 2016, 57(3): 979-984.

[105] Liu G, Yan G, Kuang S, et al. Detection of small bowel tumor based on multi-scale curvelet analysis and fractal technology in capsule endoscopy[J]. Computers in Biology and Medicine, 2016, 70: 131-138.

[106] Yuan Y X, Li B P, Meng M Q. Bleeding frame and region detection in the wireless capsule endoscopy video[J]. IEEE Journal of Biomedical and Health Informatics, 2016, 20(2): 624-630.

[107] Wu X, Chen H H, Gan T, et al. Automatic hookworm detection in wireless capsule endoscopy images[J]. IEEE Transactions on Medical Imaging, 2016, 35(7): 1741-1752.

[108] Karargyris A, Rondonotti E, Mandelli G, et al. Evaluation of 4 three-dimensional representation algorithms in capsule endoscopy images[J]. World Journal of Gastroenterology, 2013, 19(44): 8028-8033.

[109] Moen S, Vuik F E R, Kuipers E J, et al. Artificial intelligence in colon capsule endoscopy—A systematic review[J]. Diagnostics (Basel), 2022, 12(8): 1994.

第5章 人工智能在超声影像中的应用

5.1 辅助诊断肝脏疾病

5.1.1 人工智能辅助超声诊断肝脏疾病简介

超声检查是诊断肝脏疾病重要的检查手段之一。其中 B 型超声常作为首选检查方式辅助筛查和诊断各类肝脏疾病。彩色多普勒超声和超声造影技术可以显示肝脏的灌注情况以及局部病灶的血流变化，是诊断肝脏血管疾病和肝脏局灶性病变的有效检查手段。超声弹性成像技术主要用于测量肝组织硬度，是一种无创定量检测肝纤维化和脂肪肝的方法。

尽管肝脏活检组织病理学检查仍然是诊断许多肝脏疾病的"金标准"，但超声影像学检查作为一种无创性检查，在临床上便于推广，并且不存在活检取样的误差，在诊断肝脏疾病方面具有其独特优势。提高超声影像诊断的性能可以辅助医生更高效地对各种肝脏疾病作出诊断，开展治疗。随着计算机技术和医学影像技术的快速发展，人工智能在医学影像处理和辅助诊断等方面显示出了良好的前景，并且已经应用于超声影像。人工智能辅助超声诊断肝脏疾病主要通过 CAD 技术实现。通常，CAD 系统可以分为四个步骤：图像预处理、图像分割、特征提取和病变分类[1]。初步获取的肝脏超声图像通过一系列预处理，由人工选定 ROI，分割出目标区域进行特征提取，再将上述获得的数据资料输入各种分类器对病变进行分类，达到诊断肝脏病变的目的。特征提取常用的方法包括灰度共生矩阵(gray level co-occurrence matrix，GLCM)纹理特征提取、小波分析、分形分析等[2]。常用的分类器包括贝叶斯分类器、SVM、决策树、ANN 等(详情见第 3 章)。通常，构建一个完整的机器学习系统需要大量工程设计和专业知识[3]。传统 CAD 系统往往存在局限，如依赖于检查人员进行图像选取、不能自动识别某些病变特征等。针对这些技术上的局限，近年来除了对传统的 ML 方法进行改进，以 CNN 为代表的 DL[4]、TL 等方法(详情见第 2 章)也逐步应用于超声图像的提取与分类，显示出更高的效率与准确性。影像组学扩展到超声领域产生的超声组学，也在肝脏肿瘤及弥漫性病变的诊断上有了一定进展[5]。人工智能辅助超声诊断肝脏疾病表现出巨大的应用前景。

5.1.2　人工智能辅助超声诊断肝脏疾病的应用

目前，人工智能辅助超声诊断肝脏疾病的应用主要集中于以下几个方面：①肝纤维化的诊断和分期；②脂肪肝的诊断；③肝脏局灶性病变的鉴别与分类。

1. 肝纤维化的诊断和分期

肝纤维化是各种慢性肝病向肝硬化发展的共同病理过程。肝纤维化和肝硬化在 B 超表现为肝实质回声增粗增强、分布紊乱，肝包膜形态变化，肝表面结节，门静脉壁粗糙等。根据肝包膜及周围肝脏的超声图像改变，Liu 等[6]提出了一种特征提取的技术。该技术通过滑动窗口检测器执行逐像素分类，生成检测响应图，然后采用基于动态规划算法的连接方法从响应图中提取出完整的肝包膜曲线。再经微调 CNN 模型对肝包膜周围的图像进行特征提取，节省了人工提取所需要的时间，同时控制了人工图像选取的差异。使用 SVM 进行正常肝脏和肝硬化的分类。对 91 例样本(44 张正常肝脏 B 超图像、47 张肝硬化 B 超图像)交叉验证显示，该方法 ROC 曲线下面积为 0.95，表现出较好的诊断性能，分类平均准确性达到 86.9%，高于对照组两种低级别特征提取方法方向梯度直方图(histogram of oriented gradient，HOG)、局部二值模式(local binary pattern，LBP)的 83.6%和 81.4%。

深度学习可以应用于 B 超辅助肝纤维化的分期。Lee 等[7]开发了一个基于深度卷积神经网络(deep convolutional neural network，DCNN)预测肝纤维化 B 超图像 METAVIR 评分(F0-F4)的系统。实验使用了来自同一数据库的 3446 名不同程度肝纤维化患者(13608 张超声图像)作为内部训练集训练 DCNN。使用来自相同数据库的 266 例患者(300 张超声图像)作为内部测试集和来自另一数据库的 572 例患者(1232 张超声图像)作为外部测试集验证 DCNN 的诊断性能，同时比较 DCNN 和五位放射科医师在肝纤维化分期诊断的准确性。结果显示 DCNN 在内外部测试集上对肝纤维化 METAVIR 评分预测的准确性分别为 83.5%和 76.4%，诊断肝硬化期(F4)患者的 AUC 在内外测试集分别为 0.901(95% CI 0.865～0.937)，和 0.857(95% CI 0.825～0.889)，并且 DCNN 对外测试集肝硬化期诊断的 AUC(0.857)明显高于五位放射科医师(AUC 范围：0.656～0.816)。这表明 DCNN 在通过 B 超图像预测 METAVIR 评分方面具有较高的准确性，并且在肝硬化诊断方面显示出超越放射科医师的潜力。

机器学习、深度学习往往都需要大量样本进行训练。针对临床样本不足的问题，Meng 等[8]设计了一种基于迁移学习的分类模型，用于区分正常肝脏、早期肝纤维化和晚期肝纤维化。这一模型使用迁移学习和 VGGNet 提取图像深度特征，利用全连接网络(full connected network，FCNet)进行分类，结果显示该模型诊断的准确性最高可达 96.06%。

目前除了 B 型超声，超声弹性成像技术同样被广泛应用于肝纤维化的诊断与分期。已有实验将 ML 方法应用于实时组织弹性成像(real-time tissue elastography，RTE)，结果表现出临床应用的可行性。Chen 等[9]使用 SVM、朴素贝叶斯、RF 和 KNN 四种经典分类器对肝脏 RTE 图像进行分类，并与传统的肝纤维化指数法进行对比。实验分析了 513 个样本，四种经典分类器的分期诊断准确性均高于肝纤维化指数法，其中 RF 的平均准确性最高。以往实验证明，肝脏弹性模量与肝纤维化程度之间相关程度较好[10]。二维剪切波弹性成像(2D-shear wave elastography，2D-SWE)作为一种新型的超声弹性成像技术，已被应用于临床肝纤维化的诊断和分期，并显示出了较高的诊断性能和诊断准确性[11]。CNN 深度学习应用于 2D-SWE 有望进一步提高其诊断性能。Wang 等[12]进行了一项前瞻性多中心研究，比较了弹性成像的深度学习影像组学(deep learning radiomic of elastography，DLRE)、2D-SWE 和生物标志物对肝纤维化分期的 ROC 曲线。DLRE 诊断肝硬化(F4)、晚期纤维化(⩾F3)和显著肝纤维化(⩾F2)的 AUC 分别为 0.97(95% CI 0.94～0.99)、0.98(95% CI 0.96～1.00)和 0.85(95% CI 0.81～0.89)，与 2D-SWE 和生物标志物相比，表现出诊断性能显著改善。由于样本量的限制，以及显著肝纤维化相对于晚期肝纤维化影像学表现更为复杂，诊断该期的准确性尚不理想。

2. 脂肪肝的诊断

肝细胞出现脂肪过度贮积和脂肪变性称为脂肪性肝病。其中，非酒精性脂肪性肝病(nonalcoholic fatty liver disease，NAFLD)已经成为世界范围内最常见的慢性肝脏疾病[13]。脂肪性肝病的初期主要表现为脂肪肝，如未及时干预，会逐渐出现炎症、肝纤维化，最终发展为肝硬化。所以超声早期识别脂肪肝，对脂肪性肝病的预后有积极意义。脂肪肝的超声表现主要为肝脏弥漫性增大、肝实质超声衰减、肝脏与肾皮质回声反差增加等。

Acharya 等[14]提出了一种基于曲波变换的计算机辅助诊断系统，可以自动鉴别正常肝脏、脂肪肝和肝硬化超声图像。该系统从超声图片得到的曲波系数中提取各种熵，通过局部敏感判别分析(locality sensitive discriminant analysis，LSDA)将提取的特征维数降低，再进行分类。实验使用了决策树、SVM、KNN、概率神经网络(probabilistic neural network，PNN)等分类器，对 150 张肝脏超声图片(50 张正常肝脏、50 张脂肪肝、50 张肝硬化)进行鉴别诊断。其中 PNN 能够使用相对更少的特征(6 种)鉴别三者，并且显示出最高的诊断性能。PNN 鉴别诊断的准确性为 97.33%，AUC 为 0.980。该实验还希望进一步发明一种肝病指数(liver disease index，LDI)，通过 2 个 LSDA 系数(LSDA7 和 LSDA4)达到对正常肝脏、脂肪肝和肝硬化超声图像的准确鉴别。

有人训练了 ELM，提升了传统 ML 分类器诊断脂肪肝的效率与分类性能。实验中 ELM 用于训练单层前馈神经网络,降低了计算机辅助诊断的计算成本,同时提高了速度。实验收集了 63 名患者(36 例异常、27 例正常)的肝脏超声图像,结果表明, ELM 的准确性可达 96.75%,而同等条件下 SVM 为 89.01%。两者相应的 AUC 分别为 0.97 和 0.91。在分类速度上 ELM 相比于 SVM 的平均速度提高了约 40%[15]。

Webb 等[16]将深层卷积神经网络用于脂肪肝的评估。实验使用预先训练的 CNN 进行自动特征提取,然后通过 SVM 进行分类。将其分类结果与肝肾指数(hepatorenal index, HI)法,以及另一基于 GLCM 的方法(分类器同为 SVM)进行对比。对 55 名严重肥胖患者肝脏超声图像分类结果显示,基于 CNN 的分类方法 AUC 最高,为 0.977, HI 法的 AUC 略低于前者,为 0.959,而这两个方法均高于基于 GLCM 方法的 0.893。尽管经统计学检验,前两者 AUC 的差异无统计学意义($p > 0.05$),该实验认为,相比于 HI 法,基于 CNN 的分类方法具有不依赖人工选取 ROI 等优势,同样显示出其临床应用价值[17]。

3. 肝脏局灶性病变的鉴别与分类

临床常见的肝脏局灶性病变(focal liver lesions, FLL)包括良性病变如肝囊肿、局灶性结节性增生、肝血管瘤等,也包括原发性肝细胞癌(hepatocellular carcinoma, HCC)和转移性肝癌等恶性肿瘤。肝脏局灶性病变的种类繁多,超声表现复杂,并且各种病变治疗方法和预后存在很大差异,因此正确鉴别 FLL 性质,对疾病的转归有重大意义。常用的 B 型超声、二维超声相比于其他影像学检查,具有一定的便利性,但是对 FLL 的鉴别诊断作用较为局限。超声造影技术的出现提高了超声对 FLL 定性诊断的准确性,而人工智能应用于超声技术有望进一步提高其分类准确性。

Mittal 等[18]选取了来自 88 位患者的 111 张 B 超图像,其中包括 16 张正常肝脏、17 张肝囊肿、15 张肝细胞癌、18 张肝血管瘤和 45 张转移性肝癌。首先将获得的 B 超图像进行增强,由放射科医生手动提取 ROI 后使用 5 种特征提取方法提取出 208 个特征。将其通过神经网络进行分类。神经网络分类器分为两个步骤,第一步对上述 5 种肝脏图像进行分类,若是第一步得到的神经网络决策针对多个类别的图像,则第二步的二元神经网络分类器将继续在两个类别之间进行准确分类。结果显示该方法的总准确性为 86.4%。加入第二级神经网络后,分类准确性由 80.2%提高到 86.4%。针对典型病变图像的诊断准确性较高,为 90.3%,而非典型病变图像的分类准确性为 77.5%。上述实验仅选取了病变内部 ROI(IROI),没有关注病变周围肝脏图像的变化。在此基础上,有实验者在图像提取部分增加了病变周边 ROI(SROI),将两者纹理特征的比值(IROI/SROI)与 IROI 提取出的纹理特征一同进行分析。与 Mittal 等的实验类似,在采用主成分分析(PCA)对特征集降维后，该实验同样经两步骤的神经网络分类器对病变进行分类。两步分类总体准确性为 95%[19]。

Kondo 等[20]将机器学习方法应用于超声造影鉴别肝良性病变、肝细胞癌和转移性肝癌。提取超声造影动脉期、门静脉期和血管后期的图像特征，通过两步骤的分类，先根据图像特征将其分为良性病变与恶性病变，再将恶性病变分为肝细胞癌和转移性肝癌。对 98 例患者图像分类的实验结果表明，该方法对良性病变、肝细胞癌和转移性肝癌的诊断的准确性分别为 84.4%、87.7% 和 85.7%。

Hassan 等[21]将深度学习的方法用于肝局灶性病变分类，并且使用了分层稀疏自编码器进行特征表示。在预处理阶段将图像增强，然后利用水平集方法和模糊 C 均值聚类算法进行图像分割。使用分层稀疏自编码器进行特征表示，并进行微调，最后使用 softmax 分类器对肝脏病变进行鉴别。实验收集了 110 张超声图片。为了验证该系统分类性能，实验者将其与 KNN、朴素贝叶斯和多分类 SVM 三种分类器进行对比，结果显示，该系统分类的总体准确性为 97.2%，优于多分类 SVM(96.5%)、K-NN(93.6%) 和朴素贝叶斯(95.2%)，且灵敏度和特异性同样高于上述方法。

Yang 等[22]将基于 ResNet 的深层卷积神经网络运用于 B 超肝脏局灶性病变的良恶性鉴别，进行了一项多中心实验。实验选取了 13 家医院共 2213 个局灶性病变的 24343 张超声图片，对病变区域、背景肝脏图像，以及患者基本信息和实验室检查的数据综合分析，将其诊断准确性与具有 15 年工作经验的放射科医师、增强 CT 和增强 MRI 对比。结果提示，将 B 超图像与患者其他信息一同分析，诊断准确性为 84.7%，高于放射科医生(76.0%)，与增强 CT 相当(84.7%)，但略低于增强 MRI(87.9%)。显示出该方法作为无创、廉价的检验方法在临床使用的潜力。

近期部分研究聚焦于通过人工智能及超声造影技术进行 HCC 患者的管理，包括预测 HCC 的微血管浸润和治疗反应。基于术前的灰度超声图像可以进行 HCC 微血管浸润的预测，分类器性能良好，与甲胎蛋白等血清学指标相结合可以进一步提高其预测性能。这为 HCC 术前评估提供了更加便利的方法[23]。AI 联合超声造影技术可以进一步显示肿瘤血流灌注情况，在 HCC 患者治疗反应，包括早期肝癌术后复发的预测、肝动脉化疗栓塞术后应答的预测中都有较好的表现[24,25]，有望实现 HCC 患者的精准化治疗。

5.2　辅助诊断胆胰疾病

5.2.1　胆胰疾病与人工智能

传统影像学主要包括经腹超声(US)、电子计算机断层扫描(CT)和磁共振成像(MRI)，在胆胰疾病的诊断方面往往存在困难。内镜技术可以贴近消化道管腔，对胆胰进行近距离扫查而获得高清晰度的图像,在胆胰疾病的诊断中具有重要地位。消化超声检查内镜(EUS)在诊断和治疗胆道和胰腺疾病方面的应用发展迅速。

　　人工智能(AI)在临床诊断中的应用开始于 20 世纪 80 年代初期。近年来,基于深度学习的计算机辅助诊断(CAD)系统已用于协助医生,以提高各种医学影像数据判读的效率。在图像识别中 AI 主要扮演两个重要作用角色,包括计算机辅助的病变检测和计算机辅助的诊断光学活检及病变的特征。人工智能在胃肠道内镜检查领域也有广泛的应用,如结肠息肉的检测以及胃肠道癌的浸润深度的判读。但是,胆道胰腺疾病的超声内镜中应用 AI 目前还处于起步阶段,研究较少。我们总结了 EUS 图像的深度学习在胆胰疾病中的应用。

5.2.2　人工智能辅助识别胰腺肿瘤

　　在所有类型的癌症中,胰腺癌预后非常差。然而,直径小于 1cm 的胰腺肿瘤患者的 5 年平均长期生存率为 80.4%[26]。因此,准确检测小肿瘤对于降低胰腺癌的死亡率非常重要。用于胰腺癌诊断成像的方法包括经腹超声、腹部计算机断层扫描、磁共振成像、超声内镜(EUS)和正电子发射断层扫描。在这些方式中,EUS 能够以高空间分辨率观察胰腺,并且肿瘤检测率高于超声和增强 CT[27]。

　　然而,EUS 的诊断性能在很大程度上取决于内镜医生的经验和技术能力。研究表明,内镜医师应至少经历 150 次受监督的 EUS 手术,包括 75 次胰胆管 EUS 和 50 次 EUS 引导的细针穿刺,才能掌握 EUS 综合技能[28]。因此,由经验不足的内镜医师进行的 EUS 检查可能会导致对病变的漏诊或误诊。此外,即使是专家进行 EUS 检查,由于疲劳和粗心,有时也会导致对肿瘤的误诊。

　　近年来,研究者们尝试用深度学习辅助 EUS 诊断胰腺肿瘤。Săftoiu 等[29]利用多层感知器(MLP)分析了 EUS 弹性成像在胰腺癌和慢性胰腺炎中的诊断能力,多层感知器包括两个隐藏层来执行其输入的有偏加权和,并且该激活水平通过激活函数来产生其输出。在另一项研究中,他们还分析了从 MLP 的对比增强 EUS 图像中获得的时间强度曲线,该曲线由 7 个神经元的输入层、10 个神经元的隐藏层和 2 个神经元的输出层组成,以区分胰腺炎和胰腺癌[30]。在这 2 个研究中,人工智能的诊断性能高于仅 EUS 的诊断性能。Tonozuka 等[31]使用深度学习来分析 EUS 图像,开发了基于 EUS 的计算机辅助诊断系统,并评估了其鉴别诊断胰腺癌(尤其是胰腺导管癌 PDAC)和慢性胰腺炎患者、健康对照的表现。在验证和测试数据集中,EUS 计算机辅助设计系统检测 PDAC 的灵敏度分别为 90.2%和 92.4%。研究表明,专家的 EUS 检查胰腺肿瘤的检测灵敏度为 94%。人工智能在识别胰腺导管癌的有不输于内镜专家表现。

　　导管内乳头状黏液性肿瘤(IPMN)是胰腺癌的癌前病变[32]。一旦 IPMN 发展为浸润性癌症,预后可能与胰腺导管腺癌一样差。手术治疗 IPMN,特别是在高度不典型增生阶段,有助于提高生存时间。指南建议用 EUS 评估 IPMN 的恶性程度。在 2017 年发布的胰腺导管内乳头状黏液瘤国际共识指南中,保守治疗和手术的绝对和相对适应证是使用潜在的预后因素来定义的。逻辑回归分析、列线图等预测 IPMN 恶性程度方法并不能有令人满意的结果[33]。Kuwahara 等[34]采用深度学习算法对 IPMN 的 EUS 图像进行术前预测恶性程度的诊断,并将通过人工智能的 IPMN 恶性程度的诊断能力与人类术前诊断、常规预测技术、常规 EUS 特征和指南中报告的其他预后因素进行比较。通过人工智能诊断 IPMN 的恶性程度的受试者曲线下面积为 0.98($p < 0.001$),显示 AI 有优异的鉴别良恶性的表现。AI 恶性预测概率的敏感性、特异性和准确性分别为 95.7%、92.6%和 94.0%,且其准确性高于人类诊断(56.0%)。与人类诊断和传统的 EUS 特征相比,人工智能深度学习算法可能是一种更准确、更客观的判读 IPMN 恶性程度的方法。

5.2.3 人工智能辅助识别胆道疾病

人工智能在辅助识别早期胆道感染上也有突破。慢性胆道梗阻(MBO)是由胆道恶性肿瘤性梗阻(胆管癌、胆囊癌或壶腹癌)、胰腺癌或转移引起的。经皮肝穿胆道支架置入术(PTBS)是一种常见的姑息性治疗方法。随着胆道支架的广泛使用,早期胆道感染(EBI)是最常见和最棘手的并发症之一。EBI 指胆道介入术后 30 天内发生的早期感染并发症,包括胆管炎、胆囊炎、肝脓肿和其他与胆道系统相关的感染。胆道感染是一种严重威胁生命的传染病,根据 2013 年东京指南,急性胆管炎的死亡率据报道在 2.7%至 10%之间[35]。虽然 PTBS 已被广泛用于 MBO 患者,但没有模型来预测胆道感染的常见并发症以进行早期治疗。研究人员应用人工神经网络来评估危险因素在预测 EBI 中的重要性,如 EUS 检查结果提示梗阻的位置、实验室检查等[36]。该模型 c-index 在训练和验证集中显示出良好的预测性能(分别为 0.792 和 0.802)。

胆道狭窄(BS)是内镜下常见的发现,但其确切的疾病诊断颇具难度。胆道狭窄患者的管理应重点排查恶性肿瘤。因为大多数胆道狭窄是由于恶性肿瘤所致,这包括了原发的胆管癌或继发的病变延伸到胆道(如肝癌、胆囊癌、胰腺癌)。良性狭窄占所有 BS 的 30%,最常见的病因包括医源性创伤后遗症、结石疾病、原发性硬化性胆管炎和 IgG4 相关的硬化性胆管炎。正确的诊断十分重要,因为良性和恶性 BS 的治疗方案和预后差异明显。胆道镜在 BS 诊断中具有重要作用,其可以评估胆道的形态学特征以及进行目标部位的活检。Saraiva 等开发、训练并验证了一个基于胆道镜图像的卷积神经网络。每一帧都被标记为正常/良性发现,如果有胆道恶性肿瘤的组织病理学证据,则标记为恶性病变[37]。整个数据集被分割成 5 倍的交叉验证。该研究共纳入 85 名患者的 11855 张图像(9695 张恶性狭窄和 2160 张良性发现)。该模型展现出优良的性能,其总体准确率为 94.9%,灵敏度为 94.7%,

特异性为 92.1%，交叉验证分析的 AUC 为 0.988。Zhang 等开发了一个可解释的 AI 系统用于实时预测恶性胆道狭窄，其不仅性能优越，并且发现 AI 预测与四个内镜特征(结节状肿块、易碎性、凸起的导管内病变和异常血管)显著相关[38]。

总之，人脑的性能(尤其是图像识别)会由于疲劳、压力或经验有限等因素而发生变化，从而导致对胆道病变的漏诊或误诊。相比之下，AI 可以在短时间内持续提供可靠的判读。基于深度的胆道疾病的计算机辅助诊断系统不仅可以对年轻医生进行培训，而且可帮助消化科专家进行初步诊断以减轻工作压力。

5.2.4 未来展望

医学一直紧跟科学的发展脚步，科技创新和学科交叉共同促进现代医学的进步。AI 医疗肯定会迎来快速发展阶段。尽管现在人工智能在医疗领域还有很长的路要走，但我们相信 AI 与医疗结合在未来能给所有人带来更全面优质的医疗。

5.3　辅助乳腺疾病的诊断

5.3.1 概述

乳腺疾病目前已成为危害广大女性健康的常见病，近年来，随着乳腺癌发病率的不断上升，乳腺癌已成为当代女性中最常见的恶性肿瘤。乳腺癌的发病率在中国女性癌症中亦位居第一，其占所有女性癌症新发病例的 15%[39]，由此可见，乳腺癌严重威胁着广大女性的健康，准确地鉴别乳腺病变的良恶性具有重大的临床意义。乳腺癌的预后与其早发现、早诊断和早治疗密切相关，早期诊断对乳腺癌的预后起着至关重要的作用，早期乳腺癌的临床治愈率可达 90%以上，中期的治愈率亦可达 50%～70%，晚期乳腺癌的预后则较差[40]。因此，如何做到乳腺癌的早期诊断已成为全世界的重大课题。

目前临床上常用的乳腺疾病的检查方法有乳腺钼靶检查、乳腺磁共振检查、乳腺超声影像学检查及影像引导下的乳腺组织病理学活检。X 线钼靶摄影是临床上用于早期乳腺癌筛查的常用方法之一，可进行乳腺密度的评估，对钙化的显示较好，但其具有一定的辐射性，而且对致密型乳腺及年轻妇女的乳腺病变灵敏度降低 40%。乳腺磁共振检查对乳腺病灶的诊断和检测具有较高的敏感性，但由于其检查费用较高、检查时间较长，而且对有金属植入物的患者有禁忌而限制了其在临床上的广泛使用。乳腺超声检查无创伤、无痛苦、易于操作、检查费用低且敏感度高、实时动态，目前已成为乳腺疾病诊断中最重要的检查手段。为充分将乳腺超声检查数据进行收集和质量监控，2003 年美国放射学会制定了第一版影像报告和数据系统(Breast Imaging Reporting and Data System，BI-RADS)，2013 年第五版《美国放射学会乳腺超声波 BI-RADS》对病灶评估分级如下：①0 级：由超声检查后，无法立即得出结论，需另外做影像学检查协助诊断；②1 级：无异常发现；③2 级：有非恶性影像学发现，如囊泡、良性肿瘤已经数次检查无变化；④3 级：可能良性，需要短时间内回诊，归在此分级的肿块，最后诊断其恶性比例<2%；⑤4 级：可能为恶性病变，恶性发生的可能性为 3%～94%，需进一步活检，依据恶性程度，可再分为 4a、4b、4c 级；⑥5 级：极有可能为恶性病灶，恶性可能性≥95%，需立即做活检；⑦6 级：已做过活检，确定为恶性。超声诊断乳腺肿块时，虽然有 BI-RADS 标准词汇来定义及描述肿块的外观、内回声等从而对肿块的良恶性做出辨别，但超声检查存在一定的主观性，且因仪器的不同及个人操作经验的差异而无法标准化，容易导致漏诊及误诊，因此，如何使乳腺超声检查量化、标准化及规范化是提高其诊断准确性的重要突破口。

　　AI 发展至今已逾 60 年，目前已成为国内外医工结合的研究重点，目前越来越多的医学专家和计算机专家共同致力于医学和 AI 结合研究，尤其是对大量的信息数据采集和处理的医学超声影像检查和 AI 的融合实践研究[41]。如何在超声影像检查中准确地对乳腺的良恶性病变进行鉴别是目前 AI 技术在乳腺疾病中应用研究的主要方向。乳腺超声人工智能设备的研发和推广应用使超声医生的诊断结果更为客观，可大大减少由于医生主观性导致的误诊和漏诊，从而大大提高超声医生对乳腺良恶性疾病的鉴别诊断水平，真正实现乳腺癌的早发现、早诊断和早治疗，达到降低乳腺癌的死亡率、提高患者的总生存和生活质量、减轻疾病负担的目标。

5.3.2　AI 在乳腺超声诊断中的研究现状及应用进展

　　临床工作中，海量的影像数据为 AI 技术在医学影像学中的飞速发展创造了必备的条件。为提高医学影像诊断的准确度、灵敏度以及时效性，最大限度地降低临床医生的高强度工作，计算机辅助诊断(CAD)技术应运而生。CAD 技术属于 AI 的一个特定领域，它可利用计算机通过医学图像处理技术对临床检查所获得的医学图像进行分析并作出相应的病症判断，进而辅助影像学医师作出诊断和鉴别，提高诊断的准确度，避免因影像医师经验及知识水平等主观因素的局限性带来的误诊或漏诊。CAD 模型由特征提取和机器学习两个主要部分组成，其技术流程主要包括：数据获取、图像预处理、图像分割、特征提取、选择和分类、识别、输出结果等，其常用的机器学习模型包括有 SVM、人工神经网络、卷积神经网络、K 近邻、极限学习机、朴素贝叶斯、决策树和随机森林等。

　　超声影像易受仪器的条件及个人操作经验的干扰，准确地识别病灶并对病灶超声图像内部结果进行分割是目前 AI 提取超声影像特征的难点所在。乳腺超声人工智能设备的算法建立在乳腺结节良恶性判断的 BI-RADS 标准词汇基础之上，其特征主要包括：①肿块形状：常分为椭圆形、圆形及不规则形。乳腺良性结节一般表现为椭圆形或圆形，而乳腺癌常表现为不规则形，如蟹足状肿块是乳腺癌的典型形态。②肿块边缘：分为边缘清晰及不清晰，不清晰常见表现为边缘模糊、有锐角或者毛刺。良性结节一般边缘清晰光滑，有完整包膜。乳腺癌则表现为边缘不规则，周边毛刺或有锐角，无包膜，是乳腺癌组织向周边组织浸润生长所致。③肿块方位：即肿块纵横比。分为平行和非平行，平行即肿块长轴与皮肤平行，肿块纵横比<1，非平行即肿块的生长不平行于皮肤或垂直于乳腺体轴向，肿块纵横比>1。乳腺良性结节纵横比常<1或者<0.7，乳腺癌纵横比常>1。④肿块回声：乳腺良性肿块内部一般为高回声或者中回声，回声均匀，后方回声增强或不变；如为囊肿，则肿块内部呈现无回声。乳腺癌肿块内部多为低回声，回声不均匀，可伴有肿块后方回声衰减。⑤钙化点：可分为大钙化点（>2mm）和微小钙化点（≤2mm）。乳腺癌肿块内部常伴有微小钙化点或者砂砾样钙化，乳腺良性肿块一般不伴有钙化，少数伴有粗大钙化点。⑥血流：乳腺良性肿块血流较少，且在肿块外围。乳腺癌则肿块血流丰富，且肿块内外均有。

近年来，深度学习（DL）技术的兴起加速了CAD技术的快速发展和应用，不同于需要人工进行特征提取的传统超声CAD技术，应用深度学习模型的新型超声CAD技术实现了自主探索和提取特征，并且只需人工进行简单的修正和校对即可完成大批量的工作。乳腺超声方面的CAD技术开展得较早，目前已有国内外学者将CAD技术和BI-RADS分级联合用于乳腺超声医学影像分析研究并取得了一定的进展。2005年，世界首台乳腺超声CAD设备B-CAD获得美国食品药品监督管理局（FDA）的批准进入美国销售，该设备由加拿大Medipattern公司研制，是一种可以自动图像分析、分割和分类的工具，其标准化的乳腺分类和报告系统增加了超声诊断的精确性，进而辅助超声医师提高对乳腺癌的诊断准确率[42]。Chabi等[43]报道用于乳腺超声的CAD系统具有高度的敏感度，尤其是能够提高初级影像学医师对乳腺恶性肿瘤的诊断率，但仍存在特异性较低的问题，因而在限制良性病变活检方面应将这点考虑在内。在乳腺肿瘤良恶性诊断方面，先有Zadeh Shirazi等[44]等提出了一种基于无监督学习和有监督学习的混合计算机智能模型，即自组织映射（SOM）和复值神经网络（CVNN），用于乳腺癌的检测，该模型对822例患者的五个特征（患者的年龄、肿块的形状、边缘、密度及BI-RADS分级）进行分析和验证，验证阶段健康和疾病的检出率分别高达94%和95%，充分证明了该模型对乳腺癌检测的可靠性。随后，Chiao等[45]提出一种利用Mask R-CNN对超声中乳腺病变进行检测和良恶性鉴别的技术，结果显示该技术对乳腺结节检测和分割的平均精度为0.75，良恶性结节分类的总体准确率为85%，为乳腺结节的检测和良恶性鉴别提供了一种全面、无创的方法。Yap等[46]也将三种不同的深度学习模型（LeNet、U-Net、FCN-AlexNet）应用于乳腺超声病变的检测，结果证实，深度学习方法显著改善了超声检测乳腺病灶的敏感性及假阳性率。在致密型乳腺筛查方面,Drukker 等[47]开发了一种 CAD 技术,并研究了其辅助三维超声图像检测致密型乳腺癌的可行性,虽然所有患者的检测灵敏度仅为 50%左右,但该 CAD 技术结合三维超声图像的检测假阳性率依然可以被临床所接受。随后,van Zelst 等[48]在探讨自动乳腺超声计算机辅助检测软件在致密型乳腺中乳腺癌的检出效能和减少医师读图时间方面的作用时,发现计算机辅助检测软件能减少影像科医师的读图时间,而且能显著提高其特异性而不影响敏感性。

　　国内的学者亦在乳腺超声 AI 技术领域做了大量的研究和探索。早期研究显示医师使用 B-CAD 后对病灶最大径< 1cm 的乳腺癌诊断准确率提高了 44%,证实了 B-CAD 可辅助医师提高对乳腺癌的诊断率,尤其是早期<1cm 乳腺癌的诊断率[49]。李程等[50]运用超声人工智能对 400 张乳腺结节超声图像进行诊断,并对诊断结果进行统计分析,得出乳腺超声人工智能诊断乳腺良恶性结节的灵敏度为 96.06%、特异度为 97.46%,具有良好的真实性,与病理结果一致性程度极好,Kappa 值为 0.94,具有极好的可靠性,证实了超声人工智能有利于提高乳腺结节超声诊断的准确性,弥补了人为乳腺超声诊断的不足,值得临床推广。冀鸿涛等[51]利用卷积神经网络构建的人工智能辅助诊断模型对 7334 张乳腺结节超声图像进行训练、验证及测试,将诊断模型测试集输出结果与病理结果对照,计算人工智能辅助诊断模型的敏感性、特异性和准确性,得出该诊断模型对于乳腺结节良恶性诊断的灵敏度为 84.1%,特异度为 95.0%,准确率为 91.2%,证实了基于卷积神经网络构建的人工智能辅助诊断模型在乳腺结节超声良恶性鉴别诊断中取得了令人满意的结果,具有良好应用前景。而基于卷积神经网络构建的 S-Detect 技术可通过对大数据的学习及分析,能够对乳腺肿物超声图像作出智能决策,具有较高的诊断水平,其对乳腺病变诊断的特异性及敏感性均显著优于低年资超声医生,可减少因低年资超声医师临床经验及知识储备不足引起的失误[52]。王心宇等[53]通过分析 220 个乳腺病灶的常规超声图像、S-Detect 模式图像及弹性图像,得出 S-Detect 人工智能系统有着较高的诊断效能,其敏感性、特异性与准确性分别为 92.3%、90.6%、90.9%,而在该技术辅助下,高年资超声医师诊断的特异性、准确性有上升趋势,医师整体诊断的准确性显著提高,进一步证实了 S-Detect 人工智能系统有助于提升超声医师诊断乳腺癌的准确性,减少漏诊和误诊。冯杰等[54]通过对人工智能(S-Detect 技术)辅助超声 BI-RADS 分类指导乳腺肿物活检的价值研究,也证实了 S-Detect 辅助乳腺结节再次分类有助于减少不必要的穿刺活检,提高活检效能。上述这些研究结果证实了 S-Detect 技术辅助乳腺病变超声诊断是可靠及可行的,然而 S-Detect 智能诊断系统并不能完全排除假阳性结果,有研究表明,S-Detect 技术联合乳腺超声诊断乳腺结节的假阳性率与较大的良性病变、病变钙化的存在以及病变血流丰富有显著相关性,而假阴性率则与恶性病变较小以

及无钙化灶有显著相关性[55]。

目前，国内基于超声影像的 AI 在乳腺疾病诊断中的应用仍处于起步阶段，近几年来，国内有高科技医疗器械公司也在涉足智能乳腺超声系统并开发出了相应产品，如 2018 年汕头超声推出了智能乳腺全容积超声系统 IBUS BE3，2019 年瀚维智能医疗携手联通、华为发布了全球第一款 5G 人工智能乳腺超声机器人，2020年医准智能在世界人工智能云端峰会上发布了国内首款针对超声设备的视频 AI 检测系统——乳腺超声智能检测系统，将乳腺智能检测从 AI 1.0、AI 2.0 时代推进到视频实时检测的 AI 3.0 时代。然而这些识别 2D 影像、3D 影像以及视频实时检测的人工智能乳腺超声设备的应用价值尚待市场的进一步考验。

5.3.3　AI 辅助乳腺超声诊断的意义及面临的挑战

乳腺疾病严重威胁着全球广大女性的健康，乳腺癌的发病率呈现逐年上升的趋势，早期筛查和早期诊断是降低乳腺癌病死率的关键步骤。超声检查是临床检测乳腺疾病最常用的方法，能较好地显示乳腺病灶的特征，且其无创、经济、便捷、无辐射，对乳腺癌的检出具有重要意义。但由于乳腺超声检查存在较大的主观性，低年资的超声医生因操作经验不足而影响诊断的准确性。另外，由于超声科医生每天需要面对海量的超声影像数据，工作量及工作强度非常之大，即使是经验丰富的高年资超声医生，对于比较复杂的乳腺病灶，也难免会因视觉疲劳而出现误诊或漏诊。再者，由于超声仪器的不同也可能导致诊断结果出现偏差，而人工智能通过借助深度学习技术，具有强大的海量数据处理能力和影像识别能力，可以将众多的超声影像数据进行多模态、多维度、立体化处理，对处理后的数据进行全方位综合分析，为乳腺疾病的诊断提供全面、综合的信息，而且可以帮助超声医生快速地发现乳腺异常病灶，从而提高经验不足的低年资医生的诊断敏感性，避免因超声医生的知识储备及经验不足造成的误判。而且人工智能对海量数据的快速处理能力，可使超声医生的诊断更快速、更高效。另外，乳腺超声人工智能设备还可与远程医疗设备相结合，使基层医院也可以得到远程超声专家的支持，为基层医院超声医生提供技术指导，极大地促进了基层乳腺超声医生水平的提升，实现了优质医疗资源的再分配。

然而，人工智能在乳腺超声领域还处于研究阶段，还面临着一些问题和挑战亟待解决。首先，用于人工智能研究的乳腺超声图像和数据受到超声仪器、操作者主观因素和截取图像标准化等影响，且大多数研究均为集中在少数大型医疗机构的单中心研究，缺乏系统规范的多中心、跨数据库的临床试验和有效验证，其鲁棒性和普适性有待进一步验证。其次，乳腺本身的特征也增加了 AI 在乳腺超声应用中的难度，乳腺病灶有时与脂肪很难区分，病灶与脂肪的区分以及病灶的良恶性鉴别很多时候都需要在超声实时动态下进行，而目前绝大多数 AI 乳腺超声研究还局限在二维及三维超声图像的处理上。再次，人工智能无法提出问题，只是机械性地解决问题，无创新性，在面对复杂的乳腺病灶时，人工智能可能由于数据参考量少而无法给出正确的诊断结果，而超声医生具有高度的主动性、灵活性，可以结合患者的症状、体征、既往以及目前的情况，作出合理的诊断，且人工智能无法与患者进行交流及给予患者人文关怀。最后，AI 乳腺超声的伦理及研究监管问题也是尚待解决的问题。例如：人工智能乳腺超声如何对患者隐私进行保护？人工智能乳腺超声的诊疗费用如何收取？医疗数据如何依法依规地开放？人工智能出现医疗纠纷时法律责任如何判定？

　　总而言之，人工智能技术在乳腺超声诊断中的应用，极大地提高了乳腺疾病的诊断准确率，使乳腺超声医生的诊断更精准高效，切实地做到乳腺癌的早发现、早治疗，降低了乳腺癌的病死率，从而降低了医疗费用的支出，大大减轻了社会的负担。且人工智能结合乳腺超声更加有助于低年资乳腺超声医生及基层超声医生的成长，实现了优质医疗资源的重新分配，具有较大的社会价值。AI 与乳腺超声的结合，必将推动乳腺疾病诊断水平的发展，越来越多的乳腺癌患者和乳腺超声医生能够间接或直接从 AI 乳腺超声中获益。但当前 AI 乳腺超声还处于"弱人工智能"阶段，距离实现在全球范围内广泛使用还面临着巨大的挑战。

5.4　辅助甲状腺疾病的诊断

5.4.1　概述

　　甲状腺疾病包括甲状腺形态改变和甲状腺功能改变。甲状腺形态方面的改变常见有甲状腺肿大和甲状腺结节，而甲状腺功能改变常见有甲状腺功能亢进症(甲亢)和甲状腺功能减退症(甲减)。甲状腺功能改变常通过血生化检查检出，而甲状腺形态改变则主要通过临床体查、B 超以及其他影像学检查检出。甲状腺结节是临床上最常见的甲状腺疾病，发病率较高，以良性病变为主，临床数据显示甲状腺结节的患病率为 19%～67%，其中恶性结节为 5%～15%[56]。甲状腺结节的临床重要性主要在于良恶性结节的区分，甲状腺恶性结节包括原发性甲状腺癌、转移癌以及肉瘤，其中绝大多数为原发性甲状腺癌，即临床工作中常说的甲状腺癌。近年来，甲状腺癌的发病率呈逐年上升趋势，研究显示，男性的甲状腺癌发病率在过去的 30 年中增加了 48%，女性增加了 67%[57]。甲状腺癌的高患病率并不意味着高死亡率，甲状腺癌经过外科手术和碘 131 治疗，治愈率可达 90%以上。甲状腺癌的治愈率虽然较高，其预后与患者年龄、分期、病理类型有关，但早期诊断、早期治疗仍然是决定甲状腺癌预后的关键因素。2012 年我国甲状腺癌新发例数占全球新发例数的 15.6%[58]，中国甲状腺癌患者的 5 年生存率约为 84.30%[59]，与美国等发达国家约 98.00% 的 5 年生存率仍有很大差距[60]，因此，甲状腺癌的早发现、早诊断在我国已刻不容缓。

甲状腺结节常用的检测手段有甲状腺彩色多普勒超声、增强 CT 以及甲状腺结节细针穿刺细胞学检查(FNAC)。甲状腺增强 CT 虽可对上纵隔组淋巴结、胸骨后甲状腺病变、较大病变以及其与周围结构的关系进行细微观察，但由于其射线暴露、费用相对较高且软组织分辨率较低而限制了其在甲状腺结节良恶性鉴别中的应用。甲状腺结节细针穿刺细胞学检查(FNAC)虽可取得细胞学标本，但穿刺准确率差异较大，对于较小的病变穿刺成功率不高，且可能造成肿瘤穿刺道种植转移，且病理检查存在一定的假阴性率，同时该检查为有创性，给患者造成一定的生理和心理创伤，受到患者依从性的制约。甲状腺超声因具有实时检测、动态观察、便捷、无辐射、无侵入性、成本低廉和可重复性好的优势，已成为检测甲状腺结节最常用的检查，它通过检测甲状腺结节的位置、大小、形态、回声、边缘、钙化、血流情况以及淋巴结情况来评估甲状腺结节的恶性风险。甲状腺影像报告与数据系统(Thyroid Imaging Report and Data System，TI-RADS)的制定规范了甲状腺结节的分类诊断标准，对结节性质的判定具有较好的指导作用，TI-RADS 最初于 2009 年首先提出，而后于 2017 年美国放射学会(American College of Radiology，ACR)提出的依据甲状腺结节的成分、回声、形态、边缘以及钙化等特有超声表现进行评分判定结节性质的 TI-RADS 白皮书受到国际上的普遍认可[61]。该分类系统将实性、低回声或极低回声、纵横比>1、边缘小分叶，边界不规则、微钙化这 5 项特征定义为可疑恶性特征，确立 TI-RADS 1 类：无任何异常(良性)；TI-RADS 2 类：确认良性病变(非可疑恶性)；TI-RADS 3 类：无恶性超声表现(轻度可疑恶性)；TI-RADS 4 类：1-4 个恶性超声表现(中度可疑恶性)；TI-RADS 5 类：5 个恶性超声表现(高度可疑恶性)。其中 TI-RADS 4 类又可细分为 4a 类(1 个恶性超声表现)、4b 类(2 个恶性超声表现)、4c 类(3 个或 4 个恶性超声表现)。

尽管甲状腺超声检查已广泛应用于甲状腺结节良恶性的鉴别，但限于目前医疗资源不均衡，且超声医生易受到人为主观因素、超声仪器、诊疗环境等的干扰而影响甲状腺超声诊断的准确率。面对医疗卫生资源不足、医疗水平参差不齐以及诊疗不规范等问题，如何充分利用有限的医疗资源，快速、高效地提升甲状腺结节的诊断准确率，成为亟待解决的问题，甲状腺 CAD 系统应运而生。该系统将基于深度学习的人工智能算法与甲状腺结节的超声图像诊断相结合，客观、高效地进行数据处理，减少因超声医生的主观因素影响而产生误诊或漏诊，极大地提高了甲状腺癌的诊断准确率。人工智能联合甲状腺超声诊断系统改变了传统单一的超声诊断模式，提高了甲状腺癌诊断的灵敏度和特异度，值得进一步临床研究和推广。

5.4.2　AI 在甲状腺超声诊断中的研究现状及应用进展

随着人工智能在多个学科、多个行业的迅速发展，AI 与医学的结合、影像智能化发展目前已成为交叉学科的研究热点。DL 是人工智能领域机器学习的一个分支，主要适合解决大数据问题，故其在医学人工智能领域发挥着越来越重要的作用，如 CNN 就是一种典型的深度学习网络结构。医疗影像大数据、以深度学习为代表的机器学习技术以及计算机图像识别技术的极速发展极大地促进了人工智能在甲状腺超声领域的研究，结合甲状腺影像报告与数据系统(TI-RADS)和计算机辅助诊断(CAD)系统对甲状腺结节进行良恶性判别已成为甲状腺超声人工智能领域的热点。近年来，超声 CAD 技术已经能够对甲状腺结节超声图像进行数字化处理，识别并区分结节的良恶性特征，再结合相应的诊断标准进行恶性风险分级，随着甲状腺超声 CAD 技术的发展，其在鉴别甲状腺结节的良恶性方面发挥着重要的作用[62]。目前国内外的传统甲状腺超声 CAD 技术多处于半自动阶段，其研究方向主要集中在图像的自动化分割、边缘、纹理的处理和特征分类器等层面，而在单个结节的多幅、多角度图像的自动化识别和处理以及多结节的图像处理方面研究较少[62]。结合 TI-RADS 分类诊断标准的甲状腺超声 CAD 系统主要由图像预处理模块、结节区域的分割模块 (感兴趣区域提取)、特征提取量化与选择模块、结节的良恶性分类模块构成，其中甲状腺超声图像的精细分割和特征的提取主要借助于局部高斯分布拟合驱动和活动化轮廓识别技术。甲状腺超声 CAD 系统特征提取的声学特征分为形态特征和纹理特征，具体包括边界、边缘、纵横比、钙化、形状、内部回声和后方回声等特征，再结合 TI-RADS 分类诊断标准，对甲状腺结节进行良恶性判断。该系统涉及的算法主要包括人工神经网络、卷积神经网络、SVM、决策树、随机森林、Fisher 线性判据、贝叶斯网络、逐步逻辑回归、模糊聚类等[63,64]。

甲状腺超声 CAD 系统主要通过分析甲状腺结节的边缘、回声、钙化、形态等超声特征来进行良恶性的判别，近年来，国内外的学者对甲状腺超声 CAD 技术进行了大量的研究。Choi 等[65]通过回顾性研究 89 例患者的 102 个甲状腺结节的超声特征，对使用人工智能的甲状腺 CAD 系统在甲状腺良恶性结节诊断和结节特征分类方面的性能进行了评估，研究结果显示，CAD 软件诊断甲状腺恶性结节的敏感度为 90.7%，与经验丰富的高年资超声医生(88.4%)差异无统计学意义，且其对甲状腺结节的特征显示与高年资超声医生也是一致的。Thomas 等[66]构建了一个图像相似性算法人工智能模型而不是图像分类算法模型，该 AI 模型被用于测试接受活检或手术的 103 个甲状腺结节，结果发现与已发表的超声甲状腺癌危险分层系统相比，图像相似性人工智能模型具有更好的敏感性、特异性和阴性预测值，通过该人工智能模型，可以减少主观性及不必要的甲状腺活检。

王洪杰等[67]对人工智能图像识别技术在超声甲状腺结节领域内的应用进行了初步探索。通过回顾性收集的 6321 张超声图像，整理后投入深度学习模型进行训练和验证，测试结果显示其诊断甲状腺结节的诊断效率 98.43%、诊断特异性 84.13%，每张图像的诊断时间为(0.10 ± 0.02)s，深度学习方法比高年资超声医师诊断效率高 10.24%，模型组的诊断准确率均高于高年资超声医师组和低年资超声医师组，其对每张图像的诊断时间也均显著低于高年资医师组和低年资医师组。李婷婷等[68]亦初步探讨 CAD 软件的诊断价值及分析甲状腺结节超声特征对 CAD 软件及超声医师诊断的影响，研究采用甲状腺超声 CAD 软件及 111 名超声医师同时对 50 张甲状腺结节图像进行诊断，结果发现甲状腺超声 CAD 软件与高年资医师诊断准确率相同(82%)且均显著高于低年资医师(76%)，甲状腺结节的分布位置以及结节内粗大钙化灶伴后方宽大声影可能是影响甲状腺超声 CAD 软件诊断准确性的重要因素。Li 等[69]利用深度卷积神经网络(DCNN)模型对来自中国三家医院的甲状腺超声图像进行了一项回顾性、多中心、诊断性研究，研究表明，与熟练的超声科医生相比，DCNN 模型在识别甲状腺癌患者方面显示出相似的敏感性和更高的特异性。Liu 等[70]提出了一个基于临床知识为向导的卷积神经网络构建的甲状腺超声 CAD 系统，评估并比较了该 CAD 系统和高年资超声医生对甲状腺结节的诊断效能，结果表明甲状腺超声 CAD 系统比有经验的超声科医生有更高的诊断效能，诊断准确率提高了 8%。Wang 等[71]运用基于深度学习神经网络 YOLO v2 的甲状腺超声人工智能诊断系统对 5007 个甲状腺结节进行良恶性判断，结果显示甲状腺超声人工智能诊断系统对甲状腺恶性结节的诊断比有经验的影像科医师具有更高的敏感性和准确度，而对甲状腺良性结节，该系统亦具有更高的诊断效能，表明甲状腺超声 AI 可成为超声影像医师进行甲状腺结节良恶性判别的重要辅助工具。Ma 等[72]首次利用两个卷积神经网络融合而成的模型结合甲状腺超声图像来进行甲状腺结节的良恶性诊断，结果表明基于卷积神经网络的模型能够准确有效地诊断甲状腺结节，且两种基于卷积神经网络的模型融合后，诊断性能得到明显提高。贾菊萍等[73]应用 DEMETICS 甲状腺超声 AI 辅助诊断系统对 845 个甲状腺结节进行良恶性诊断，发现甲状腺超声 AI 辅助诊断系统与多普勒超声的联合应用敏感性最高，特异度最低。这说明在传统超声基础上联合 AI 辅助系统，能够显著提高甲状腺良恶性结节的诊断准确率，也显著提高了超声医师的诊断效率。王丹等[74]运用甲状腺结节的超声人工智能设备对 600 张甲状腺结节超声图像进行诊断，对照病理结果显示甲状腺结节的超声人工智能设备灵敏度为 86.20%、特异度为 85.48%，甲状腺结节的超声人工智能设备检测结果与病理结果一致性较理想。上述研究表明甲状腺结节的超声人工智能识别良、恶性结节准确性较高，且诊断效率也显著高于常规超声，甲状腺超声人工智能技术值得我们的进一步深入研究和推广。

目前甲状腺超声人工智能检测系统在国内外的应用亦处于起步阶段。由安克生医公司研发的全球首创甲状腺超声人工智能辅助诊断软件系统 AmCAD-UT® Detection(安克甲状侦)是全球唯一通过美国 FDA、欧盟 CE Mark 认证及中国国家药品监督管理局上市许可的甲状腺 CAD 软件，可利用计算机视觉技术对甲状腺超声影像进行更深入的量化分析，从而提供客观的视觉化超声图像，并即时生成数字化超声报告，进而协助超声医师对甲状腺结节的良恶性进行精准、高效的评估。截至目前，该系统已经在中国、巴西、澳大利亚、土耳其、埃及、阿联酋等开展相关业务及推广。

5.4.3　AI 辅助甲状腺超声诊断的意义及面临的挑战

近年来，随着甲状腺结节的发病率逐年升高，甲状腺癌已成为最常见的恶性肿瘤之一，其早诊断、早治疗与预后密切相关，可显著降低病死率，提高患者的生活质量，因而对甲状腺结节良恶性的准确诊断尤为重要。超声检查具有无创、便捷、无辐射、实时、动态、费用低廉以及可重复等优势，可显示甲状腺结节的个数、位置以及提示其物理性质，已成为甲状腺结节最重要的影像学检查手段。但由于甲状腺超声易受到超声医师主观因素、个人临床经验、超声设备以及临床操作环境等因素的干扰而影响其对甲状腺结节的诊断准确率。另外，临床对甲状腺超声需求日益旺盛，数据信息量随之增大，导致超声医师的工作量及工作强度巨大，这就难免出现甲状腺结节尤其是较小的结节的误诊或者漏诊。而甲状腺超声 AI 诊断系统凭借其深度学习技术，可精准、高效、客观地在短短数秒的时间内锁定病灶，自动分析并即时生成数字化报告，可减少因超声医师主观经验影响而导致的诊断误差，大大提高了甲状腺结节的诊断准确度，为甲状腺疾病的临床诊疗提供了更为客观、全面的决策支持。另外，甲状腺超声 AI 诊断系统借助计算机代替大量人工机械性及重复性动作，并对海量甲状腺超声数据的快速分析处理，极大地提高了超声医师的诊断效率，并降低了工作强度，缓解了医疗资源紧张，使超声医师的双手解放出来，进行更多有意义的诊疗探索，对医师及患者均有重大的意义。另外，甲状腺超声 AI 辅助诊断系统具有重要的社会价值。基于我国医疗资源分配不均匀，各地区诊疗水平存在较大差距，这种智能化的甲状腺超声 AI 辅助诊断平台可向基层医院进行推广，从而提高基层超声医师对甲状腺结节良恶性的判别水平，同时，该诊断系统也可布置在云端，建立远程甲状腺超声 AI 诊断体系，便于甲状腺超声专家为医疗水平较为落后的地区提供远程诊疗服务，使基层医院获得更多的技术支持及共享资源，从而实现优质医疗资源的再分配。

目前，甲状腺超声 AI 辅助诊断系统在国内外均处于起步阶段，仍面临着许多的问题和挑战。第一，大部分研究使用的数据集不能完全覆盖临床中的实际情况，且数据集一般局限在单中心内，没有进行大规模的多中心研究，存在样本量过少的风险, 且临床医师对感兴趣区域图像的刻画不统一, 从而影响甲状腺超声 AI 诊断模型的准确度以及性能。第二, 甲状腺超声 AI 诊断系统目前没有结合颈部淋巴结的情况来进行系统分析, 颈部淋巴结的情况对甲状腺结节的良恶性判断具有较大价值, 将结节特征与淋巴结情况相结合, 将有助于提高甲状腺超声 AI 诊断系统准确性。第三, 甲状腺疾病的发生发展是动态的, 结节的生长速度、形态改变均对甲状腺结节良恶性判断具有重要意义, 而甲状腺超声 AI 诊断系统无法结合患者的临床病史来进行综合诊断。对单个患者的疾病进程数据集进行综合分析, 也是甲状腺超声 AI 诊断系统的研发方向。第四, 目前临床上对超声考虑甲状腺良性结节倾向于随访观察, 较少进行病理诊断, 故而 AI 模型对于甲状腺良性结节的深度学习数据较少, 缺乏足够的训练数据集, 从而影响甲状腺超声 AI 诊系统对良性结节的诊断准确度。第五, 同乳腺超声 AI 诊断系统一致, 甲状腺超声 AI 诊断系统亦同样存在患者隐私保护、法律法规、研究监管以及诊疗费用等问题。

综上所述, 甲状腺超声 AI 诊断系统的应用, 极大地提高了甲状腺疾病的诊断准确率, 提高了超声医师的工作效率, 降低了其工作强度, 使医师和患者双重获益。同时, AI 在甲状腺超声中的应用也提高了基层医院的诊疗水平, 协助基层医师及年轻医师的成长, 具有极其重要的社会意义, 值得我们进一步深入研究和推广。但该系统仍面临着技术及伦理等方面的问题和挑战, 尚无法完全代替甲状腺超声医师, 这就需要更多的新思路及跨学科领域的融合, 相信在不久的将来, 甲状腺超声 AI 诊断系统必将得到进一步的发展和完善。

参 考 文 献

[1] Huang Q H, Zhang F, Li X L. Machine learning in ultrasound computer-aided diagnostic systems: A survey[J]. Biomed Research International, 2018, 2018: 5137904.

[2] Bharti P, Mittal D, Ananthasivan R. Computer-aided characterization and diagnosis of diffuse liver diseases based on ultrasound imaging: A review[J]. Ultrason Imaging, 2017, 39(1): 33-61.

[3] LeCun Y, Bengio Y, Hinton G. Deep learning[J]. Nature, 2015, 521(7553): 436-444.

[4] Litjens G, Kooi T, Bejnordi B E, et al. A survey on deep learning in medical image analysis[J]. Medical Image Analysis, 2017, 42: 60-88.

[5] Wei J W, Jiang H Y, Gu D S, et al. Radiomics in liver diseases: Current progress and future opportunities[J]. Liver International, 2020, 40(9): 2050-2063.

[6] Liu X, Song J L, Wang S H, et al. Learning to diagnose cirrhosis with liver capsule guided ultrasound image classification[J]. Sensors, 2017, 17(1): 1-11.

[7] Lee J H, Joo I, Kang T W, et al. Deep learning with ultrasonography: Automated classification of liver fibrosis using a deep convolutional neural network[J]. European Radiology, 2020, 30(2): 1264-1273.

[8] Meng D, Zhang L, Cao G T, et al. Liver fibrosis classification based on transfer learning and FCNet for ultrasound images[J]. IEEE Access, 2017, 5: 5804-5810.

[9] Chen Y, Luo Y, Huang W, et al. Machine-learning-based classification of real-time tissue elastography for hepatic fibrosis in patients with chronic hepatitis B[J]. Computers in Biology Medicine, 2017, 89: 18-23.

[10] Yeh W C, Li P C, Jeng Y M, et al. Elastic modulus measurements of human liver and correlation with pathology[J]. Ultrasound in Medicine and Biology, 2002, 28(4): 467-474.

[11] Herrmann E, de Ledinghen V, Cassinotto C, et al. Assessment of biopsy-proven liver fibrosis by two-dimensional shear wave elastography: An individual patient data-based meta-analysis[J]. Hepatology, 2018, 67(1): 260-272.

[12] Wang K, Lu X, Zhou H, et al. Deep learning radiomics of shear wave elastography significantly improved diagnostic performance for assessing liver fibrosis in chronic hepatitis B: A prospective multicentre study[J]. Gut, 2019, 68(4): 729-741.

[13] Younossi Z M, Koenig A B, Abdelatif D, et al. Global epidemiology of nonalcoholic fatty liver disease-Meta-analytic assessment of prevalence, incidence, and outcomes[J]. Hepatology, 2016, 64(1): 73-84.

[14] Acharya U R, Raghavendra U, Fujita H, et al. Automated characterization of fatty liver disease and cirrhosis using curvelet transform and entropy features extracted from ultrasound images[J]. Computers in Biology Medicine, 2016, 79: 250-258.

[15] Kuppili V, Biswas M, Sreekumar A, et al. Extreme learning machine framework for risk stratification of fatty liver disease using ultrasound tissue characterization[J]. Journal of Medical System, 2017, 41(10): 152.

[16] Webb M, Yeshua H, Zelber-Sagi S, et al. Diagnostic value of a computerized hepatorenal index for sonographic quantification of liver steatosis[J]. American Journal of Roentgenology, 2009, 192(4): 909-914.

[17] Byra M, Styczynski G, Szmigielski C, et al. Transfer learning with deep convolutional neural network for liver steatosis assessment in ultrasound images[J]. International Journal of Computed Assisted Radiology Surgery, 2018, 13(12): 1895-1903.

[18] Mittal D, Kumar V, Saxena S C, et al. Neural network based focal liver lesion diagnosis using ultrasound images[J]. Computerized Medical Imaging and Graphics, 2011, 35(4): 315-323.

[19] Virmani J, Kumar V, Kalra N, et al. Neural network ensemble based CAD system for focal liver lesions from B-mode ultrasound[J]. Journal of Digital Imaging, 2014, 27(4): 520-537.

[20] Kondo S, Takagi K, Nishida M, et al. Computer-aided diagnosis of focal liver lesions using contrast-enhanced ultrasonography with perflubutane microbubbles[J]. IEEE Transactions on Medical Imaging, 2017, 36(7): 1427-1437.

[21] Hassan T M, Elmogy M, Sallam E. Diagnosis of focal liver diseases based on deep learning technique for ultrasound images[J]. Arabian Journal for Science and Engineering, 2017, 42(8): 3127-3140.

[22] Yang Q, Wei J, Hao X, et al. Improving B-mode ultrasound diagnostic performance for focal liver lesions using deep learning: A multicentre study[J]. EBioMedicine, 2020, 56: 102777.

[23] Dong Y, Zhou L, Xia W, et al. Preoperative prediction of microvascular invasion in hepatocellular carcinoma: Initial application of a radiomic algorithm based on grayscale ultrasound images[J].

Frontiers in Oncology, 2020, 10: 353.

[24] Liu D, Liu F, Xie X Y, et al. Accurate prediction of responses to transarterial chemoembolization for patients with hepatocellular carcinoma by using artificial intelligence in contrast-enhanced ultrasound[J]. European Radiology, 2020, 30(4): 2365-2376.

[25] Ma Q P, He X L, Li K, et al. Dynamic contrast-enhanced ultrasound radiomics for hepatocellular carcinoma recurrence prediction after thermal ablation[J]. Molecular Imaging and Biology, 2021, 23(4): 572-585.

[26] Egawa S, Toma H, Ohigashi H, et al. Japan pancreatic cancer registry; 30th year anniversary: Japan pancreas society[J]. Pancreas, 2012, 41 (7): 985-992.

[27] Maguchi H. The roles of endoscopic ultrasonography in the diagnosis of pancreatic tumors[J]. Journal of Hepato-Biliary-Pancreatic Surgery, 2004, 11 (1): 1-3.

[28] Eisen G M, Dominitz J A, Faigel D O, et al. Guidelines for credentialing and granting privileges for endoscopic ultrasound[J]. Gastrointestinal Endoscopy, 2001, 54 (6): 811-814.

[29] Săftoiu A, Vilmann P, Gorunescu F, et al. Efficacy of an artificial neural network-based approach to endoscopic ultrasound elastography in diagnosis of focal pancreatic masses[J]. Clinical Gastroenterology and Hepatology, 2012, 10 (1): 84-90.

[30] Săftoiu A, Vilmann P, Dietrich C F, et al. Quantitative contrast-enhanced harmonic EUS in differential diagnosis of focal pancreatic masses (with videos)[J]. Gastrointestinal Endoscopy, 2015, 82 (1): 59-69.

[31] Tonozuka R, Itoi T, Nagata N, et al. Deep learning analysis for the detection of pancreatic cancer on endosonographic images: A pilot study[J]. Journal of Hepato‐Biliary‐Pancreatic Sciences, 2021, 28 (1): 95-104.

[32] Moris D, Damaskos C, Spartalis E, et al. Updates and critical evaluation on novel biomarkers for the malignant progression of intraductal papillary mucinous neoplasms of the pancreas[J]. Anticancer Research, 2017, 37 (5): 2185-2194.

[33] Shimizu Y, Hijioka S, Hirono S, et al. New model for predicting malignancy in patients with intraductal papillary mucinous neoplasm[J]. Annals of Surgery, 2020, 272 (1): 155-162.

[34] Kuwahara T, Hara K, Mizuno N, et al. Usefulness of deep learning analysis for the diagnosis of malignancy in intraductal papillary mucinous neoplasms of the pancreas[J]. Clinical Translational Gastroenterology, 2019, 10 (5): 1-8.

[35] Kimura Y, Takada T, Strasberg S M, et al. TG13 current terminology, etiology, and epidemiology of acute cholangitis and cholecystitis[J]. Journal of Hepato-Biliary-Pancreatic Sciences, 2013, 20 (1): 8-23.

[36] Zhou H F, Huang M, Ji J S, et al. Risk prediction for early biliary infection after percutaneous transhepatic biliary stent placement in malignant biliary obstruction[J]. Journal of Vascular and Interventional Radiology, 2019, 30 (8): 1233-1241. e1.

[37] Saraiva M M, Ribeiro T, Ferreira J P S, et al. Artificial intelligence for automatic diagnosis of biliary stricture malignancy status in single-operator cholangioscopy: A pilot study[J]. Gastrointestinal Endoscopy, 2022, 95 (2): 339-348.

[38] Zhang X, Tang D, Zhou J D, et al. A real-time interpretable artificial intelligence model for the

cholangioscopic diagnosis of malignant biliary stricture[J]. Gastrointestinal Endoscopy, 2023, 98(2): 199-210.

[39] Ji Y, Li H, Edwards A V, et al. Independent validation of machine learning in diagnosing breast Cancer on magnetic resonance imaging within a single institution[J]. Cancer Imaging, 2019, 19: 1-11.

[40] 沈红霞. 健康教育在宫颈癌、乳腺癌筛查中的应用及价值评析[J]. 中国社区医师, 2018, 34(5): 167.

[41] 金征宇. 前景与挑战: 当医学影像遇见人工智能[J]. 协和医学杂志, 2018, 9(1): 2-4.

[42] FDA. Summary of safety and effectiveness[EB/OL]. [2017-06-05]. https://www.Accessdata. Fda.gov/cdrh_docs/pdf5/k050846.pdf.

[43] Chabi M L, Borget I, Ardiles R, et al. Evaluation of the accuracy of a computer-aided diagnosis (CAD) system in breast ultrasound according to the radiologist's experience[J]. Academic Radiology, 2012, 19(3): 311-319.

[44] Zadeh Shirazi A, Javad S M, Mohammadi Z. A novel and reliable computational intelligence system for breast cancer detection[J]. Medical & Biological Engineering & Computing, 2018, 56: 721-732.

[45] Chiao J Y, Chen K Y, Liao K Y K, et al. Detection and classification the breast tumors using mask R-CNN on sonograms[J]. Medicine, 2019, 98(19): 1-5.

[46] Yap M H, Pons G, Marti J, et al. Automated breast ultrasound lesions detection using convolutional neural networks[J]. IEEE Journal of Biomedical and Health Informatics, 2017, 22(4): 1218-1226.

[47] Drukker K, Sennett C A, Giger M L. Computerized detection of breast cancer on automated breast ultrasound imaging of women with dense breasts[J]. Medical Physics, 2014, 41(1): 012901.

[48] van Zelst J C M, Tan T, Clauser P, et al. Dedicated computer-aided detection software for automated 3D breast ultrasound: An efficient tool for the radiologist in supplemental screening of women with dense breasts[J]. European Radiology, 2018, 28: 2996-3006.

[49] 李俊来, 宋丹绯, 张艳, 等. B-CAD 辅助乳腺超声检查诊断乳腺癌的价值[J]. 中国超声医学杂志, 2009, 25(2): 124-127.

[50] 李程, 花瞻, 林江莉, 等. 超声人工智能用于乳腺结节良恶性诊断的研究[J]. 中国超声医学杂志, 2019 (9): 786-788.

[51] 冀鸿涛, 朱强, 甘从贵, 等. 人工智能辅助诊断模型在乳腺结节超声诊断中的应用价值[J]. 肿瘤研究与临床, 2019, 31(10): 649-652.

[52] Zhao C, Xiao M, Jiang Y, et al. Feasibility of computer-assisted diagnosis for breast ultrasound: The results of the diagnostic performance of S-detect from a single center in China[J]. Cancer Management and Research, 2019: 921-930.

[53] 王心宇, 魏琪, 崔新伍, 等. S-Detect 技术在乳腺癌鉴别诊断中的辅助诊断价值[J]. 中华超声影像学杂志, 2019, 28(3): 246-250.

[54] 冯杰, 吴宏, 王心怡, 等. 人工智能辅助 BI-RADS 分类指导乳腺肿物活检的初步研究[J]. 中国超声医学杂志, 2020, 36(4): 325-328.

[55] Wu J, Zhao Z, Zhang W, et al. Computer-aided diagnosis of solid breast lesions with ultrasound: Factors associated with false-negative and false-positive results[J]. Journal of Ultrasound in

Medicine, 2019, 38(12): 3193-3202.

[56] Puxeddu E, Filetti S. The 2009 American Thyroid Association Guidelines for management of thyroid nodules and differentiated thyroid cancer: Progress on the road from consensus-to evidence-based practice[J]. Thyroid, 2009, 19(11): 1145-1147.

[57] Kilfoy B A, Zheng T, Holford T R, et al. International patterns and trends in thyroid cancer incidence, 1973-2002[J]. Cancer Causes & Control, 2009, 20: 525-531.

[58] 李晓宇, 刘静静, 刘利平, 等. 计算机辅助检测和诊断中 K-TIRADS, ACR-TIRADS, ATA 的诊断效能比较以及辅助超声医师诊断甲状腺结节的研究[J]. 中华超声影像学杂志, 2019, 28(10): 888-892.

[59] Zeng H, Chen W, Zheng R, et al. Changing cancer survival in China during 2003-15: A pooled analysis of 17 population-based cancer registries[J]. The Lancet Global Health, 2018, 6(5): e555-e567.

[60] DeSantis C E, Siegel R L, Sauer A G, et al. Cancer statistics for African Americans, 2016: Progress and opportunities in reducing racial disparities[J]. CA: A Cancer Journal for Clinicians, 2016, 66(4): 290-308.

[61] Tessler F N, Middleton W D, Grant E G, et al. ACR thyroid imaging, reporting and data system (TI-RADS): White paper of the ACR TI-RADS committee[J]. Journal of the American College of Radiology, 2017, 14(5): 587-595.

[62] 于立超, 吴长君. 结合甲状腺影像报告及数据系统的甲状腺超声 CAD 的研究进展[J]. 临床与病理杂志, 2018, 38(3): 628-633.

[63] Chi J, Walia E, Babyn P, et al. Thyroid nodule classification in ultrasound images by fine-tuning deep convolutional neural network[J]. Journal of Digital Imaging, 2017, 30: 477-486.

[64] Chen D, Niu J, Pan Q, et al. A deep-learning based ultrasound text classifier for predicting benign and malignant thyroid nodules[C]//2017 International Conference on Green Informatics (ICGI), Fuzhou, 2017: 199-204.

[65] Choi Y J, Baek J H, Park H S, et al. A computer-aided diagnosis system using artificial intelligence for the diagnosis and characterization of thyroid nodules on ultrasound: Initial clinical assessment[J]. Thyroid, 2017, 27(4): 546-552.

[66] Thomas J, Haertling T. AIBx, artificial intelligence model to risk stratify thyroid nodules[J]. Thyroid, 2020, 30(6): 878-884.

[67] 王洪杰, 于霞, 高强. 基于深度学习的甲状腺结节自动识别方法在超声图像中的应用[J]. 中国医疗设备, 2019, (10): 72-74,78.

[68] 李婷婷, 卢漫, 巫明钢, 等. 计算机辅助诊断系统对甲状腺结节的诊断价值研究[J]. 中华医学超声杂志 (电子版), 2019, 16(9): 660-664.

[69] Li X, Zhang S, Zhang Q, et al. Diagnosis of thyroid cancer using deep convolutional neural network models applied to sonographic images: A retrospective, multicohort, diagnostic study[J]. The Lancet Oncology, 2019, 20(2): 193-201.

[70] Liu T, Guo Q, Lian C, et al. Automated detection and classification of thyroid nodules in ultrasound images using clinical-knowledge-guided convolutional neural networks[J]. Medical Image Analysis, 2019, 58: 101555.

[71] Wang L, Yang S, Yang S, et al. Automatic thyroid nodule recognition and diagnosis in ultrasound

imaging with the YOLOv2 neural network[J]. World Journal of Surgical Oncology, 2019, 17(1): 1-9.

[72] Ma J, Wu F, Zhu J, et al. A pre-trained convolutional neural network based method for thyroid nodule diagnosis[J]. Ultrasonics, 2017, 73: 221-230.

[73] 贾菊萍. 人工智能辅助系统联合超声对甲状腺结节的鉴别诊断价值[J]. 影像研究与医学应用, 2019, (16): 213-214.

[74] 王丹, 花瞻, 武敬平, 等. 甲状腺结节的超声人工智能诊断[J]. 中国超声医学杂志, 2019, 35(12): 1070-1072.

第6章 人工智能在X射线、CT和MRI检查诊断中的应用

6.1 辅助CT识别腹部脂肪

肥胖与健康的关系已经成为现代社会不可忽视的一大焦点问题，肥胖成为许多疾病的独立危险因素，腹部肥胖更是这其中的热点。腹部脂肪组织的过度积聚可进一步分为皮下脂肪组织和内脏脂肪组织的增多，这一分类在临床实践中具有重要意义，而皮下脂肪组织和内脏脂肪组织的分离测量是腹部脂肪组织定量的关键。人工智能技术的发展为这一目标的实现奠定了技术基础。

6.1.1 脂肪组织的临床意义

脂肪组织是由大量脂肪细胞组成的疏松结缔组织，分为皮下脂肪组织(subcutaneous adipose tissue，SAT)、内脏脂肪组织(visceral adipose tissue，VAT)、非内脏内脂肪组织和骨髓脂肪组织(bone marrow adipose tissue，MAT)。脂肪组织在体内参与多项基础的生理过程，包括供给维持生命所必需的能量，提供组成身体细胞的基础成分，提供激素合成的必需物质，作为脂溶性维生素的溶剂协助此类维生素的吸收和提供人体必需的脂肪酸等功能。而在不同的疾病中，脂肪组织的此类合成与代谢功能和疾病的发生发展及预后有着千丝万缕的联系，脂肪组织是炎症细胞因子的重要来源，包括肿瘤坏死因子-α(tumor necrosis factor-α；TNF-α)、白介素-6(interleukin-6，IL-6)和白介素-8(interleukin-8，IL-8)的作用，这也是脂肪组织参与各类疾病的有力证据[1,2]。

1. 脂肪组织与腹部疾病

腹部脂肪组织是人体脂肪组织中重要的组成部分，腹部皮下脂肪组织、内脏脂肪组织及非内脏内脂肪组织的构成和性质差异对特殊的生理和病理状态都有一定的提示。目前关于脂肪组织与腹部疾病关系的成果集中在炎症性肠病、肝脏相关疾病和胰腺相关疾病上，同时这些脏器也是参与体内脂肪代谢的重要主要部分。

脂肪组织在炎症性肠病中的作用的绝大多数成果与数据主要涉及的是皮下脂肪组织和内脏内脂肪组织，这些脂肪组织已经证实与炎症性肠病的疾病进展及治疗预后相关。在炎症性肠病中，腹腔内皮下脂肪组织的体积增加与硫唑嘌呤和阿

达利莫单抗血药浓度水平下降有关，并可加速英夫利昔单抗的应答失效，与患者对药物的有效反应性呈负相关，皮下脂肪组织的体积增加提示着治疗预后差。同时越来越多的研究表明内脏而不是皮下脂肪组织在炎症性肠病的疾病进展中起着重要作用。内脏脂肪组织可显著地调节炎症性肠病的炎症过程，且是炎症性肠病术后不良预后的独立预测因素，与术后更长恢复时间、更高复发概率相关。在腹腔内脂肪组织中，肠系膜上的爬行脂肪组织有着独特的意义，BurrilCrohn 在 1932 年首次对爬行脂肪进行了描述，这是炎症状态下肠系膜脂肪肥大的现象，被认为是在炎症肠病周围形成的反应性免疫区，对于维持共生微生物与宿主免疫之间的平衡至关重要。在炎症性肠病的疾病进展过程中，通过促进局部炎症激活脂肪组织，进而支持局部宿主防御来限制全身的炎症反应，可以降低肠道穿孔的风险，通过 CT 量化后发现肠系膜间的爬行脂肪与炎症性肠病疾病活动度相关[3-5]。

在肝脏相关疾病中，脂肪组织也是疾病发生发展的重要一环。脂肪的代谢主要经由肝脏完成，这也成为脂肪相关肝脏疾病发生发展的主要途径。脂肪肝是一种多病因引起的脂肪在肝细胞内异常积累的病理状态，这种病理状态是肝脏对各种损伤产生的最常见反应。内脏脂肪组织产生改变脂肪和糖代谢的多种信号，导致肝脏脂肪沉积，产生促炎症环境，从而引起肝脏和其他组织细胞的损伤。一系列的损伤过程如氧化应激、未折叠蛋白反应失调、脂毒性和凋亡途径导致肝脏进行性纤维化，有些患者甚至出现肝硬化和肝细胞肝癌。同时腹部脂肪与肝脏脂肪浸润程度呈强相关性，内脏脂肪也可用于预测非酒精性脂肪肝患者的肝硬化纤维化程度。而对非脂肪肝相关的肝脏疾病，大量的研究成果也说明脂肪组织这类疾病的发生发展中有着一定的作用。肝硬化患者中，骨骼肌中高脂肪沉积提示高肝癌风险，皮下脂肪的体积减小与肝硬化患者的死亡率增高正相关，而内脏脂肪的增加与肝细胞癌和肝移植术后复发正相关[6-10]。

在脂肪组织与胰腺疾病的关系中，也有着与脂肪肝类似的胰腺脂肪变，也可促进胰腺细胞内炎症环境的紧张，从而引起胰腺细胞的损伤。重症胰腺炎的发生与肥胖和腹腔脂肪含量相关，坏死性胰腺炎往往伴随着胰周脂肪坏死。胰周脂肪坏死的脂解作用及其产生的不饱和脂肪酸可引起急性胰腺炎向重症胰腺炎转化，加重全身炎症反应并引起炎症风暴。CT 定量下也发现内脏脂肪组织及其分布与急性胰腺炎(acute pancreatitis，AP)的严重程度和预后密切相关[6,11]。

脂肪组织不仅在上述腹部疾病中有着一定的预测价值，在消化道肿瘤的手术预后预测、化疗反应等方面也有着极大的研究空间，可以在此类疾病相关方面给予更多的关注。

2. 脂肪组织与心血管疾病

体内脂肪组织异常分布是心血管疾病的主要危险因素，体内脂肪过度积聚可导致胰岛素抵抗、高胰岛素血症、高血压和血脂异常,内脏脂肪组织还释放促炎细胞因子,增加动脉粥样硬化及心血管疾病发生风险。而皮下脂肪组织、内脏脂肪组织及心外膜脂肪组织都直接或间接地参与了此类疾病的发展过程[6,12,13]。

3. 脂肪组织与乳房疾病

乳房是一个含有大量脂肪组织的器官,成纤维细胞、免疫细胞、脂肪细胞和基质干细胞都在由脂肪组织为主构成的周围结缔组织的层内发挥各自作用。在乳房发生病变的情况下,脂肪组织主要发挥着调节肿瘤不同时期进展的作用,参与肿瘤微环境的调节。在肥胖状态下,机体处于低级别慢性炎症状态,脂肪细胞功能障碍和代谢异常改变了乳腺肿瘤微环境,增加了乳腺癌的发病风险,影响乳腺癌的发病率和进展[14,15]。

6.1.2　脂肪组织的影像学表现

脂肪组织作为人体内分布广泛且功能复杂的组织之一,参与了多种生理过程,且与各类疾病的发生发展有着密不可分的联系。而在各类疾病的影像检查中,脂肪组织也有其独特的影像学表现和诊断意义。

目前可用于评估脂肪组织的检查方式有 CT、MRI、双能 X 射线、超声(安全性高)、生物电阻抗分析(bio-electrical impedance analysis,BIA),通过电阻抗以及年龄、性别、身高和体重等其他因素预测体脂量、人体测量学(腹围)和 3D 人体扫描(激光扫描人体)等。其中以 CT、MRI、双能 X 射线及超声在临床中应用最为广泛,且现阶段脂肪组织的定量主要通过 CT 和 MRI 技术来实现[16]。

其中 CT 成像技术的图像是通过灰度反应器官和组织对 X 射线的吸收程度,应用 X 射线吸收系数的数值来量化评估组织密度的高低程度,这即是所谓的 CT 值,单位为亨氏单位(Houndsfield unit,HU),人体内各组织的 CT 值位于-1000 到+1000HU 之间,通常各部位的脂肪组织 CT 值可从-190 到-20HU 不等,在疾病状态下时,脂肪组织的 CT 值可发生改变,通常会通过其他组织来确定相关组织间的 CT 阈值进行脂肪组织的分割,而人工智能技术的发展让自动脂肪组织分割技术成为可能,提高了普通脂肪组织及病变脂肪组织分割的准确度[16,17]。

MRI 成像技术在软组织结构分辨上有着十分明显的优势,一些特定的成像方法还有利于进一步确认病变的组织学特征,MRI 在脂肪组织的成像上也可通过信号的高低和衰减来进行脂肪组织的定量和定性,产生的图像上组织结构的信号强度与成像序列和技术相关。对脂肪组织常用的 T1 加权成像(T1 weighted imaging,T1WI)、T2 加权成像(T2 weighted imaging,T2WI)和脂肪抑制序列成像,应用特定的脂肪抑制序列和技术,能够明确脂肪组织性质和范围,在 T1WI 和 T2WI 图像上,脂肪组织通常为高或较高信号,可与骨组织、皮肤组织等低信号组织较好区分，使用短重复时间(repetition time，TR)检查时，脂肪组织的分界线明显，信号高，呈白色。在脂肪抑制序列图像中，脂肪组织则呈低信号，通过不同序列信号的对比，可完成脂肪组织的定量和定性。近年来新型的 MRI 质子密度脂肪含量测定(MRI proton density fat fraction，MRI-PDFF)也在科研范围内有一定的应用。MRI-PDFF 是一种客观的、定量的、无创的和无干扰因素的估计肝脏脂肪含量的成像方法，通过利用具有低翻转角(flip angle，FA)的梯度回波序列来最小化 T1 偏置，将脂肪信号建模为多个频率分量的叠加，通过计算脂肪和水质子密度来估计脂肪含量[16-18]。

双能 X 射线：双能 X 射线技术使用两束不同能量的 X 射线，较低能量和较高能量束在不同密度的组织间衰减程度比率不同，对应每种组织产生是特定的"r 值"，最常用于骨钙含量的测定，还可以估计局部脂肪量，利用数学算法组织标准化阈值进行逐像素分析，根据两种能量水平之间的衰减差异来区分不同的组织(脂肪、骨骼、肌肉)。通过使用勾勒出体型轮廓的模型分析数据，估计局部脂肪组织和肌肉组织的体积，从而创建一个解剖模型。从解剖模型可以估计出内脏脂肪组织和皮下脂肪组织[16,17,19]。

超声：超声检查是一种无创、准确、快速且可重复的一项检查技术。可以直接测量腹部不同轴向切面的皮下脂肪组织和内脏脂肪组织厚度。但因检查者及设备的不同，结果会产生一定的偏差[17]。

6.1.3　人工智能辅助识别脂肪组织研究进展

随着人工智能技术的发展，许多最初基于工业领域及计算机领域的视觉图像处理技术逐渐在医学范围内开始了科研阶段的尝试与应用，辅助影像学识别脂肪等相关技术也有了多样的发展，以往需要通过人工分割进行脂肪定量的工作由人工智能辅助完成，极大提高了数据的精准度与可信度，近年来关于人工智能方法辅助影像学识别脂肪组织与相关病理生理机制的研究呈现指数式的增长。

1. 辅助 CT 识别脂肪组织

CT 作为应用最为广泛的影像学技术，因为其影像学信息丰富、数据全面广泛、数字化统一程度高在人工智能联合应用上已有丰富的研究案例。人工智能辅助 CT 识别脂肪技术主要通过对 CT 影像的自动分割识别来实现，目前已有大量关于人工智能辅助 CT 识别脂肪的实验案例，在一定范围内推广到了科研应用领域。

目前辅助 CT 识别腹部脂肪的技术主要通过第三腰椎(third lumbar vertebra，L3)椎体位置及耻骨联合以上的轴向切片层面的 CT 来进行腹部脂肪组织成分的分割评估。基于变形模型，活动轮廓、区域增长、图形切割和强度阈值化可对 CT 腹部脂肪组织与腹腔内其他组织实现分割，如图 6.1 所示需要对腹腔内脂肪组织与其他组织进行分割。目前已经存在一些商用的 CT 身体成分分析软件(如 Body Comp Slicer、NIH ImageJ、Slice-O-Matic)，可对人体成分进行分割分析，其中也包括腹部脂肪组织。现阶段更多的是科研团队的开发和应用，Pickhardt 等[20]基于 3D U-Net 算法以及基于 mask 区域的卷积神经网络(Mask R-CNN)主动脉分割算法，辅助 CT 识别脂肪，对腹部脂肪、肝脏脂肪进行了全自动分割定量，协助判断代谢综合征的高风险患者。也有团队通过人工智能辅助 CT 识别皮下脂肪组织与内脏脂肪组织的分割，参与了肠结核与克罗恩病的鉴别诊断过程，为相关疾病的诊断提供新的思路。Wang 等[21]基于卷积神经网络技术开发出了腹部皮下脂肪组织与内脏脂肪组织自动分割的方法，同时进一步尝试对肠系膜脂肪进行分割，为炎症性肠病的治疗及预后提供更加直观的参考数据[22-24]。图 6.2 为利用卷积神经经网络技术辅助 CT 识别腹腔内脏脂肪。

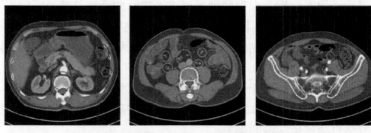

图 6.1　人工智能辅助 CT 识别腹部脂肪中需判别的不同组织类型

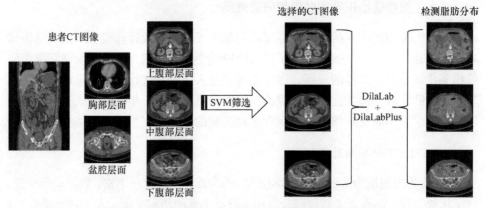

图 6.2　基于 CNN 的 CT 腹腔内脏脂肪识别分割流程图

　　在腹部脂肪组织以外，心脏、乳腺等部位脂肪组织的识别也有了相应的技术发展。有研究人员提出了一种半自动的心外膜脂肪体积分割和定量方法，这种方法不需要任何初始训练或建立系统的建模阶段，协助确定了心外膜脂肪组织而不是内脏脂肪组织与心血管疾病的发展直接相关。有团队通过 3D 深度注意(deep attention)U-Net 方法对心脏 CT 中心外膜脂肪组织进行了分割[25]。进而产生了基于临床风险、冠状动脉钙和心外膜脂肪组织为数据基础的机器学习的前瞻性研究，可预测心肌梗死和心脏死亡的风险。文献[14]开发的 AdipoCyze 工具可辅助 CT 识别脂肪组织范围，它结合了一种新型的半自动跟踪算法和基准方法，可对肥胖患者中乳腺癌进展的风险进行评估预测，也对相应脂肪组织状态下乳腺肿瘤的微环境进行评价。

此外我们也可以期待未来在其他脂肪相关疾病领域，人工智能辅助 CT 识别脂肪技术有着广阔的应用天地。

2. 辅助 MRI 识别脂肪

多项研究基于磁共振成像(MRI)不同序列测量脂肪组织的特点，利用相应的人工智能的计算方法，对腹部脂肪组织进行了定量。有研究人员利用深度学习管道(FatSegNet)对 MRI 上脂肪组织进行定量，与传统的深度学习网络相比，FatSegNet 显示了更高的准确性，可以很好地适配不同体型的人体[26]。Hui 等[27]则通过 Bresenham's Line 算法检测腹腔脂肪组织中皮下脂肪组织和内脏脂肪组织之间的狭窄连接区域，来进行皮下脂肪组织与内脏脂肪组织的分割，进而确定青少年肥胖与相关代谢紊乱的关系。

除了以上提到的人工智能辅助 CT、MRI 识别脂肪组织技术，相关人工智能在辅助超声、PET-CT 识别脂肪组织方面也有团队在进行着探索，但因为检测方法的普遍性和结果数据的局限性，未能和 CT 及 MRI 检查一样广泛展开，相信之后会有更多技术的突破和新方法的涌现。

6.1.4　未来展望

在现有的影像学基础上，对腹部脂肪组织进行更准确的定量和评估是现阶段技术发展的目标，又可为疾病的预防、诊断及治疗提供助力。在生物医学图像分析方面，人工智能的进展已经证明了其卓越的潜力。现阶段已有的发展表明，与人工测量相比，人工智能辅助脂肪组织识别上准确度极高。目前在评估腹部脂肪组织方面，CT 因其普及广、影像信息多，数据准确、具体、全面，精度高，在内脏脂肪的定量上有一定的优势。人工智能的发展让我们可以更加高效精确地挖掘 CT 影像中所含有的信息，虽然现阶段大多数应用仅限于科研阶段，但其实用性和可转换性让我们对相关技术的发展充满期待。现阶段辅助 CT 识别腹部脂肪的技术还处于初期的发展阶段，存在着分割区域有限、部分方式需要人工干预协助分割、尚无统一的训练数据库、初始的原始 CT 图像质量不统一、临床分割标准等问题，但目前方法和技术的发展让我们期待人工智能技术在辅助 CT 识别领域的飞跃，给现代医学技术带来新的诊疗突破。

6.2　辅助 CT 在腹水诊断中的应用

6.2.1　影像学与腹水

慢性肝病作为导致死亡的主要原因之一，在过去 20 年中有所增加[28]。慢性肝病的特点是与肝脏有关的各种慢性疾病出现不可逆的组织学改变。肝硬化的主要结果包括胃肠道静脉曲张、腹水、静脉出血和肝性脑病[29]。腹水是肝硬化最严重的并发症之一，50%的肝硬化患者在 10 年后仍可出现腹水[30]。腹水是肝硬化疾病史上的一个重要转折点，因为合并腹水的肝硬化患者两年的死亡率占 50%，提示医生可能需要考虑将肝移植作为一种治疗方案[31]。

虽然腹水的发生通常预示着晚期肝脏疾病，但肝硬化伴腹水患者的临床病史各不相同[32]。肝腹水的临床症状主要是腹胀、腹痛和中度腹痛，还可能包括呼吸困难、恶心、呕吐、食欲不振、饱胀感和下肢水肿。肝性腹水的增加会影响食欲，并容易导致腹胀和呼吸困难。严重的肝腹水甚至会影响肾脏的尿液生成[33]。当肝腹水发展到中晚期时，会影响胃肠道功能，可表现为腹痛、大便异常、黑便等。如果患者得到适当和及时的治疗，他们可以较好地恢复。肝腹水通常分为 3 级：1 级为少量腹水，仅通过 CT 或者超声检查检测到；2 级为中量腹水，体查可见腹部膨隆和移动性浊音；3 级为大量腹水，体查可见明显的腹部膨隆和液波震颤。

肝硬化都应该检查是否存在腹水。出现腹水的肝硬化患者需要进行肝移植的概率很高[34]。因此，准确地检测和量化腹水的存在是很重要的。目前，X 射线、超声、磁共振成像(MRI)和 CT 可用于帮助临床诊断腹水。CT 扫描可以高分辨率地确定腹水的发生，甚至可以为识别恶性腹水提供提示；因此，CT 检查在诊断腹水方面起着关键作用[35]。近年来，人工智能被用于辅助疾病的诊断和预测，以及协助治疗[36]。评估腹水受到各种因素的影响，如肠道内容、肌肉和脂肪组织的体积。这些因素很容易发生变化，特别是在癌症的晚期，容易受患者的营养状况的影响[37]。然而，手动分割和量化腹水是很耗时的，因为腹水通常出现在多个截面 CT 扫描中。因此，我们提出了一个准确的、无创的人工智能方案，利用 CT 对患者的腹水进行识别和定量分类[38]。

6.2.2　CT 在腹水诊断中的应用

最近，人工智能方法，特别是 CNN 在医学图像分析研究中大展身手，而 CT 是临床实践中最广泛使用的医学成像手段之一。基于深度学习的轮廓分析是最有效的分割方法之一，已被纳入一些医疗机构的临床实践中。该方法已用于勾画因放疗处于风险的器官的头颈部、前列腺、肺部和其他区域[39-41]。从筛查的 CT 图像中进行肝腹水风险估计的边界划分是一项很重要的前期任务，可以在手术干预前协助医生进行精确的慢性肝病评估，以及选择最佳的治疗方案。肝硬化腹水是由放射科医生逐张截面阅片来划分的，这很耗时，而且医生之间可能评判不一致。

文献中关于体积分割的研究很少能解决上述问题。因此，本章节提出了一个名为SRFLab的监督表示融合的有效框架，利用CT体积图像对腹部的腹水进行量化。首先，为了完全自动识别和获取完整的CT扫描系列上的CT图像(即属于腹部的图像)，我们设计了一个高效的网络，其概念类似于VGGNet，但规模较小。在采集到的识别概率(AcquNet)的指导下，可以有效地缓解CT扫描系列中感兴趣段(即本研究中的腹部)的选择过程。其次，受残差网络和扩张机制的启发[42,43]，QuanNet被设计用来在每张采集的CT图像中准确地分割肝腹水和腹部。通过全面的网络结构、纳入的特征，包括流体特征、边缘的代表性特征和小物体的高层次全局特征，可以共同优化，以更好地进行肝腹水和腹部分割。图6.3为研究的流程图。

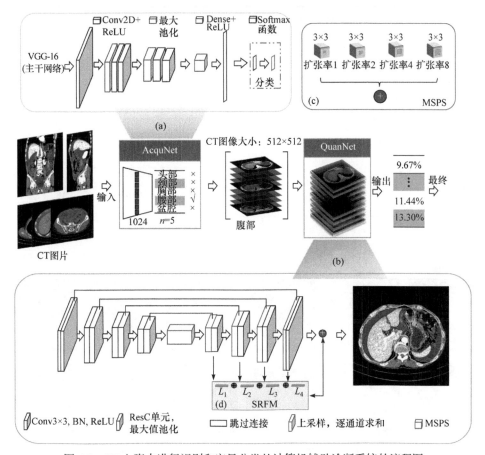

图 6.3　CT上腹水进行识别和定量分类的计算机辅助诊断系统的流程图

(a) 使用 AcquNet 识别腹部 CT 图像，它使用 VGG 主干；(b) 使用 QuanNet 画出肝腹水和腹部的轮廓线；(c) 该系统学习了多尺度的感受野求和，以强调腹水的有意义的轮廓；(d) 该系统使用监督来动态调查不同上采样层之间的表征，从而优化肝腹水勾画前监督损失的分布

　　在这项研究中，我们开发了一种基于人工智能的方法(SRFLab)，对 CT 扫描的腹水进行自动量化。首先，利用多任务分类(AcquNet)从回顾性筛选的 CT 容积中自动获取腹部切片。在一个特定的任务目标下，使用转移学习检索所提出的 CNN。或者，从监督表示融合 CNN(QuanNet)中学习腹水，以评估液体形成。实验结果表明，与其他现有方法相比，本研究模型展现出了良好的性能。AcquNet 的平均准确率达到 97.80% ± 1.97%，而 QuanNet 的准确率达到 97.21% ± 2.61%。

　　总地来说，本研究的结果证明了所提出的模型的有效性和 CT 容积图像上腹水的容积评估的先进性(图 6.4 和图 6.5)。与临床专家相比，所提出的模型在检测和量化患者腹水方面更有效率(图 6.6)。因此，所提出的模型可以支持 CT 容积图像上腹水的快速分级，并帮助放射科医生进行临床实践。

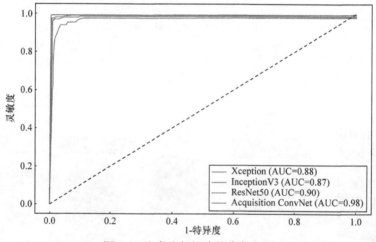

图 6.4　患者腹部切片的分类表现

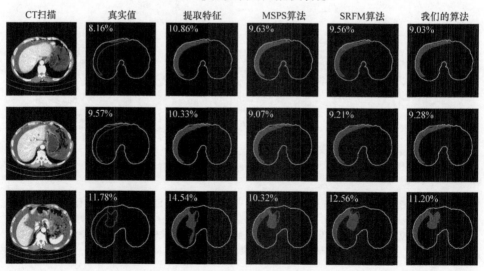

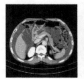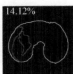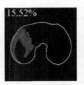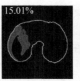

图 6.5　从测试数据集中随机选择的 CT 扫描进行可视化展示

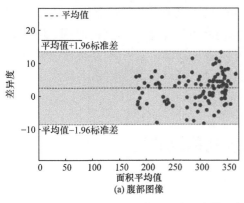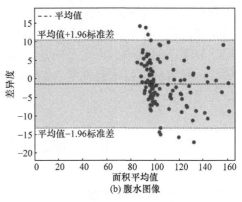

图 6.6　本研究模型与临床专家的量化散点

6.2.3　研究的特色与创新

在本研究中，我们开发了一个高度精确的方案，并证明了其在不需要人工干预下通过 CT 图像自动估计肝腹水的可行性。该模型允许我们开发一个新的方案来优化一个特定任务的目标，并在融合学习模块下进行训练，以鼓励在不同的上采样层之间的监督表示。

此外，腹部 CT 仍然是腹痛或创伤患者的主要检查手段。在紧急情况下，需要进行快速的 CT 评估，但有限的放射学资源可能会阻碍或延迟识别需要紧急干预或外科手术的患者[44]。为了克服这些挑战，深度学习模型可以用于精确定位 CT 图像上的紧急情况。在 CT 图像上，许多诊断表现为紧急情况，包括腹水(即腹腔内的游离液体)、游离气体、脓肿和脂肪局部密度增强。腹水的量化很重要，因为游离液体的数量可能与损伤的严重程度有关。

本研究的模型在 dice 方面比其他先进方法提高了 7.02%,重要的是在精确性、召回率和 F1 分数方面表现出的准确性。本模型的结果与临床医生的评估之间没有统计学上的明显差异。所构建的模型可分为两阶段，包括：①对腹部切片进行分类，然后将重点放在选定的 CT 图像上；②利用算法确定更好的属性来划定边界。实验结果表明，应用所提出的方案可以识别患者的腹部 CT 图像，并对腹部的肝腹水进行量化，准确率高，与临床专家提供的识别图像具有一致性。本研究提供了一个新颖可靠的方法，可以完全自动划定与腹水相关的影像生物标志物，并可以在未来的临床中估计相关术前风险。

6.2.4　局限性与未来展望

我们也要看到 AI 的局限性，例如，现在的研究数据大多来源比较单一，而且训练集中病种也多为常见的疾病。在临床实践中，由于医院的设备不同，以及存在较为罕见的疾病，这些均会影响 AI 的表现[45]。但 AI 可以代替我们做重复性高、技术含量低的工作，这样我们就可以把节省出来的时间，用来处理比较复杂的疾病。更重要的是，AI 可以防止漏诊，如一些容易被忽视的小病灶。随着科学技术的发展，AI 和医学结合，可以帮助我们诊治腹水以及其他疾病。

6.3　辅助诊断脑功能磁共振

6.3.1　脑功能磁共振的概念

1. FMRI 的定义及分类

常规的磁共振成像(MRI)是基于结构的，是利用氢核的磁共振，因为氢核在人体内含量最丰富，而且成像效果好。MRI 发射的脉冲是人为制定的，在一定的设置下它们可显示出不同的灰度，以分辨不同结构。功能磁共振成像(functional magnetic resonance imaging，FMRI)是一种以反映器官功能状态为目标的磁功能成像技术[46-50]。FMRI 是基于功能的，有时候一些病变或活动与原来相比有了功能上的变化，但还没有形态上的变化，或者形态的变化难以观察，这时候用一些特殊的办法可以观察功能的变化[51-53]。FMRI 是多样的，要根据实际需要选择如何激发。当前，在临床实践中，广泛应用的功能性成像技术包括：弥散加权磁共振成像(diffusion-weighted imaging，DWI)，它可以检测水分子的扩散和运动是否受到限制，可以帮助诊断脑梗死超急性期水肿，以及对脑白质的影像学检查。通过灌注加权磁共振成像技术(perfusion weighted imaging，PWI)，可以更准确地反映组织的微循环状态，这种技术可以通过注射对比剂或者利用特定的脉冲来标记目标组织之前的动脉血中的质子，从而更清晰地观察到组织内的血液流动情况。磁共振波普和波普成像技术(magnetic resonance spectroscopy，MRS)：通过测量不同频率下代谢物的共振信号(振幅)，我们可以根据这些信号来确定哪些代谢物存在于其中，以及它们的类型，例如，可以在脑病患者脑内检测神经递质以及能量物质分布的改变。目前来说最成熟的仍然是氢质子波谱。血氧水平依赖磁共振成像技术(blood oxygenation level dependent，BOLD)[54]是一种新兴的神经影像学方式，其成像的基础是：氧合血红蛋白与去氧血红蛋白在磁场作用下表现出截然不同的反应特征，氧合血红蛋白具有抗磁性，它不会对质子弛豫产生任何影响，去氧血红蛋白具有顺磁特性，可产生横向磁化磁豫缩短效应(preferential T2 proton relaxation effect，PT2PRE)。通过观察氧合血红蛋白与去氧血红蛋白在受到刺激后的比例以及由此而产生的局部磁共振信号的变化，我们可以利用磁振造影技术来研究神经元活动对血液流动的影响。随着血红蛋白的浓度升高，T2 加权图像的信号会变得更弱。然而，随着神经元的活跃，脑部的血液循环会明显增加，使去氧血红蛋白的浓度下降，削弱 PT2PRE，使得 T2 加权图像的信号变得更强，从而可以更好地反映出局部的神经元活动，这就是血氧水平依赖 BOLD 效应(blood oxygenation level dependent effect，bold effect)。狭义的功能磁共振成像技术即指 BOLD，也是目前应用最为广泛的方法。

2. FMRI 的基本原理

MRI 信号通常来自于组织液中的质子。质子的密度和水分子周围的局部环境对 MRI 图像强度有重要影响。当质子被射频磁场脉冲激发时，它的磁化方向会发生变化，从而与 MRI 磁体的静态磁场方向不再相同，大概需数秒的时间方能回到本来的方向。在这期间与静态磁场垂直的磁化分量将会在被扫描的物体周围的导线中产生一个感应信号电压。假如组织液中的质子在尚未全部恢复时再次受到激发，就会发出一个强度较低的信号。恢复率称为纵向弛豫时间 T1，而在不同组织结构中，它的值也会有所差异。当射频脉冲的重复时间(time of repetition，TR)发生变化时，T1 较长和 T1 较短的组织之间的比较会产生显著的改变。质子的磁化方向需和主磁场方向相偏离，进而在横截面上会产生一个沿轴进动的磁化向量。横截面上的磁化向量生产的相角应该在围绕物体方向上维持不变才能使得每个质子的磁化分量累积起来实现信号最大化，不同的质子自旋磁环境会导致它们以不同的频率运动，这会使得相角分离，从而导致信号随着时间的推移而减弱。通过观察，我们发现信号的衰减呈现出指数级，其速率取决于T2 的变化。物体周围的磁场变化会加速信号的衰减，这可能是由于体内存在的顺磁粒子或物体本身的空间不均匀性造成的。这个附加的弛豫时间定义为 T2′。横向净磁场往往较纵向净磁场衰减得快些。FMRI 利用回波技术来检测磁场的不均匀性，其中横向静磁场的衰减极其迅速，因此能够在极短的时间内获得信号，并且拥有极高的时间分辨率。

由于磁场分布不均，MRI 的信号传输受到了一定程度的延迟。为了抵消其影响，通过引入自旋回波技术，人们可以在激励脉冲之后加入一个重聚焦射频脉冲，从而有效抑制相位变化的影响，或通过采用快速低角度拍摄成像(fast low-angle shot imaging，FLASH)技术，我们可以最大限度地缩短激励脉冲与信号采样之间的时间差。随着人们越来越清楚地认识到血液中的顺磁物质可以作为血管标记，并且可以提供有效的对比，因此，不加重聚焦脉冲的序列被应用于临床研究中，并且可在激励脉冲和数据采集两者之间有一个相对较长的时间间隙。最早使用外源性的顺磁对比剂，在临床实践中，将含有钆元素的化合物注入静脉，每千克体重只需要十分之几毫摩尔的对照剂，就可以观察到它在脑血管周围组织中的信号损失，达到40%。多采用平面回波成像(echo-planar imaging，EPI)等超快速的成像技术，在少于100ms的时间，就可以获取一幅平面图像，这使得当使用对比剂进行脑部检测时，就能够迅速获取它们的分布状态。后来的研究发现，去氧血红蛋白(deoxyhemoglobin)比氧合血红蛋白更具有磁性，通过调节血液的氧合状态，就能够获得与MRI图像中血管周围扩散的结果相近的结果。因此，去氧血红蛋白被认为是天然的对比剂。假如使用对磁场不均匀性敏感的MRI序列并影响大脑的状态来调节氧的摄取和血流之间产生的平衡，我们就可以在脑皮层血管周围观察到MRI信号的变化。这项技术可以在没有对比剂和放射剂的情况下准确定位人脑功能，称为血氧合度依赖对比(blood oxygenation level dependent contrast，BOLD contrast)，具有较高的空间分辨率，可以更好地探索脑部功能的变化。就理论而言，血液动脉氧合、血液循环量、细胞比容、氧气吸收以及血液流动速率的变化都会对信号产生重要的影响。神经活动需提高局部血液循环以提供更多的氧，并且神经变化迅速，所有神经激活所需时间不超过10ms。血流动力学反应速度较慢，往往超过1s。BOLD对比磁化信号被采集作为离散的数据点(每个TR一次)，这为数字化的MRI信号，可进一步分析(包括空间重新对准、归一化和平滑等)。当施加刺激时，观察到的信号显著增强，这表明顺磁去氧血红蛋白的浓度相对较低。随着场强的增加，去氧血红蛋白的浓度也会相应上升，而血流变化通过降低血红蛋白浓度起着重要作用。早期的正电子发射断层扫描(PET)研究表明，当施加刺激时，氧的摄取量远低于血流量的增加，而早期的开颅手术也发现，从活动皮层区离开的血液呈亮红色，表明存在更多的氧合。

FMRI的空间和时间分辨率往往不是受到成像技术的限制，而是更多受到由神经活动所引起的生理改变的限制。FMRI的时间分辨率可能会受到生理动力学的影响，而不是由于图像获取的速度。

3. FMRI的常用成像技术简介

通过FMRI技术，可以观察到脑神经元的活动和神经通路，其中包括水平依赖成像、脑代谢测定技术、神经纤维示踪技术，如弥散张量和磁化转移成像等，以及其他更多的技术。

FMRI技术的核心在于空间编码，它通过在三个相互垂直的方向上施加磁场梯度或脉冲，从而使不同位置产生的磁共振信号能够被准确地检测出来。

通过单次激发小翻转角射频脉冲和极性翻转的 f 编码梯度场，梯度回波脉冲序列可以有效地捕捉信号，并通过多次重复采集，实现相位编码和数据采集。梯度回波成像(gradient recall echo，GRE)对功能成像十分关键的 T2 效应特别敏感[55]。特别适用于感觉皮质等能够产生强大而可靠的功能信号的区域。使用 Flash 技术可以获取更加准确的脑部结构的解剖图像。它是一种高效的梯度回波技术，可以在 1~10s 内获得单层数据，具有极高的空间分辨率(平面内 1mm 数量级)。Flash 的缺陷在于它在处理多层数据时耗费大量时间。因此，它可以作为一种有效的方法来深入研究脑部结构。

平面回波成像(echo planar imaging，EPI)是梯度回波的一种变形技术，它可以在仅仅一次激发信号的情况下，快速完成多层扫描，每层扫描的时间仅需数十毫秒，因此，它已经成为当今临床应用最为迅速的扫描脉冲序列。获取准确的图像数据对于深入了解人类大脑活动至关重要。感知和认知的任务必须在数分钟内持续进行，要求空间分辨率为 1~2mm，同时尽可能达到同步获得全脑的状态。一般来说，20~30 层方能完整地覆盖大脑，因此单层的数据获取信息时间要远比脑血管的血液动力学响应时间(6~8s)短。只有 EPI 技术可以胜任此工作。通过该技术，一次全脑采集只需 2~3s，可以实现多层次、大容积的扫描，从而实现对整个中央前回、运动前区及其相关运动区的全面观测，同时也能有效防止由于患者头部运动而产生的虚影。另外，EPI 由于使用长 TR 时间，可以提高图像信噪比。EPI 是一种超高速成像技术，在功能成像实验中，它对脑氧合状态变化的检测可达到亚秒级程度。图像的空间分辨率可与 PET 图像的空间分辨率相比，还多了一个时间维度可以检测神经活动的过程，目前成为 FMRI 研究的主要方法。尽管它的时间分辨率无法与脑电图(electroencephalogram，EEG)媲美，但它良好的空间特性使它在功能神经成像中显得别有特色。EPI 最大的优点在于可在高分辨率(通过 5s 的处理，我们可以获得一个三个方向上分辨率均为 3mm 的 64×64×64 的图像矩阵)的前提下对全脑进行定位。EPI 以及其衍生技术如单射自旋回波与梯度回波结合(single-shot gradient and spin echo，GRASE)及单射螺旋(single-shot spiral) EPI 的获取信息率最高。然而，这种方法对 MRI 扫描仪的硬件设备，尤其是梯度子系统的需求极其高，临床上还未普及。

4. FMRI 的基本过程

FMRI 的研究需要磁共振物理、放射影像学、统计学、图像处理等不同专业背景的人员共同完成。在进行 FMRI 研究之前，必须先制定一个详细的实验计划，并确定最佳的方案。

实验设计包括了静息态及任务态两种。静息态被试不用进行任何外在任务，是最简单和直接的实验设计。最经典的实验设计可分为闭眼静息以及睁眼静息。

静息态采集的数据具备一致且稳定的功能模式, 即静息态网络(resting state network, RSN)。任务态 FMRI 研究中, 刺激的呈现方式至关重要。目前常用的刺激方法有单次刺激(single trial), 主要用于视觉、听觉、运动、感觉刺激等, 以及事件相关法(event related), 主要用于认知活动的刺激。事件相关 FMRI 技术可以用来研究脑部在特定情况下的血流动力学变化。通过将事件与一定的规律结合起来, 我们可以观察到不同时期对应的事件的皮层变化。刺激方案对 FMRI 的检出非常重要。经典的实验设计可分为障碍(block)设计、事件(event)设计和混合设计。最简单的实验设计是 block, 它由一系列的 block 组成, 每个 block 中表现 1 种条件的刺激。根据刺激的不同, block 的之间的间隔可能会有所不同, 一般在 15～30s。条件呈现的顺序也至关重要, 通常需在被试间平衡。block 设计的优势在于它的简单易行、统计功效良好, 但也存在一定的缺陷, 例如, 被试者可能会产生练习效应, 而且无法准确定义响应时间。event 设计目的是探究大脑功能和离散事件的相关, 刺激间隔(inter-stimulus interva, ISI)一般为 0.5～20s。根据 ISI 的范围分为两种类型: 慢事件相关设计(slow event-related designs), 其 ISI 一般超过 15s, 采取这种方式以避免刺激间血流动力学响应函数(hemodynamic response function, HRF)的叠加; 还有一种是快事件相关设计(rapid event-related designs), 由于 ISI 短于先前的刺激, 这会导致刺激之间的 HRF 出现重叠。对于快事件相关设计, jitter 设计则允许出现不同的 HRF 重叠, 通过减少多重线性问题, 可以更准确地反映出不同条件下的反应特征。此外, 通过将刺激的排列方式改为随机或伪随机, 可以显著降低练习效益。event 设计的出现增加了不可预测性, 它为我们提供了一种有效的方法来检测局部血流动力学反应的瞬时变化, 但是这种方法也会导致信噪比的降低, 使得分析过程变得更加复杂, 从而降低检测的准确性。通过将 block 和 event 的优势融合在一起, 混合设计能提供持续和瞬间功能激活的情况。然而, 它需要更多的假设, 对 HRF 不够准确, 持续信号的统计学效应降低, 需要增加被试量。

根据研究目的, 选择合适的设计方案是必要的。扫描时长可能会对结果产生重要影响, 通常在 5～7min, 但对于儿童受试者, 可以适当缩短扫描时间, 如 5.5min。当研究同时包含静息态和任务态时, 建议先扫描静息态。在扫描之前, 我们需要获取 4～6 幅高分辨率的 T1W1 解剖定位图, 并将其分别放置在静止(off)和刺激(on)两种状态下获取原始图像, 然后将其放置在离线(offline)工作站上, 经过降噪、匹配、统计学处理, 最终将其叠加, 形成功能活动图, 最终将其与 T1W1 解剖定位图结合, 形成可视化的功能解剖定位图。

5. FMRI 技术的局限性

MRI 技术是针对不同的 T2 敏感而产生信号, 由于去氧血红蛋白具有磁性特征，它们可以作为图像对比剂来使用，然而 FMRI 对其他因素导致的磁场不均匀性也非常敏感，特别是在高场强的条件下，这种情况更为严重。例如，由于磁感应强度系数的差异，空气、骨骼和其他组织类型的图像可能存在明显的不均匀性，这种不均匀性可能会导致图像的几何失真。EPI 技术的几何失真是一个极其严重的挑战，应该精确地调整成像参数来最大限度降低失真程度，不然会导致功能图像以及解剖图像的错位。结合自旋回波和梯度回波的应用可能会有助于解决这一棘手的问题。EPI 技术的另一挑战是存在 Nyquist 伪影，这是由回波序列中奇数以及偶数回波的定时或者相位差所导致的，为偏离实际图像视野一半的低强度(大约1%)附加图像，实际图像和伪影图像的总能量维持不变，但强度将在这两种图像之间摇摆。强度变化太大时会影响图像的对准。在数据采集之前，通过使用双极性梯度来进行预扫描，可以有效地减少伪影的影响。磁场调节和梯度放大器的不稳定导致 Nyquist 伪影不稳定。如果它们的能量与实验任务没有关系，那么在分析过程中就不会出现太大的问题。

6.3.2　FMRI 在医学中的应用现状及前景

1. FMRI 已成为最广泛使用的脑功能研究手段

人脑的功能可以通过大脑皮层的空间划分来反映，科学家们对人脑功能的探求方法有 PET、EEG、脑磁图(magnetoencephalography，MEG)、近红外光谱仪以及基于可见光的时间分解反射光谱仪等。在多种模式中，广泛应用于脑功能定位的 MRI 技术[56]，或称为 FMRI 是一种非常有效的技术。1990 年以来，FMRI 技术已经成为脑功能定位研究领域不可或缺的一部分。FMRI 技术因其出色的时间和空间分辨率、无辐射损伤、可在活体上多次重复检测等特性，已被广泛应用于脑功能的研究，是目前脑功能研究中的一个热点。与传统的大脑功能成像技术相比，FMRI 技术不仅具有更高的时间分辨率，而且其空间分辨率也可达到极其精细的毫米级别。FMRI 具有实时跟踪信号变化的能力，可以在几秒钟内捕捉到思维活动或认知实验中信号的变化，其时间分辨率可达到 1s。FMRI 的非介入性和无辐射暴露使其成为一种理想的研究方法，可以用来探究未知事件，即受试者只有在发生事件时才会产生反应信号，因此，FMRI 已经成为最常用的脑功能研究工具，在脑部研究中发挥着重要作用[57-59]。

2. FMRI 技术主要研究领域

FMRI 技术的发展受到了医学领域日益增长的需求的推动，并取得了巨大的进步，例如，病理生理方面可利用扩散成像和灌注成像技术对大脑局部缺血进行诊断。当下神经适应性、潜伏期和记忆存储机制仍有待进一步研究，使得人们仍然有兴趣深入观察大脑皮层组织的变化，以及儿童生长发育和脑损伤恢复过程中脑区的变化。利用 FMRI 技术，我们可以更深入地探索大脑的机制，从而拓展出记忆、注意力、决策等多个领域。此外，FMRI 技术还可以准确地识别出被观察者看到的图像或者阅读的文字。揭示个人内心世界的可能性令人期待，因为它可以帮助我们更好地理解和识别谎言这种复杂的情况。FMRI 技术具有多重优势，它不仅能够对单个受试者进行多项研究，而且能够对多个经过科学分组的群体进行深入探索，从而获得更多的信息。这些功能为人脑的多种认知神经科学实验提供了极大的便利，同时也可以用于脑病理研究，具有重要的临床价值。FMRI 技术已经成为脑科学研究的重要工具，并被广泛应用于认知神经科学领域如感知、运动、听觉、视觉空间、语言、记忆、注意、决策、人格、执行功能以及药物成瘾等多个认知过程的研究。FMRI 的另一个主要研究领域为神经系统疾病临床神经成像如颅内病灶术前 FMRI 定位、手术前后的状态对比、基因相关疾病的脑功能研究、癫痫 FMRI 研究、脑功能重组的 FMRI 研究等。如在脑卒中、脑外伤后，皮层活动变化可能会影响功能恢复；而肢体切除术或周围神经损伤后，皮层可能会发生重新组织；阿尔茨海默病(Alzheimer disease，AD)患者或老年人皮层活动的选择性缺失等方面的研究等。FMRI 技术在治疗各种疾病方面发挥着重要作用，其中最具前景的领域包括：脑卒中后的脑功能恢复、脑卒中后的低频电疗法，以及儿童注意力缺陷障碍的治疗等。通过应用 FMRI 技术，我们可以对执行相同任务的受试群体的皮层活动模式进行横向比较，尽管目前这方面的研究仍然相对较少，但仍有可能进行。至今，已有多项研究取得了成功，其中包括：对癫痫患者与健康人之间语言倾向的比较研究；比较先天性耳聋患者和正常听力人群在阅读英语和手语时大脑中的不同区域，以探究其差异。未来的研究将深入探索皮层区域认知的交叉文化，以及非语言推理的速度、大脑皮层活动定位和区域大小之间的关系等。将 FMRI 数据标准化到一个共同的立体空间(如 Talairach 空间)的能力允许把显著性的活动投入共同的标准空间中加以分析和比较[60]。

3. FMRI 技术在各临床学科的应用现状

FMRI 技术目前广泛应用于神经内科、神经外科、精神科、药理学等各个临床医学领域。例如，通过 FMRI 技术，神经内科医生可以更加精准地评估多种脑部疾病，如 AD、脑卒中(Stroke)、多发性硬化(Multiple Sclerosis，MS)及帕金森综合征(PD)，以及它们在治疗后的功能恢复和功能性重组情况，从而更好地了解患者的病情，并为临床诊断、治疗和预后评估提供有效的参考依据。通过 FMRI 技术，神经外科医生可以无创地定位脑皮质功能区，从而获得准确的信息，并制定出最佳的手术方案，以最大限度地切除病灶，减少对周围重要功能皮层的损伤，避免正常功能的损害，并准确评估手术风险。通过 FMRI 技术，可以精确定位癫痫病灶及其周围的皮层功能区，从而更好地了解癫痫灶与皮层功能区之间的关系，为癫痫患者提供更加精准的手术指导，以及更有效的病灶切除范围，从而避免术后出现永久性的神经功能障碍，为临床治疗提供客观的依据。通过 FMRI 技术，可以深入探索精神疾病的发病机制和发展趋势，从而更好地了解精神分裂症(Schizophrenia)、抑郁症(Depression)、儿童孤独症、儿童注意缺陷多动障碍(Attention Deficit Hyperactivity Disorder，ADHD)等精神疾病的发病机制和发展动态。研究表明，药物受体的位置与其作用功能区存在差异，因此，FMRI 技术可以有效地检测神经性药物的疗效和药理机制，并且可以更精准地定位药物的作用靶点。

4. FMRI 技术向多技术联合的方向发展

通过将 FMRI 与弥散张量成像(diffusion tensor imaging，DTI)、MEG、经颅磁刺激(transcranial magnetic stimulation，TMS)等技术有机地结合起来，我们可获取更加丰富的脑功能活动信息[61]。近年来，MRI 领域涌现了两种全新的、独树一帜的成像技术 FMRI 和 DTI。FMRI 可以精确定位人脑中的任务激活区，并且可以提供皮层区域的 MRI 信号变化的特征，但是它无法提供有关脑白质的有关改变的信息。而 DTI/弥散频谱成像(diffusion spectrum imaging，DSI)则是目前唯一能够在体内呈现人脑解剖连接的手段。脑灰质的水分子运动具有明显的随机特征，运动表现在各个方向上为各向同性。脑白质受细胞膜和髓鞘的限制，水分子只能沿着纤维束的方向流动，从而形成一种特殊的扩散模式，采用多种梯度的扩散张量成像技术，经过精确的计算，我们能够准确地捕捉到白质纤维束的特征，通过 DTI 技术，可以在三维空间中实时监测组织内的弥散运动，并且可以无创地跟踪脑白质纤维束的变化，能够形象地展示出人脑组织在病理或生理情况下的纤维束的形态和走行，但它无法提供皮层功能的信息。将 FMRI 和 DTI 技术结合起来，可以更加清晰地观察到两个功能激活区之间的联系，建立起一个功能连接网络图，从而更好地解释结构与功能之间的关系，这一技术在神经科学研究中具有极大的应用潜力。MEG 是一种用于监测神经细胞在不同功能状态下的磁场变化的技术，它可以实时获取脑部功能的信息，并且可以准确地定位组织结构，将 FMRI 和 MEG 技术结合起来，可以克服 FMRI 时间分辨率的局限性，从而有效地解决脑区域性活动的时间问题。TMS 技术是一种新型的无框架立体定位技术，它可以在皮层产生可传导性电流，抑制或易化刺激位点或远处皮层的兴奋性，并将其与 FMRI 结果相结合，广泛应用于脑损伤和其他神经外科手术中，以提高治疗效果。FMRI 和图像后处理技术的持续改进，以及高场磁共振机的出现，使得 FMRI 实验的可靠性和精度得到极大提升，这使得它们在脑神经科学、认知科学以及心理学领域的实践应用变得越来越普遍。通过 FMRI 与 PET 的图像融合和标准技术，我们可以获取更多的脑部功能活动信息，将 FMRI 与 MEG 和 EEG 相结合，为解决区域性活动的时间问题提供了可能。FMRI 向多技术联合的方向发展，是今后可能的研究方向。

6.3.3　AI 在 FMRI 中的应用现状及优势

1. AI 在 FMRI 中应用广泛

脑成像是脑科学的一种重要方法，它通过 FMRI、EEG、MEG、MRI 和 DTI 等图像和成像技术揭示大脑的解剖结构和功能，为理解大脑的工作机制提供了强有力的技术工具。研究者们探索人类的思维与认知随着认知神经科学以及计算机技术的不断发展逐渐成为可能。FMRI 技术是一种极其有效的方法，可以用来深入研究人类的思维状态，揭示出大脑的神奇之处。随着 FMRI 技术的发展，产生的数据量巨大，如何从中提取出有价值的信息，已成为研究者面临的一项重要挑战。有的任务很复杂，内容繁多，人类不可能解决任务中所有的细节并精确地编程，因此机器学习是必需的。机器学习算法利用这些样本去生成完成指定工作的程序。鉴于此，机器学习最合适的任务包括：模式识别、异常识别、预测等。我们向机器学习算法提供大量的数据，让算法通过探索数据并找到一个可以实现的模型来解决问题。我们不需要为每个特定任务手动编程，只要收集大量的样本，为给定的输入指定正确的输出。在过去的十年里，机器学习在分析 FMRI 数据方面的应用日益受到关注，并被广泛用于解码视觉信息、心理状态、情绪以及其他感兴趣的大脑活动。尽管 FMRI 数据的样本维度较高，但是为了有效地减少模型的误差，可以采用特征提取技术，从中剔除不必要的预测变量、实验噪声以及其他干扰因素，从而有效地改善机器学习模型的预测精度和泛化性能。通过 FMRI 技术，我们可以深入探索大脑的内部结构，洞察其认知活动，并利用这些信息来开发类脑人工智能技术，这是当前科学家们面临的一项重要挑战。

2. AI 在 FMRI 中的应用分类及方法

随着时间的推移，机器学习技术已经被证明能够从 FMRI 数据中发现许多潜在的信息(如工具、自然场景等)。FMRI 技术中的机器学习可以分为两类：分类及回归。分类：通过 FMRI 数据和相应的类别标签，训练出一个分类器，当输入一个样本时，该分类器就能够准确地识别出该样本所属的类别。回归：通过利用 FMRI 数据和与之对应的连续变量，我们可以建立一个回归模型，并在输入新的样本之后，可以预测出该样本的结果(如临床得分或者年龄)。FMRI 技术具有较高的空间分辨率，因此实验结果中往往包含数以万计的体素。使用全脑体素来构建样本时，由于其维度较高，很难有效地将数据进行分类和回归，甚至可能出现过拟合的情况。

因此，为了获得更准确的结果，我们通常需要对原始数据进行特征提取，并将其转换为一个较低的维度。特征提取就是通过某种方法对全脑体素评分、分级，然后选取特定数目的评分高的体素来创建样本，进行模型训练和分类。通过特征提取，我们可以实现三个重要目标：一是防止过拟合，提高模型的性能；二是更有效地建立模型；三是发现和利用数据中潜在的信息。特征提取过程中可能会损失一些有价值的体素，因此，我们的重点任务是在最小化样本维度的情况下，尽可能多地保留这些体素的有用信息。FMRI 数据的特征提取方法可以通过是否使用类别标签来划分，其中包括有监督的特征提取方法，以及不使用监督的特征提取方法。通过监督特征提取方法，可以根据数据类别标签筛选出与之相关的特征，并将不相关的特征和噪声信息剔除。采用无监督的特征提取方法，无须使用数据标签信息，通过将原始特征相组合，来筛选出与实验有关的特征，一定程度上消除冗余特征。

然而，由于缺乏类别信息，无监督特征提取方法无法有效地处理噪声特征，而有监督特征提取方法则具有更广泛的应用范围，可以更好地满足 FMRI 研究的需求。有监督的特征提取方法根据搜寻策略分成三大类：评分/滤波方法(scoring/filtering methods)、包装器方法(wrapper methods)和嵌入方法(embedded methods)。通过评分/滤波技术，可以从数据中提取出具有特定属性的体素，并将其中的优秀者作为特征集，以便输入分类器进行训练和识别。许多评分/滤波方法都是基于单变量的，它们将每个体素视为独立的变量，而不考虑它们之间的相互关系，这些方法包括 T 检验和相关系数法(Pearson correlation coefficient，PCC)。FMRI 数据处理中的 T 检验方法已成为一种普遍接受的有效技术。

为了了解大脑体素的激活情况，往往需要预处理数据，其中统计参数图方法(statistical parametric mapping，SPM)是最广泛被应用的预处理方法。该方法采用头部调节、平整等技术，有效抑制了头部运动、呼吸以及机械设备的噪声，再根据一般线性模型(general linear mod，GLM)计算表征体素激活程度的系数 JB，经过 T 检验，我们可以获取每个体素的 t 值。根据 t 值从高到低的顺序，可以选择合适的体素数量，也可以设定一个阈值，以便选择高于阈值的体素。T 检验是一种广泛应用于认知、注意力和精神疾病研究的特征提取方法。T 检验在实际应用中具有显著优势，它的计算速度快，实现起来也比其他方法更加容易，而且能够从原始高维特征集中有效地提取出与实验有关的特征。然而，T 检验为一种单变量方法，未能充分考虑体素之间的相互作用和空间分布关系。T 检验可以检测出两组数据之间的差异，但是对于多组数据来说，它的检测能力有限，而方差分析(analysis of variance，ANOVA)可以有效地弥补这一缺陷。PCC 是一种衡量两个变量之间相关性的指标，其绝对值越高，表明它们之间的相关性越强。通过计算 FMRI 数据中体素与类别标签之间的相关性，我们可以对体素进行评分，并根据评分结果设定阈值，提取评分高的体素为特征。通过交叉检验，如留一法，可以确定最佳阈值。PCC 技术可以用来提取特征，并且在许多研究中都有应用，例如，用于轻度认知障碍和阿尔茨海默病的分类。尽管 PCC 技术可以应用于多组任务的分类或回归,但其局限性在于,它仅限于检测特征与标签之间的线性关系,而无法应用于特征与标签之间存在复杂的非线性关系的情况。PCC 和 T 检验都属于单变量的分析方法。与评分/滤波方法相比,包装器方法更加关注多变量之间的相互作用和空间分布关系,从而更加敏感地捕捉激活模式的变化。多体素分析可以更准确地反映大脑活动模式,从而更好地解释大脑的功能是如何由多个脑区共同作用而实现的。

通过使用基于信息的探照灯(Searchlight)方法,我们可以从体素邻域中提取出许多的信息以进行选择,从而有效地筛选出具有更丰富信息的体素。Searchlight 方法与基于激活的方法有着相似的基础,即以激活程度为基础对体素进行分级,但是由于它假定激活模式是局部扩展的,每个体素的激活程度不仅仅取决于它本身,还取决于周围环境中其他体素的激活程度。因此,Searchlight 方法选择的激活体素通常具有高度的集中性。Searchlight 方法可以通过两种不同的实现方式来实现:①首先以当前体素为中心,划分出一定的半径和体素的球形区域,计算球内所有体素的绝对值,并将其作为当前体素的值;其次,通过遍历全脑的体素,设定一个合理的阈值,从而选择超出阈值的体素,得出最终的体素选择结果。②通过将当前体素的 t 值组合成一个向量,并计算出它与原点之间的 Mahalanobis 距离,可以计算出当前体素的值,接着根据这个距离设定一个合理的阈值,最终可以选超出阈值的体素,从而获得最终的体素选择结果。Searchlight 方法需要人为调整核团半径,因此在使用时必须考虑数据的大小和核团的体积。虽然 Searchlight 方法同以激活的体素为基础选择方法相比有显著进步,但仍有一些不足之处:①并未排除存在脑白质中的体素。FMRI 信号通常存在于灰质中,因此,将体素引入白质会导致噪声的增加。②皮层褶皱的存在使得一些看似相近的体素在皮层表面上可能有一定距离。为了解决这一问题,学者们提出了一种基于皮层的 Searchlight 方法,它可以有效地弥补传统方法的不足。

研究人员提出了一种深度神经网络(DNN)来降低基于任务的功能磁共振成像数据中的噪声,而不需要显式建模噪声。DNN 依次由一个时间卷积层、一个长短期记忆(LSTM)层、一个时间分布全连通层和一个非常规选择层组成。LSTM 层不仅将当前时间点,还将先前时间点所感知的内容作为其输入,以表征功能磁共振成像数据的时间自相关关系。全连接层对 LSTM 层的输出进行加权,输出去噪的功能磁共振时间序列由选择层选择。假设任务相关的神经反应限于灰质,通过最大化灰质体素和白质或脑室脑脊液体素之间的相关性差异来优化 DNN 网络中的模型参数。所提出的神经网络不是针对特定的噪声源,而是利用任务设计矩阵来更好地提取功能磁共振成像数据中与任务相关的信号。DNN 网络连同其他传统的去噪技术被应用于模拟数据,从一组健康受试者获得的工作记忆任务功能磁共振成像数据和从一小组健康老年受试者获得的情节记忆任务功能磁共振成像数据，定性和定量测量用于评估不同去噪技术的性能。在模拟中 DNN 改善了功能磁共振成像激活检测，也适应了不同大脑区域不同的血液动力学反应功能。DNN 有效地降低了生理噪声，并在真实数据中生成了更加均匀的任务-反应相关图。

递归特征删除法(recursive feature elimination，RFE)为一种采用特征排序的技术来提取特征的算法。RFE 通过按照一定的特征排序标准，从整体上剔除出与之无关的特征，以便有效地提取特征。特征排序有多种方法，其中包括了相关系数、SVM 权值等。RFE 算法是一种基于线性 SVM 的算法，已经被广泛地应用于各个领域，如基因芯片数据分析。在 FMRI 数据特征提取中，如在一个二分类实验中，X 为样本体素特征矩阵，Y 代表了相应的标签，SVM-RFE 通过遵循一定的原则来循环删除特征，这一过程主要包括三个步骤：首先，通过分类器训练，我们可以根据权重来确定体素的排序；其次，我们可以删除排序中的最低分值的体素，直到它们达到预定的终止标准；最后，我们可以使用剩余的体素来训练模型。

RFE 方法可以有效地筛选出有用的特征，并且可以有效地剔除多余的特征，且可应用较小的特征子集让分类器具有较好的分类效果。RFE 作为一种启发式搜索策略，其运行过程中需要反复迭代，这使得它的计算过程变得极其烦琐且耗时。RFE 技术既可以应用于分类预测，也可以应用于回归模型。2010 年，基于 RFE 技术，一种新的方法可以有效地消除体素团，而不仅仅是单个体素。值得一提的是，过去研究者关于 RFE 特征权重的计算通常在线性空间(如 linear SVM)，近年来科研人员开始探究非线性空间权重的计算。嵌入方法也使用了分类器来特征选择，但同包装器方法不一样，嵌入法通过改变原始特征空间为低维特征空间，使得在低维空间的样本具有更好的可分性。

相比于包装器法，嵌入法的计算成本更低、效率更高，它的两种常用方法有偏最小二乘法(partial least squares，PLS)和线性判别分析(linear discriminant analysis，LDA)。PLS 具有显著的优势，可以更好地揭示激活的时间和空间特征。PLS 特征提取方法主要包括了 PLS 相关法(partial least squares correlation，PLSC)和 PLS 回归法。当前，这种方法已被广泛应用于各类脑功能研究领域。除此之外，这种技术还被用于研究一些疾病，如 PD、AD 和正常衰老。在这类研究中，PLS 方法可以有效地检测出组间的相似性和差异性，这大大提高了疾病的诊断准确性和病理基础的深度，而传统的差异分析方法通常只进行差异分析而未注意组间相似性。然而，PLS 方法也有缺点，它是一种线性方法，也需基于神经活动和任务线性相关的假设来进行检测。

LDA 技术利用 Fisher 线性判别准则，可以将数据映射至特定的投射方向，从而获取更加精确的低维空间，其中，每一种投射样本的离散度都最小，而类间离散度最大，从而保留具有辨别意义的信息。LDA 是一种使用 Fisher 准则来最优化度量函数的方法，用来计算投影向量 w。使用投影向量 w，原始样本数据可以被降维，并且在样本类内离散度最小，而在类间离散度最大。也有研究者使用 LDA 对 AD 风险进行分类研究。对检测人脑功能网络的最佳特征维数进行估计，类似的研究还有很多。此外，LDA 还可以作为分类器来使用，有研究发现与逻辑回归(logistic regression, LR)相比，LDA 分类器不仅增强了解释性，还提高了分类正确率。文献把稀疏学习(sparse learning)与 LDA 结合，提高了分类器性能。LDA 把数据和先验类别信息结合起来，因此能得到较多的分类特征信息。然而，当数据维数较大时，使用 LDA 特征约减训练出来的模型可能变得不够稳定。通常来说，特征维数应尽量低于 LDA 模型的自由度。因此，采用 LDA 来进行特征约减之前，通常需采用主成分分析(PCA)或者独立成分分析(independent component analysis, ICA)来处理数据。

3. AI 及 FMRI 在精神或神经性疾病中的应用

近年来，伴随着 FMRI 技术探究大脑的进展，采用机器学习的模型识别技术在精神和神经系统疾病的诊断方面取得了长足的进步，尤其是在抑郁症和精神分裂症等领域。其大致过程为：通过 FMRI 技术收集多名被试的数据，并对其进行特征提取后获得训练数据，来构建训练模型。当收集到新的临床数据时，应该对其进行特征提取，并将其输入分类器，以便根据分类结果来诊断疾病。提取特征对诊断结果的准确性和解释性至关重要。为了获得更准确的分类结果和更高的稳定性，最佳选择应该是涵盖与相关疾病有关的整个脑区，而不是仅仅局限于少量的体素。FMRI 技术在疾病诊断方面仍处于探索阶段，如何有效地提取相关体素，以提高分类模型的准确性和泛化能力，仍有待于进一步研究和探索。

神经反馈(neuro feedback)指采用特定技术实时监测受试者的神经活动情况，将其神经活动信息实时反馈给受试者，使受试者通过了解当前的神经活动进行训练和自主调节。与其他技术相比，以实时 FMRI 为基础的神经反馈技术的空间分辨率更优、定位精度更高，因此被广泛应用。以多体素分析为基础的实时 FMRI 神经反馈的基本原理为采用机器学习来模式分类，例如，为了反馈受试者的情绪变化，可以提前收集受试者在不同情绪状态下的 FMRI 数据，再经特征提取后获得数据集以进行模型训练。通过使用预先训练的分类器，我们可以实时监测受试者的状态，并将结果以某种形式及时反馈给受试者。研究表明，通过 RFE 提取特征训练分类器，可以实时识别大脑情感状态，并且可以通过神经反馈训练，有效地提升受试者相关脑区的活动，从而证明该方法的有效性。研究结果显示，实时 FMRI 技术在一些精神或神经性疾病的治疗领域前景广阔，而特征提取技术则可以显著改善分类结果。

　　有研究者提出了基于 FMRI 数据的轻度认知障碍(mild cognitive impairment，MCI)深融合模型。研究者集成自动编码器，不同临床组包括正常组、对照组(考虑早期 MCI 和晚期 MCI)同时多类别分类和将学习结构转化为单一的深层模型。研究表明此模型有很强的辨别力不仅可以达到满意分类性能，还可以构造树状结构。有学者提出了一个医学图形与外观模型自动学习的框架图像。开发该算法的目的是最终实现分布式对大脑图像数据进行隐私保护分析，如共享信息(形状和外观-sis 函数)可以跨站点传递，而编码单个图像的潜在变量仍然存在，确保每个站点的安全。这些潜在变量被提出作为隐私保护数据挖掘的特征应用。

　　深度学习是机器学习的一个分支，越来越多地被用于医学图像分析的应用，如计算机辅助诊断。为了对学习任务进行分类和表示，有研究使用了最强大的深度学习之一交换 I 和 II 的数据组合算法数据集。采用深度信念网络(deep belief networks，DBN)对静息状态功能磁共振成像(resting-state functional magnetic resonance imaging，rs-FMRI)与灰质(gray matter，GM)和白质(white matter，WM)的数据结合进行研究。这是基于使用自动解剖学定义(automated anatomical labeling，AAL)的大脑区域来完成的标记，以便将孤独症谱系障碍(autism spectrum disorder，ASD)与典型对照进行分类。传统的方法只考虑从神经图像中提取的简单的低层特征。相比之下该方法被用来挖掘 rs-FMRI 和结构磁共振(structural magnetic resonance imaging，sMRI)中潜在或抽象的高级特征。此外组合多个数据类型和增加 DBN 的深度可以提高分类精度。在这项研究中，最佳组合包括 rs-FMRI、GM 和 WM 对深度为 3 的 DBN 的准确率为 65.56%(敏感性=84%，特异性=32.96%，F1 评分=74.76%)通过 10 倍交叉验证获得这一结果。

　　传统的方法只考虑从神经图像中提取的简单的低层特征。相比之下该方法被用来挖掘 rs-FMRI 和 sMRI 中潜在或抽象的高级特征。此外组合多个数据类型和增加 DBN 的深度可以提高分类精度。在这项研究中，最佳组合包括 rs-FMRI、GM 和 WM 对深度为 3 的 DBN 的准确率为 65.56%(敏感性=84%，特异性=32.96%，F1 评分=74.76%)通过 10 倍交叉验证获得。有学者开发了一种基于优化卷积神经网络拓扑结构的先进深度学习算法，称为 MCADNNet，它使用结构磁共振和 FMRI 数据，同时识别 75 岁以上成年人的 MCI、AD 和正常老化大脑。该研究经过非常详细的预处理，四维(4D)功能磁共振成像和 3D 磁共振成像被分解，以创建使用无损变换的 2D 图像，这使得最大限度地保留数据细节。样本被打乱，主题级训练和测试数据集是完全独立的。通过卷积层训练和提取不变特征和分层特征，并在最后一层使用软最大值层进行多分类。该研究还设计了决策算法来稳定训练模型的结果。为了测量分类的性能，在应用决策算法之前和之后均计算各种管道的准确率。研究发现应用决策算法后，磁共振成像和功能磁共振成像管道的准确率分别达到 99.77%±0.36%和 97.5%±1.16%。总之，在预处理数据之前，设计了一种称为 MCADNNet 的尖端和优化的拓扑；随后是决策步骤，该步骤对所检查的三个队列的同时分类产生了最高的性能[62]。深度学习模型显示了从脑成像数据中提取有意义的层次结构的能力，例如，功能磁共振成像和差热分析。有学者提出了一个新的多模态 DBN 模型，从功能磁共振成像和差热分析数据中发现和定量表示共同和一致的脑网络的层次结构，以用于探索大脑结构和功能之间的关系。DBN 的一个突出特点是它能够以分层的方式从复杂的神经影像数据中提取有意义的特征。有研究者利用 DBN 模型，通过从功能磁共振成像/弥散张量成像数据中学习大维度的代表性特征，成功地构建了三个具有数百个跨个体大脑的共同且一致的大脑网络的层次结构层。

　　深度学习的最新进展为基于多媒体的临床决策支持提供了新方向。研究人员利用脑网络深度学习方法和临床数据，对 AD 进行早期诊断。这些数据包括患者的年龄、性别和 ApoE 基因。脑网络是通过使用 rs-FMRI 数据计算大脑区域的功能连通性来构建的。研究者建立了一个有针对性的自动编码器网络，以区分正常衰老和 AD 的早期阶段。该方法有效地揭示了区分性脑网络特征，为 AD 检测提供了一个可靠的分类器。与基于 rs-FMRI 时间序列数据的传统分类器相比，所提出的深度学习方法提高了约 31.21% 的预测精度，在最佳情况下标准差降低了51.23%，这意味着该预测模型比传统方法更稳定和可靠。该研究挖掘了深度学习在医疗服务中对高维多媒体数据进行分类的优势，并有助于早期预测和预防 AD。通常，使用静态功能连接(static functional connection，sFC)分析来研究功能性脑网络，该分析的前提是假设网络在整个扫描过程中是静态的。然而据报道，大脑网络随着时间而变化，并且在单次扫描的持续时间内本质上是不稳定的。因此，sFC 可能无法完全捕捉这些变化的大脑网络。目前出现了一种有前途的补充技术即基于动态功能连接(dynamic functional connection，dFC)的分析，鉴于静态功能函数有助于理解孤独症谱系障碍的认知关系，动态功能函数方法可能会增加相关信息，因为它更准确地代表了大脑的动态本质。

　　基于 dFC 的功能磁共振成像分析在 ASD 中的研究报道较少，有学者 2016 年从相关矩阵研究网络状态，但没有提取重叠的动态脑网络。dFC 最近的方法依赖于基于滑动窗口的分析，这些方法将扫描分成重叠窗口，并在多个重叠时间窗口中计算光纤通道。这导致了多个窗口索引的光纤通道矩阵。到目前为止，dFC 的大多数工作都集中在识别非重叠的社区/网络上，称为功能性大脑网络。重叠的网络可能提供关于大脑网络组织的关键信息。虽然一些开创性的研究致力于基于 rs-FMRI 的自动 AD 诊断，但由于时空相关性的无效挖掘，其性能有限。此外，这些现有的方法很少考虑对 AD 进展敏感的辨别性大脑区域(即网络中枢)的明确检测和建模。

　　有学者提出了一个独特的时空卷积递归神经网络(STNet)，用于自动预测 AD

的进展。STNet 将时空信息挖掘结合到端到端的深度学习模型中。具体来说，首先将 rs-FMRI 时间序列划分为一系列重叠的滑动窗口，然后设计一系列卷积成分来捕获每个滑动窗口内的局部到全局的空间相关模式，在此基础上我们能够识别区别中枢并表征它们对疾病诊断的独特贡献。具有 LSTM 单元的递归组件被进一步用于从空间依赖模式序列中建模全脑时间依赖，从而捕获时间上的动态。使用 rs-FMRI 的 dFC 分析是目前在脑部疾病识别中捕捉神经活动动态变化的先进技术。现有的 dFC 建模方法大多采用基于滑动窗口的相关性来提取动态交互信息，其性能对窗口参数非常敏感。因为很少有研究能令人信服地确定窗口参数的最佳组合，所以基于滑动窗口的相关性可能不是捕捉大脑活动时间变异性的最佳方法。研究人员提出了一种新的自适应 dFC 模型，借助于深度时空特征融合方法，用于轻度认知障碍的识别。具体来说，研究者采用自适应超加权套索递归最小二乘算法来估计自适应 dFC，有效地缓解了参数优化问题。然后，研究者从自适应 dFC 中提取时间和空间特征。为了生成用于后续分类的更粗糙的多域表示，利用深度特征融合方法将时间和空间特征进一步映射为综合融合特征。实验结果表明，该方法的分类准确率达到 87.7%，比现有方法至少提高了 5.5%。这些结果阐明了所提出的轻度认知障碍分类方法的优越性，表明其在早期识别脑异常中的有效性。最近对脑成像分析的研究证实了机器学习技术对脑疾病诊断的计算机辅助干预的核心作用。稀疏回归模型已被证明能够有效地处理高维数据，但是尤其是在医学问题上训练的样本较少。有学者提出了一个新的框架，将稀疏回归和深度学习的 ent 方法两者在概念上结合起来用于阿尔茨海默病/轻度认知障碍的诊断与预后判断。具体来说，研究人员首先训练多个稀疏回归模型，每个模型都是训练不同值的正则化控制参数。多元稀疏回归模型可能从原始特征集中选择不同的特征子集，因此它们具有不同的特征。在该项研究中，ent 能够预测反应值，即临床标记和临床评分。将稀疏回归模型的响应值作为目标层表示，然后构建一个用于临床决策的深度卷积神经网络，我们称之为"深集成稀疏"，通过在三个分类任务中实现最高的诊断准确率验证了其有效性。

4. FMRI 数据分析方法和研究现状

FMRI 数据分析方法有许多种，根据研究目的的不同，可以将其分为两类：①脑激活；②数据分类。前者是研究在刺激任务中被激活的大脑区域，也称为脑功能定位，主要采用统计检验方法(一般线性模型 GLM)和基于数据信息挖掘方法(聚类分析 clustering 等)。而后者主要是通过大脑中的激活模式来推断脑部所接受刺激任务，即大脑当前的认知状态。目前的研究重点放在瞬时认知状态方面。下面将介绍这些方法及其相关的研究现状。

1) 模型驱动方法

模型驱动方法是一种基于先验假设模型的方法，它通过使用一般线性模型来预测每个体素的信号值，并用回归分析来探究每个体素。此外，研究人员提出利用 F 检验、Z 检验来预测激活体素的变化情况。上述的方法仅适合已明确时间参数的实验设计任务而且需要血液动力学响应时间过程的数据信息以及皮层幅度的相关知识。

2) 数据驱动方法

数据驱动方法是一种数据信息挖掘方法，属于无监督的学习模型。它无须了解实验模型构建、血液动力学响应函数，而仅关注数据本身所含的内在模型。如聚类分析 clustering 等分析 FMRI 数据，一些研究人员采用期望最大值来评估聚类分析的混合模型。其他一些人还使用主成分分析和独立成分分析确定时空因素，FMRI 数据被认为是一个线性混合信号，上述两种方法都以重新构建 FMRI 信号的方式来分析数据。时间序列模型的各种方法也被用于分析 FMRI 数据，如有学者使用隐马尔可夫序列在闪烁刺激下的视觉皮层的激活模型。此外程序在未知晓刺激出现时间的情况下，经 HMM 能够恢复隐藏认知状态，即 on-off 刺激。

3) FMRI 数据分类方法

FMRI 数据分类方法：基于模式分类方法分析 FMRI 数据，对 FMRI 数据中隐含的认知状态进行分类。有研究人员提出，当被试者观察人脸和房屋图像时，FMRI 模式会因图像的种类而异。2003 年，科学家们利用 SVM 和 LDA 技术，成功地将由各种图像刺激产生的 FMRI 激活数据集进行了分类[63]。对于观察到的 FMRI 数据图像，研究者成功地使用训练机器学习分类器辨别认知。通过观察 FMRI 脑激活区，研究人员训练分类器来识别人们正在阅读的单词，包括工具、建筑物等，以及其他各种认知状态。机器学习和模式识别方法已经广泛用于 FMRI 数据分类，常用方法包括高斯朴素贝叶斯(Gaussian naive Bayes，GNB)、SVM、神经网络等。探索大脑思维与认知状态，机器学习分析 FMRI 数据主要涉及两种理论：特征选择与分类。特征选择就是选择那些能较高分类 FMRI 实验任务类别(如工具、房子与脸)的体素。FMRI 分析的特征选择具有一定的挑战，这是由于特征与分类对象之间的比例太大，而且体素之间存在相关性。FMRI 分类的核心工作在于探索大脑对特定精神状态的激活模式，因此在标识大脑状态时需要以分类的准确率为前提。典型的研究模式是记录大脑在经历刺激时的反应为事件(分类的对象)。

为了解决 FMRI 高维数据这一问题，研究者们提出了一种将结构像、功能像、单体素和多体素模式分析相结合的新方法。首先，从感兴趣区域脑区中选取特征，并使用单体素分类器进行分类，以确定不同集合大小的特征。然后，采用高斯朴素贝叶斯和 SVM 分类算法，对特征进行检验，以确保其可行性。通过结合结构像和功能像的方法，我们可以有效地识别出感兴趣的脑区，并且可以有效地减少特征的维度，最后，利用单体素分类器，可以找到最能够区分任务的体素(特征)，从而进行性能比较。实验证明，这种特征选择方法的准确性远超过随机预测，与全脑相比，其平均准确度下降了 3 个百分点，但其分类器的运行速度却得到了显著改善，耗时不超过原来的 4%。SVM 在分类器性能上与 GNB 相当，但在处理高维特征方面，SVM 更胜一筹。通过引入机器学习技术，研究人员可以有效提升FMRI 技术获取的大脑图像的质量，而不再仅仅依赖于患者在扫描仪中静止的时间。通过应用深度学习人工神经网络，可以在不扭曲患者脑部结构的前提下，有效地将图像从低分辨率提升到高分辨率。

　　该研究发表在 *Neurocomputing*(神经计算)上，标志着一项科学突破，因为这种算法能在更短的时间内获得更准确的结果，可以在计算机上进行图像后处理。复杂的脑活动信号微分方程建模方法(如动态因果模型)通常用于推断神经元的过程并拟合得到的 FMRI 信号。然而，这种建模策略在计算上非常昂贵，并且仍然主要是证实或假设驱动的方法。这里的一个主要统计挑战是以数据驱动的方式，从功能磁共振成像数据推断基础微分方程模型。有文章提出一个因果动态网络方法来估计大脑同时激活和连接。该方法将观察到的功能磁共振成像数据联系起来用常微分方程(ordinary differential equation，ODE)模型模拟神经元的潜在状态。利用函数数据分析中的基函数展开方法，开发了一种结合数据拟合误差和 ODE 拟合误差的优化准则。还开发了一个块坐标下降算法来计算 ODE 参数。ODE 数据来自真实的模拟和两个任务相关的功能磁共振成像实验。与各种有效的连通性方法相比，该方法获得了较高的估计精度同时将计算速度从数千倍提高到数万倍。SVM 在处理小样本学习任务上独具优势，与人工网络相比，SVM 避免了维数灾难，然而在处理大样本时，SVM 二次规划求解方法已不再适用，许多学者将之进行了改进，提出近似 SVM(proximal SVM，PSVM)算法在 FMRI 图像的分类问题上，有较好的综合性能。最近的研究表明，静息状态下大脑功能的连通性超网络可以连接多个节点，它是一种有效用于脑疾病的诊断和分类研究的技术。通常研究者使用套索方法利用稀疏线性回归模型构造超网络研究。但是基于套索方法构建超网络只需单一变量，因为它缺乏解释分组效应的能力。

　　高度相关的用弹性网络法选择的变量不一定在活动集合中或在小组中。因此，有学者提出了一种引入稀疏群套索方法的新的改进方法用于解决群结构问题，构造超网络大脑区域。研究者使用传统的套索、群套索方法和稀疏群用套索法构建抑郁症和正常人的超网络学科。同时，基于对的聚类系数采用传统的聚类系数进行特征提取。经过特征选取，两类特征存在着显著差异。网络拓扑结果显示了不同的三个网络，其中使用套索方法的超网络是最严格的集体套索，最为宽大；而斯格索套索方法，较为温和；网络拓扑稀疏群套索法与群套索法相似，但不同于套索方法。分类结果表明，稀疏群套索方法通过多核学习获得最佳分类精度，这说明恰当分组时可以获得更好的分类性能结构存在并适当扩展。

研究表明，当人们完成某种思维活动时，他们的大脑会有一定的激活模式，这种模式具有一定的规律性，对情绪的 PET 和 FMRI 进行分析研究发现，不同的情绪可激活不同的脑区，正性和负性的情绪是分离的。通过机器学习技术，我们可以获得不同情感语义图像的脑激活模式，这些模式可以帮助我们更好地理解未知图像的情感语义，并且可以作为特征选择的重要参考。研究表明，FMRI 数据分析显示，在阅读贬义和褒义词时，大脑会在某些区域产生有差异的激活模式。假如通过 FMRI 数据训练的分类器可以将脑图像激活模式与图像情感词语建立联系，从而实现自动标注，克服了手工标注的局限性和主观性，并且可以实现大规模图像情感标注。我国学者研究表明，在 FMRI 数据样本少、高维的情况下，采用相对简单的线性分类器进行分类，可以获得更高的准确率，其正确率超过随机水平，平均准确度接近参与被试主观预测，而且具有较快的数据处理速度。实验证明，采用线性分类器分析 FMRI 数据，可以更好地揭示其中潜藏的情感特征。选择合适的特征是分类器算法的关键。在本研究中，我们通过两种方法来降低模型的维度：首先进行特征抽取，我们选择 SPM 产生的激活区中的体素作为我们的模型的特征。其次进行特征选择，我们根据每个体素的准确度或激活度来排序，并从中选出最优的体素。通过采用该方法，分类器的准确度得到了显著提升，准确度最高可大约达到 90%。

一个新兴的研究领域致力于研究神经网络的结构和功能是如何相互作用、产生认知以及随着年龄增长而变化的。在细胞水平上，已知单个神经元通过在树突上的突触接收神经化学信号，沿着轴突以动作电位的形式传播这些信号，然后将这些信号从轴突末端传递给其他神经元。在系统层面，投射到解剖上不同的大脑区域的神经元群形成了巨大的相互连接的网络，这些网络介导着不同的认知过程。FMRI 的最新进展允许对这些神经网络的结构和功能进行无创性的探索，尤其是静息态 FMRI 数据被用来学习大脑有效连通性网络，也就是说，大脑区域如何在网络中相互作用，以了解大脑的功能和处理认知过程。从神经影像学数据中识别大脑有效连通性(effective connectivity，EC)网络已成为评估正常脑功能和神经退行性疾病相关损伤的有效工具。与无向图功能连通性(functional connectivity，FC)网络不同，EC 网络是一个有向图，其中节点代表一个大脑区域，有向边表征大脑中间隔神经活动的因果效应。通过识别和区分正常人和异常受试者的脑 EC 差异，人们可以了解连接模式及其中断在精神健康障碍和脑疾病中的作用，并可以评估每种异常脑 EC 及其与神经退行性疾病(如癫痫)、AD、精神分裂症、孤独症等的关系。因此，从 FMRI 数据中学习脑 EC 有助于阐明脑疾病的发病机制，对脑疾病的早期诊断和病理学研究具有重要意义。过去人们提出了许多计算方法和数学模型来识别 EC 在人脑中的作用。这些研究大致可以分为两类：一类是模型驱动的方法，另一类是数据驱动的方法。模型驱动的方法通常需要先验模型或假设来进行有效的连通性分析，这在背景知识不足的情况下表现不佳。数据驱动的方法可以在没有任何背景知识的情况下直接从 FMRI 数据中提取因果交互作用，并逐渐成为识别 EC 的主流方法。

属于第二类的常用方法包括：线性非高斯非循环模型(LiNGAM)算法、Granger 因果关系(GC)算法、广义同步(GS)算法、Patel 的条件相关度量(Patel)算法，贪婪等价搜索(GES)算法和预测相关(P-corr)算法等。虽然这些方法在某些方面有各自的优势，但它们对 EC 的方向估计有共同的局限性。最近，一种基于贝叶斯网络(Bayesian network，BN)的数据驱动方法得到了极大的发展，已经成为一种新兴的学习大脑 EC 的方法。主要原因是 BN 方法能够准确推断大脑区域之间的功能连接。然而，他们在推断因果关系方面表现不佳。为了克服这个问题，研究人员 2016 年先后开发了 AIAEC 和 ACOEC 两种群体智能算法，分别使用人工免疫算法和蚁群算法来推断大脑不同区域之间的 EC。AIAEC 和 ACOEC 通过在候选解空间中的两种随机全局搜索机制，在识别 EC 的方向上均获得了比其他方法更高的精度。特别是 ACOEC 不仅具有与 AIAEC 相同的对 EC 网络的连接和方向的识别能力，而且可以得到这些连接的强度，因此它是一种比较有前途的研究 EC 的方法。

近年来，从多个影像数据进行多模态分析，为研究者提供了新的视角。结合 FMRI 的多模态神经成像研究非常适合于研究结构-功能相互作用。虽然 DTI 可用于描述神经网络内连接的结构(即结构连接)，但 BOLD 可揭示网络节点处大脑区域的功能(即神经活动)。多模态分析相比单一模态分析能够提供更可靠的依据，以区分不同条件下的大脑模式，如正常、患病或衰老。基于 FMRI 成像的 FC 与基于 DTI 的脑网络区域之间的结构连接(structural connection，SC)呈正相关。到目前为止，有一些融合方法可以将 DTI 和 FMRI 数据相结合，例如，一些研究已经将 FC 与轴突连接(axonal junction，AC)融合在一起；使用 DTI 和来指定 FMRI 成像数据的动态因果模型(dynamic causal model，DCM)的解剖学信息先验，更具体地说，给定连接的解剖可能性被用来告知 DCM 中相应耦合参数的先验方差。有学者提出了一个统一的概率框架，结合 DTI 和 FMRI 数据的信息，使用动态贝叶斯网络学习 EC，其中给出了一个新的解剖学信息评分，同时评估了给定连接结构对两个来源的适应性。这类研究集中在基于 DCM 的 DTI 和 FMRI 数据的方法上。

近来有研究利用蚁群优化(ant colony optimization，ACO)从 FMRI 和 DTI 中学习 EC 网络的新方法 ACOEC-FD。首先，ACOEC-FD 利用 DTI 数据获取 ROI 之间的正相关关系，并将其作为解剖约束信息，有效地限制 EC 网络中候选弧的搜索空间，诱导蚂蚁避免许多不必要的搜索[64]。ACOEC-FD 通过将解剖约束信息引入概率转换规则的启发式函数中，实现了多模态成像数据的集成，有效地鼓励蚂蚁更倾向于寻找结构连接区域之间的连接。对生成数据集和实际 FMRI-DTI 数据集的实验结果证明，与 ACOEC 和其他一些只使用单模态数据的方法相比，新算法具有更高的识别效率和收敛速度，该方法在 EC 上的推理结果得到了改进。为了说明 ACOEC-FD 准确推断 EC 的能力，研究者将其与另外 10 种仅使用 FMRI 成像数据的算法进行了比较。这些算法分别是 LiNGAM、ParceLiNGAM、pairwise LiNGAM(PWLiNGAM)、GC、GS、Patel、GES、P-corr、AIAEC 和 ACOEC 算法。它们是用于识别大脑 EC 网络的经典方法，其中一些方法在 Smith 的模拟数据集上表现良好，还有一些是最先进的方法。AIAEC、ACOEC 和 ACOEC-FD 都是随机优化方法，每次运行的结果并不总是相同的，因此研究者给出了 10 次随机运行的平均值 μ 和标准差 σ，如果标准差为零，只显示平均值。实验中比较了 11 种不同的算法，在四个模拟数据集上运行它们，沿着 Sim1-Sim2-Sim3-Sim4 的链，我们可以看到包括 ACOEC-FD 在内的大多数算法在 4 个被评估的度量上几乎没有减少。然而，3 种基于群体智能的算法(AIAEC、ACOEC 和 ACOEC-FD)与其他 8 种算法相比取得了显著的结果。与 AIAEC 和 ACOEC 相比，ACOEC-FD 在节点数目增加时具有更好、更可靠的性能。在 Sim4 中，ACOEC-FD 的精确率、召回率和 F1 值保持较好的值(0.77、0.79 和 0.78)，高于其他 10 种算法，而 SHD 平均值为 31.8，是所有 11 种算法中最小的。因此，当节点数较多时，大多数算法的性能并不理想，然而，使用 FMRI 和 DTI 数据的 ACOEC-FD 依然可得到良好的性能，并且错误较少。总地来说，为 ACO 融合 DTI 和 FMRI 数据提供了一个新的 EC 学习框架，在未来的认知神经科学中可能具有重要的应用潜力。如何进一步探索其他新的融合方法从 FMRI 和 DTI 数据中识别 EC 仍然是一个开放且富有挑战性的研究课题。

参 考 文 献

[1] 李和, 李继承. 组织学与胚胎学[M]. 北京: 人民卫生出版社, 2015.

[2] Heinonen S, Jokinen R, Rissanen A, et al. White adipose tissue mitochondrial metabolism in health and in obesity[J]. Obesity Reviews, 2020, 21(2): e12958.

[3] Eder P, Adler M, Dobrowolska A, et al. The role of adipose tissue in the pathogenesis and therapeutic outcomes of inflammatory bowel disease[J]. Cells, 2019, 8(6): 628.

[4] Fink C, Karagiannides I, Bakirtzi K, et al. Adipose tissue and inflammatory bowel disease pathogenesis[J]. Inflammatory Bowel Diseases, 2012, 18(8): 1550-1557.

[5] Guedj K, Abitbol Y, Cazals-Hatem D, et al. Adipocytes orchestrate the formation of tertiary lymphoid organs in the creeping fat of Crohn's disease affected mesentery[J]. Journal of Autoimmunity, 2019, 103: 102281.

[6] 陈灏珠, 林果为, 王吉耀, 等. 实用内科学[M]. 15 版. 北京: 人民卫生出版社, 2017.

[7] Azzu V, Vacca M, Virtue S, et al. Adipose tissue-liver cross talk in the control of whole-body

metabolism: Implications in nonalcoholic fatty liver disease[J]. Gastroenterology, 2020, 158(7): 1899-1912.

[8] Tiniakos D G, Vos M B, Brunt E M. Nonalcoholic fatty liver disease: Pathology and pathogenesis[J]. Annual Review of Pathology: Mechanisms of Disease, 2010, 5: 145-171.

[9] Ebadi M, Tandon P, Moctezuma-Velazquez C, et al. Low subcutaneous adiposity associates with higher mortality in female patients with cirrhosis[J]. Journal of Hepatology, 2018, 69(3): 608-616.

[10] Montano-Loza A J, Mazurak V C, Ebadi M, et al. Visceral adiposity increases risk for hepatocellular carcinoma in male patients with cirrhosis and recurrence after liver transplant[J]. Hepatology, 2018, 67(3): 914-923.

[11] Sternby H, Mahle M, Linder N, et al. Mean muscle attenuation correlates with severe acute pancreatitis unlike visceral adipose tissue and subcutaneous adipose tissue[J]. United European Gastroenterology Journal, 2019, 7(10): 1312-1320.

[12] Neeland I J, Ross R, Després J P, et al. Visceral and ectopic fat, atherosclerosis, and cardiometabolic disease: A position statement[J]. The Lancet Diabetes & Endocrinology, 2019, 7(9): 715-725.

[13] Abraham T M, Pedley A, Massaro J M, et al. Association between visceral and subcutaneous adipose depots and incident cardiovascular disease risk factors[J]. Circulation, 2015, 132(17): 1639-1647.

[14] Lombardi F L, Jafari N, Bertrand K A, et al. Novel semi-automated algorithm for high-throughput quantification of adipocyte size in breast adipose tissue, with applications for breast cancer microenvironment[J]. Adipocyte, 2020, 9(1): 313-325.

[15] Zhang F C, Liu S L. Mechanistic insights of adipocyte metabolism in regulating breast cancer progression[J]. Pharmacological Research, 2020, 155: 104741.

[16] Fang H J, Berg E, Cheng X G, et al. How to best assess abdominal obesity[J]. Current Opinion in Clinical Nutrition and Metabolic Care, 2018, 21(5): 360.

[17] 白人驹. 医学影像诊断学[M]. 2 版. 北京: 人民卫生出版社, 2009.

[18] Noureddin M, Lam J, Peterson M R, et al. Utility of magnetic resonance imaging versus histology for quantifying changes in liver fat in nonalcoholic fatty liver disease trials[J]. Hepatology, 2013, 58(6): 1930-1940.

[19] Simoni P, Guglielmi R, Aparisi Gómez M P. Imaging of body composition in children[J]. Quantitative Imaging in Medicine and Surgery, 2020, 10(8): 1661.

[20] Pickhardt P J, Graffy P M, Zea R, et al. Utilizing fully automated abdominal CT-based biomarkers for opportunistic screening for metabolic syndrome in adults without symptoms[J]. American Journal of Roentgenology, 2021, 216(1): 85-92.

[21] Wang Z, Meng Y, Weng F T, et al. An effective CNN method for fully automated segmenting subcutaneous and visceral adipose tissue on CT scans[J]. Annals of Biomedical Engineering, 2020, 48: 312-328.

[22] Demerath E W, Ritter K J, Couch W A, et al. Validity of a new automated software program for visceral adipose tissue estimation[J]. International Journal of Obesity, 2007, 31(2): 285-291.

[23] Kedia S, Madhusudhan K S, Sharma R, et al. Combination of increased visceral fat and long

segment involvement: Development and validation of an updated imaging marker for differentiating Crohn's disease from intestinal tuberculosis[J]. Journal of Gastroenterology and Hepatology, 2018, 33(6): 1234-1241.

[24] Takahashi N, Sugimoto M, Psutka S P, et al. Validation study of a new semi-automated software program for CT body composition analysis[J]. Abdominal Radiology, 2017, 42: 2369-2375.

[25] Militello C, Rundo L, Toia P, et al. A semi-automatic approach for epicardial adipose tissue segmentation and quantification on cardiac CT scans[J]. Computers in Biology and Medicine, 2019, 114: 103424.

[26] Estrada S, Lu R, Conjeti S, et al. FatSegNet: A fully automated deep learning pipeline for adipose tissue segmentation on abdominal dixon MRI[J]. Magnetic Resonance in Medicine, 2020, 83(4): 1471-1483.

[27] Hui S C N, Zhang T, Shi L, et al. Automated segmentation of abdominal subcutaneous adipose tissue and visceral adipose tissue in obese adolescent in MRI[J]. Magnetic Resonance Imaging, 2018, 45: 97-104.

[28] Moon A M, Singal A G, Tapper E B. Contemporary epidemiology of chronic liver disease and cirrhosis[J]. Clinical Gastroenterology and Hepatology, 2020, 18 (12): 2650-2666.

[29] Yoshiji H, Nagoshi S, Akahane T, et al. Evidence-based clinical practice guidelines for liver cirrhosis 2020[J]. Hepatology Research, 2021, 51 (7): 725-749.

[30] Kashani A, Landaverde C, Medici V, et al. Fluid retention in cirrhosis: Pathophysiology and management[J]. Qjm, 2008, 101 (2): 71-85.

[31] Moore K P, Aithal G P. Guidelines on the management of ascites in cirrhosis[J]. Gut, 2006, 55 Suppl 6 (Suppl 6): vi1-12.

[32] Theodorakopoulos T, Kalafateli M, Kalambokis G N, et al. Natural history of grade 1 ascites in patients with liver cirrhosis[J]. Annals of Gastroenterology, 2021, 34 (1): 93-103.

[33] Bittencourt P L, Farias A Q, Terra C. Renal failure in cirrhosis: Emerging concepts[J]. World Journal of Hepatology, 2015, 7 (21): 2336-2343.

[34] Biecker E. Diagnosis and therapy of ascites in liver cirrhosis[J]. World Journal of Gastroenterology, 2011, 17 (10): 1237-1248.

[35] Csutak C, Ştefan P A, Lupean R A, et al. Computed tomography in the diagnosis of intraperitoneal effusions: The role of texture analysis[J]. Bosnian Journal of Basic Medical Sciences, 2021, 21 (4): 488-494.

[36] Abdel Hameed M, Hassaballah M, Hosney M E, et al. An AI-enabled internet of things based autism care system for improving cognitive ability of children with autism spectrum disorders[J]. Computational Intelligence and Neuroscience, 2022, 2022: 2247675.

[37] Oriuchi N, Nakajima T, Mochiki E, et al. A new, accurate and conventional five-point method for quantitative evaluation of ascites using plain computed tomography in cancer patients[J]. Japanese Journal of Clinical Oncology, 2005, 35 (7): 386-390.

[38] Wang Z, Xiao Y, Peng L, et al. Artificial intelligence-based detection and assessment of ascites on CT scans[J]. Expert Systems with Applications, 2023, 224: 119979.

[39] Brunenberg E J L, Steinseifer I K, van den Bosch S, et al. External validation of deep learning-

based contouring of head and neck organs at risk[J]. Physics and Imaging in Radiation Oncology, 2020, 15: 8-15.

[40] Cha E, Elguindi S, Onochie I, et al. Clinical implementation of deep learning contour autosegmentation for prostate radiotherapy[J]. Radiotherapy and Oncology, 2021, 159: 1-7.

[41] Lustberg T, Van Soest J, Gooding M, et al. Clinical evaluation of atlas and deep learning based automatic contouring for lung cancer[J]. Radiotherapy and Oncology, 2018, 126 (2): 312-317.

[42] He K M, Zhang X Y, Ren S Q, et al. Deep residual learning for image recognition[C]//2016 IEEE Conference on Computer Vision and Pattern Recognition (CVPR), Las Vegas, 2016: 770-778.

[43] Gibson E, Giganti F, Hu Y P, et al. Towards image-guided pancreas and biliary endoscopy: Automatic multi-organ segmentation on abdominal CT with dense dilated networks[C]//Medical Image Computing and Computer Assisted Intervention-MICCAI 2017: 20th International Conference, Quebec City, Proceedings, Part I 20, 2017: 728-736.

[44] Wang D C, Parry C R, Feldman M, et al. Acute abdomen in the emergency department: Is CT a time-limiting factor?[J]. American Journal of Roentgenology, 2015, 205 (6): 1222-1229.

[45] He J X, Baxter S L, Xu J, et al. The practical implementation of artificial intelligence technologies in medicine[J]. Nature Medicine, 2019, 25 (1): 30-36.

[46] 马林, 翁旭初. 功能磁共振成像正从基础研究走向临床应用[J]. 中华放射学杂志, 2002, 36(3): 197.

[47] 姜晓峰, 汪业汉, 傅先明. 功能性磁共振成像在神经外科临床中的应用[J]. 立体定向和功能性神经外科杂志, 2001, 14(2): 118-123.

[48] 黄仲奎. 磁共振脑功能成像的原理和应用[J]. 诊断学理论与实践, 2003, 2(1): 66-68.

[49] 何立岩, 伍建林. 磁共振脑功能成像的原理及研究进展[J]. 中国临床医学影像杂志, 2002, 13(3): 210-212.

[50] 黄仲奎. 脑功能磁共振成像及临床应用价值[J]. 广西医学, 2005, 27(7): 953-955.

[51] Li Y, Sun C, Li P Z, et al. Hypernetwork construction and feature fusion analysis based on sparse group lasso method on fMRI dataset[J]. Frontiers in Neuroscience, 2020, 14(60): 1-25.

[52] Cao X F, Sandstede B, Luo X. A functional data method for causal dynamic network modeling of task-related fMRI[J]. Frontiers in Neuroscience, 2019, 13(127): 1-19.

[53] 李中林, 童莉, 王林元, 等. fMRI 数据的有监督特征提取方法综述[J]. 信息工程大学学报, 2016, 17(3): 285-291.

[54] Lowe M J, Lurito J T, Mathews V P, et al. Quantitative comparision of functional contrast from BOLD-weighted spin-echo and gradient-echo echoplanar imaging at 1. 5 Tesla and (H2OPET)-O-15 in the whole brain[J]. Journal of Cerebral Blood Flow and Metabolism, 2000, 20(9): 1331-1340.

[55] Cordes D, Turski P A, Sorenson J A. Compensation of susceptibility-induced singal loss in echo-planar imaging for functional applications[J]. Magnetic Resonance Imaging, 2000, 18(9): 1055-1068.

[56] Barth M, Reichenbach J R, Venkatesan R, et al. High resolution, multiple gradient-echo functional MRI at 1. 5T[J]. Magnetic Resonance Imaging, 1999, 17(3): 321-329.

[57] 陈俊杰, 赵丽, 相洁. 用机器学习方法解码脑图像数据[J]. 计算机工程与应用, 2012, 48(10): 222-225.

[58] 刘树伟. 脑功能成像研究进展[J]. 中国临床解剖学杂志, 2002, 20(6): 484-485.

[59] 刘雪梅, 刘洪臣, 金香兰. 味觉的脑功能成像研究[J]. 中华老年口腔医学杂志, 2005, 3(2): 126-128.

[60] 刘登堂, 江开达, 徐一峰. 功能性磁共振成像在精神科的应用[J]. 中华精神科杂志, 2001, 34(1): 49-51.

[61] Bennett I J, Rypma B. Advances in functional neuroanatomy: A review of combined DTI and fMRI studies in healthy younger and older adults[J]. Neuroscience and Biobehavioral Reviews, 2013, 37(7): 1201-1210.

[62] Sarraf S, Desouza D D, Anderson J, et al. MCADNNet: Recognizing stages of cognitive impairment through efficient convolutional fMRI and MRI neural network topology models[J]. IEEE Access, 2019, 7: 155584-155600.

[63] 吕卓, 谢松云, 赵金, 等. 基于 SVM 及其改进算法的 fMRI 图像分类性能研究[J]. 电子设计工程, 2011, 19(16): 24-27.

[64] Ji J Z, Liu J D, Zou A X, et al. ACOEC-FD: Ant colony optimization for learning brain effective connectivity networks from functional MRI and diffusion tensor imaging[J]. Frontiers in Neuroscience, 2019, 13(1290): 1-15.

第7章　人工智能识别自然光线采集照片
在疾病诊断中的应用

自然光下照片的人工智能识别是指自然光线可到达的人体部位，主要指人体表面的暴露部位，包括皮肤、巩膜，口腔黏膜和舌等。利用自然光源摄取这些部位的照片，经人工智能主要是深度机器学习的方法识别判断照片，提抽出照片中的特征用于疾病的诊断。自然光可到达的部位也是人的视觉可接触到的部位，通过人的视觉观察可见部位的变化用作判断是否患病，即所谓的视诊。无论中医的望、问、闻、切，还是西方医学的视、触、叩、听，都是通过人体感觉器官获取疾病数据的首要方法。所以自然光线下照片的人工智能识别不仅是视诊的延伸，而且比视诊的分辨率更高、更稳定和有朝着自动化获取皮肤、巩膜的疾病表型数据的方向发展的潜能。视觉或视诊的延伸是指近年来不断发展的腔镜技术，将过去视觉无法到达的部位如喉、气管、支气管、胸膜、食管、胃及大小肠、胆管、输尿管及膀胱等自然腔道可视化，大大延伸了视觉获取疾病表型数据的范围。如可以将人眼视觉无法感知的隐性黄疸，通过自然光下的巩膜照片与正常巩膜照片分开来，也可将正常人眼无法辨认的皮肤损害准确定位并判断。所以自然光线下照片的人工智能识别并不仅仅是视诊的一种替代工具[1-3]。

自然光线下照片的人工智能识别具有比人眼识别更具稳定性和可交流性。自然光下摄取的照片机器识别所得结果不易受干预因素的影响，结果的同质性好、稳定且标准统一。人眼识别则不易达到同质性和标准统一，易受观察者的经验和所处地区的影响。高年资医生能够准确诊断的皮肤病变，年轻医生不一定能够诊断。能够诊断某一地区多发病的医生，在诊断很少遇见的其他地区的高发病时就显得经验不足。另外，照片可以传输，并且作为原始资料存在，便于交流，有利于形成大数据，从而建立高效能的深度机器学习疾病诊断应用模型[4]。

自然光下的病变照片人工智能诊断比人眼识别诊断效能更高，结果稳定，不同地区和时间的结果同质性好。人工智能用于疾病诊断尤其是图像识别时间很短，仅有皮肤疾病的人工诊断形成了可在临床使用的模型。

7.1　辅助巩膜颜色识别（应用案例）

7.1.1　研究背景

黄疸是一种在高危人群患者中(如传染性单核细胞增多症、疟疾、肝炎、肝硬化、胆囊疾病和胰腺癌)常见的异常状态。黄疸表现为皮肤或巩膜的黄染，是由于胆红素代谢紊乱引起的衰老红细胞的副产品。正常血清总胆红素(TBil)水平低于17.1μmol/L，高于 17.1μmol/L 的水平导致黄疸。黄疸进一步分类为隐性黄疸(亚临床型)和显性黄疸(临床型)。显性黄疸是当总胆红素水平超过 34.2μmol/L 时，会导致黄色的色素沉着，尤其是皮肤和巩膜。血清胆红素在 17.1～34.2μmol/L 引起隐性黄疸，临床不易察觉。值得注意的是，黄疸的病因是多样的，从不严重的到可能致命的疾病。在这项工作中，我们开发了多层级黄疸识别，为黄疸的诊断提供了最佳时间表，这样可以早期控制血液循环中的血红素负荷，并且对病因作出实质性诊断和预后判断。

现有的黄疸识别工作是用常规的生化方法评估胆红素水平，如尿液检测、血清学评估和肝功能检查，不仅耗时，而且具有侵入性，费用较贵。在过去的十年里，已经发展起来一些自动和半自动的方法将两大类(健康对照和显性黄疸)进行划分归类。对受试者照片的多层级黄疸(包括隐匿性黄疸)的人工识别仍是一项具有挑战性的任务。包括三个关键的挑战：①业务熟练的个体经验丰富，但很难传承；②这项任务耗时、具有侵入性、成本高昂，因此不适用于在基层医院和临床实践中的大规模数据集；③医生过度疲劳可能引起漏诊，甚至因延误诊治造成危及患者生命的后果。最后，我们提出了一种新的黄疸多分层识别模型。它可以减轻熟练个体的繁重工作负担，为他们提供更人性化的认知服务。三个层级黄疸的受试者巩膜照片如图 7.1 所示。

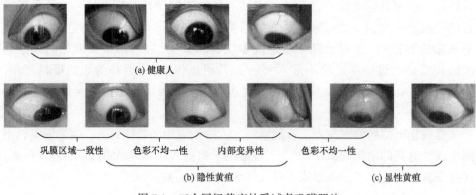

(a) 健康人

巩膜区域一致性　　　色彩不均一性　　　内部变异性　　　色彩不均一性

(b) 隐性黄疸　　　　　　　　　　　　　　(c) 显性黄疸

图 7.1　三个层级黄疸的受试者巩膜照片

最近，人工智能在图像分类、目标检测、识别技术等方面都有显著的改进。目前的方法是在多阶段训练模型的流水线方法中训练模型，它提供了一种联合学习的算法来分类目标。黄疸的多层级识别要求对黄疸进行准确的预测，由于其复杂性，这是一项更具挑战性的任务，主要包括两大障碍：①眼睛目标必须定位在受试者来源的照片上(称为带注释的眼睛)；②这些候选者必须进行精确分类，即黄疸的精确多分类识别。在本章中，我们研究了一种单一的训练模式，即联合训练学习算法对眼睛目标进行定位，为训练提供准确可靠的解决方案，但同时会影响速度、准确性或简单性。在不同受试者来源的照片上进行训练、验证和测试我们的算法，这在深度网络数百万权重的最优值学习中很有用。我们对不同的策略和网络结构进行了测试和比较。实验和比较的结果表明，它的性能优于独立的人类专家，而且与目前最先进的注释区域网络分类器有显著的区别[5-10]。

7.1.2　研究方法

该方法对 134 名健康和 268 名黄疸患者的巩膜图像进行分析。根据血清胆红素检测结果，选择刚接受血清胆红素检测的胃肠内科和肝内科门诊患者和住院患者作为研究对象。血清胆红素水平为 1.7～17.1μmol/L 和大于 17.1μmol/L 分别为正常对照组和黄疸组。两组间的黄疸分类定义为层间。将血清胆红素水平为 17.1～34.2μmol/L 和大于 34.2μmol/L 的患者分为隐性黄疸组和显性黄疸组。两组间的黄疸分类被定义为层内。在数据收集阶段，要求受试者坐位，上身直立，暴露巩膜上部，相机距离面部约 25cm。使用智能手机相机时不使用闪光灯，在光照条件良好的特定房间中拍摄受试者上部巩膜获得照片，得到的图像分辨率为 96dpi。另一个阶段将图像传输到戴尔 XPS8930 服务器上，分别采用图像处理方法和机器学习方法对图像进行处理。

我们提出的模型是基于学习、数据驱动的方法，可以识别多分层黄疸。R-JaunLab 利用学习方法，自动标注眼睛区域，学习层次特征表示。R-JaunLab 通过使用数据扩充的方式，采用数据驱动的方法，强化了多分层的方式从而效能更高、更可靠。我们提出了一个端到端的模型来识别不同程度的黄疸。图 7.2 所示为 R-JaunLab 架构，该架构通过使用区域标注网络和分层特征表示，突破了上述障碍。R-JaunLab 的主要贡献总结为以下几点。

(1) 提出了一种用于黄疸多层级识别的 R-JaunLab 模型，采用端对端的处理方式。该模型达到了显著的准确性，有可能大大减少技术人员的工作量，协助制订早期治疗计划。多层级黄疸的自动识别对临床医生有更大的价值，在黄疸的诊断、治疗和预后方面提供了比二进制分类更可靠的解决方案。该领域尚未在文献中被研究过。

(2) R-Jaundice 由两种方法组成。第一种方法通过深度卷积结构使用一个区域标注网络；第二种方法是黄疸识别器，它通过使用提出的眼睛候选分类黄疸。注释区域网络模块使用神经网络可能的注释训练，告诉 R-JaunLab 对哪些建议进行分类。

(3) 我们提出了一种有效的黄疸特征识别器，该识别器利用了黄疸不同类别之间的先验知识，实现了黄疸特征表征的相似性、局部化、上下文化和全局化。因此，R-JaunLab 具有出色的特征学习能力，可以在被试照片下区分更多的特征。

1. 区域标注网络

区域标注网络(region attention networks，RAN)将受试者(任何大小)的照片作为输入，并输出一个眼部建议，每个对象都有一个 Bland-Altman 评分。我们利用 CNN 编码生成的眼睛区域方案来模拟这一过程，该方案与黄疸网络的多类识别方法相同。区域标记网络是一种基于眼睛区域标注的精细检测方法。从结构上看，RAN 主要由压缩编码单元和扩容译码单元组成。用于基本卷积运算的非线性是一个经修正的线性单元(ReLU)，计算公式见式(7.1)，以防止网络的两部分都出现梯度消失问题。在编码路径中，使用最大激活函数对图像进行 2×2 max pooling 操作。在采样路径中，我们使用了 2 个未采样层。跳跃连接是将编码路径的下采样特征与译码路径的上采样输出相结合。

$$ReLU(x) = \begin{cases} x, & x > 0 \\ 0, & x \leqslant 0 \end{cases} \tag{7.1}$$

我们使用最小限定盒方法来计算最后一个卷积层的眼睛建议，这是两个网络共享的。最小边界框方法采用非零域，映射出相应的眼睛区域。针对黄疸的多类别识别，提出了眼区最小分割盒分割方案。对于最小边界盒算法，我们利用以下 4 个坐标的参数化：

$$
\begin{aligned}
& e_x = (x - x_a) / w_a, \quad e_y = (y - y_a) / h_a \\
& e_w = \log\left(\frac{w}{w_a}\right), \quad e_h = \log\left(\frac{h}{h_a}\right) \\
& e_x^* = (x^* - x_a) / w_a, \quad e_y^* = (y^* - y_a) / h_a \\
& e_w^* = \log\left(\frac{w^*}{w_a}\right), \quad e_h^* = \log\left(\frac{h^*}{h_a}\right)
\end{aligned}
\tag{7.2}
$$

其中，x 和 y 分别为眼部区域 s 的中心坐标，w 和 h 分别为眼部区域 s 的宽度和高度。x、x_a 和 x^* 分别表示预定的眼区、眼区和地真标号。将式(7.2)作为每眼区域的最小包围盒算法-m 段。对于每个受试者照片样本上的眼电位区域，当眼电位区域的概率大于 0.7 时，式(7.2)分配一个二值标签。值得注意的是，由于式(7.2)的概率小于 0.3，二值化标签的非零值是对眼睛区域的积极注释和对非眼睛区域的消极注释。在 R-JaunLab 中，我们按照二进制化交叉熵(binary cross-entropy，BCE)损失将目标函数最小化。我们的区域注意建议网络的损失函数定义为公式(7.3)：

$$L_{\mathrm{ran}}(p_i) = -\sum_{i=i}^{n} \hat{p}_i \log p_i + (1-\hat{p}_i)\log(1-p_i) \tag{7.3}$$

这是概率之间的损失函数，其中 $\hat{p}$ 表示地面真值的分布，p 表示眼睛区域建议的可能分布。只有当 p_i 和 $\hat{p}_i$ 相等时损失为零，否则损失为正数。而且概率差异越小，损失越小。区域咨询网络为检测任务提供了几个优势：

(1) 该模型同时进行全局定位和文本识别。

(2) 该算法适用于训练样本较少的情况，对检测任务具有显著的性能。

(3) 端到端连续处理正向传播过程中的整张照片，直接产生最小边界盒共享计算。

2. RAN 和黄疸分类器共享特征

在大规模视觉识别挑战(ILSVRC)的 ImageNet 竞赛中，卷积神经网络显示出了较高的图像分类精度，在医学成像领域正引起越来越大的兴趣。然而，CNN 在生物医学社区中开发缓慢，部分原因是对生物医学图像数据集的训练和测试相对不足，标记依赖于大型技术人员。在本章中，迁移学习能够突破训练数据非常少的问题。

对于黄疸的多类识别，我们提出了 VGG 16 的 16 层模型的传输学习瓶颈，该模型由连续的 13 个卷积层和 3 个全连接层组成。VGG 16 中的最后 3 个全连接层被替换为全局平均池化，一个有 100 个输出的层和一个多类 softmax 分类器(修改后的 VGG 16 被称为黄疸识别器，如图 7.2 所示)。多类概率分布模型的损失函数如式(7.4)所示。其中 $\hat{c}$ 为真实概率分布，即标签的一次热编码。c 是提出的眼区概率分布，即 softmax 分类器输出的结果。

$$L_{jc}(c_i) = -\sum_{i=1}^{n} \hat{c}_i \log c_i \tag{7.4}$$

在训练阶段，利用 13 个卷积层的权值作为特征提取器。黄疸识别器的训练采用端到端策略，从低级到高级自动提取判别特征、语义特征和层次特征。黄疸识别器将预测方案的内类和内类之间的关系考虑在内，从而克服了被试不同照片的障碍。特别地，通过特征空间的距离来度量图片的相似性。RAN 和黄疸识别器是独立训练的。因此，R-JaunLab 开发了一种算法，该算法描述了一个由 RAN 和黄疸识别器共享卷积层(如图 7.3 中的训练块所示)组成的统一网络，而不是学习单独的网络。在图 7.3 中，RAN 和黄疸识别器模型在训练时被融合到一个网络中。在运行网络的每次迭代中，前向传播生成眼睛区域建议，这些建议也是黄疸识别器的输入数据。黄疸识别器中的共享卷积层接受预测的眼睛区域作为输入和卷积。因此，两种模型通过共享的卷积层结合，形成一个统一的网络，即 R-JaunLab。

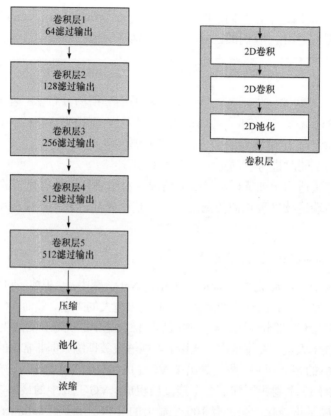

图 7.2　研究中使用的改良 VGG 16 神经网络的层结构(称为黄疸识别器)

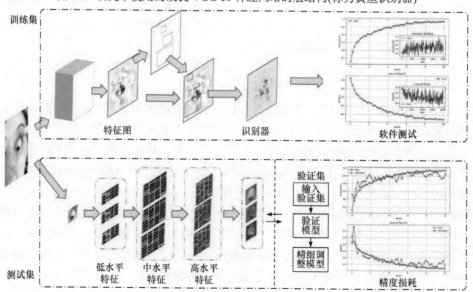

图 7.3　工作流程的说明

3. 工作流程概述

R-JaunLab 的一般工作流程包含三个自上而下的步骤,如图 7.3 所示。详细的阶段划分如下。

(1) 训练阶段。训练阶段通过对被试照片的区域定位网络,学习提出眼部区域的建议,并对不同类别的有限元特征进行分类。导入三类针对患者的图像后,R-JaunLab 首先学习通过 RAN 来预测最小的边界盒,并分享相关的眼睛区域建议,作为黄疸识别器网络的输入进行传播。该识别网络是一个预先训练好的 VGG 16 模型,用 ImageNet 对其进行初始化,并采用端到端策略进行微调,用于多类识别任务。在训练过程中,编码网络学习定位、上下文、全局化和层次特征,并对相关参数进行优化。组装的功能传播成 softmax 分类器。将三类的结果传递到约束损失函数中,使类间特征最大化,类内特征最小化。

(2) 测试阶段。测试阶段的目标是测试 R-JaunLab 的性能。R-JaunLab 过程评价黄疸的多类识别,如图 7.3 的测试框所示。第一步使用共享的对流层执行眼睛区域建议,然后特征层次(如简单的特征、明显的特征和鉴别特征)可以学习或通过反复迭代提取,并输入到一个可训练的识别器。

(3) 验证阶段。验证过程微调超参数,避免过拟合。保留最好的模型用于测试。验证阶段在被试的照片上实现最优多类识别模型,如图 7.3 验证框所示。

我们对两种培训策略进行了综合评价。一种方法是直接对 R-JaunLab 进行针对患者的照片数据集的培训,也就是从零开始对 R-JaunLab 进行培训。另一种方法采用迁移学习技术,先用预先训练好的 Im-ageNet 进行初始化,然后对被试数据集的照片进行微调,即通过迁移学习对 R-JaunLab 进行训练。从头开始的 R-JaunLab 在准确性和交叉熵损失方面都表现较差。转换学习中的 R-JaunLab 策略更有价值,并被选择为最终策略。此外,由于验证集和测试集的最优精度,训练迭代次数为 50 次。

4. 实施细节

CNN 模型被用来在一台戴尔 XPS8930 服务器上执行训练,该服务器包含 hexacore 3.20 GHz 处理器、16 GB RAM 和一张 NVIDIA GeForce GTX 1070 显卡。这项工作是通过使用 Keras 框架在 Python 中实现的,该框架带有一个 TensorFlow。

(1) 数据增强。在我们的任务中,可利用的数据相对较少,我们通过四种类型的转换利用过量的技术来进行数据增强。

$$T_{\text{flip}} = \begin{bmatrix} 1 & 0 & 0 \\ 0 & -1 & 0 \\ 0 & 0 & 1 \end{bmatrix}$$

$$T_{\text{zoom}} = \begin{bmatrix} z_x & 0 & 0 \\ 0 & z_y & 0 \\ 0 & 0 & 0 \end{bmatrix}$$

$$T_{\text{shift}} = \begin{bmatrix} 1 & 0 & r \times s_x \\ 0 & 1 & c \times t_y \\ 0 & 0 & 1 \end{bmatrix}$$

$$T_{\text{rotation}} = \begin{bmatrix} \cos\theta & -\sin\theta & 0 \\ \sin\theta & \cos\theta & 0 \\ 0 & 0 & 1 \end{bmatrix}$$

T 缩放的 z_x、z_y 均匀采样于 $(0.3,1)$，T_{shift} 进行移位变换，其中 r 和 c 分别为图片的行号和列号。从 T_{shift} 矩阵得到的 s_x 和 t_y 在 $(-0.2,0.2)$ 范围内均匀采样。在 T 旋转时，均匀地从范围 $(-5,5)$ 中采样。

(2) 学习率策略。RAN 是一个端到端的模型，使用均方根 prop (RMSprop)算法进行训练，该算法通过改变自适应学习率来加快训练过程，初始化学习率为 0.0001。RAN 的小批量尺寸是 32 张照片。我们采用动量相 γ 为 0.9。RMSprop 的形式推导见式(7.5)

$$E[g^2]_t = \gamma E[g^2]_{t-1} + (1-\gamma)g_t^2$$
$$\theta_{t-1} = \theta_t - \frac{\eta}{\sqrt{E[g^2]_t + \epsilon}} g^2 \tag{7.5}$$

为了训练黄疸识别器和学习权值，我们使用了随机梯度下降(SGD)算法，小批量大小为 32 和交叉熵代价函数。

$$J_{\text{train}}(\theta) = \frac{1}{2m} \sum_{i=1}^{m} (h_\theta(x^{(i)}) - y^{(i)})^2$$

$$\theta_j := \theta_j - \eta \frac{1}{m} \frac{\partial}{\partial \theta_j} J_{\text{train}}(\theta)$$

$$:= \theta_j - \eta \frac{1}{m} \sum_{i=1}^{m} (h_\theta(x^{(i)}) - y^{(i)}) x_j^{(i)}$$

在这里，"学习率"设为"0.0001"，为受试者照片的小批量。我们分别将动量衰减和重量衰减定为 0.9 和 0.0005。

(3) 损失函数。黄疸多类识别损失的高精度是本研究的关键。我们在 R-JaunLab 中对如式(7.6)所示的子对象的照片进行了精细的损失函数

$$L(p_i, c_i) = \frac{1}{N_{\text{ran}}} \sum_i L_{\text{ran}}(p_i, \hat{p}_i)$$
$$+ \lambda \frac{1}{N_{\text{jc}}} \sum_i p_i L_{\text{jc}}(c_i, \hat{c}_i) \tag{7.6}$$

这里，一个小批以 i 为指标，p_i 是眼睛区域的第 i 个预测概率。p_i 是真实标签。当预测为正时，$p_i = 1$。如果预测是负的，$p_i = 0$。c_i 是一个类，代表黄疸类型(如良性黄疸、中性黄疸或明显黄疸)。c_i 是与积极的眼睛区域相关联的预测。

将式(7.6)的两项用 N_{ran} 和 N_{jc} 进行归一化。环境影响因子是权重因子，控制 ran 和 jc 损失的权衡。ran 项归一化为 $N_{\text{ran}} = 512$，jc 项归一化为 $N_{\text{jc}} = 112$。默认情况下，我们控制 0 个拷贝 1。通过优化交叉验证，最终将权重项估算优化为 0.5。式(7.6)由动量 0.9 的 SGD 优化。

7.1.3 研究结果

(1) 照片特征。首先，我们获得受试者的正面照片(每个对象一张图像)，通过图像质量审查，并用于提出的模型。图像采集自中南大学湘雅第二医院，并根据胆红素检测水平(即总胆红素 TBIL)进行标记，采用常规化学和生物学方法(图 7.4 文本侧)。图 7.4 的左侧使用被试照片上的方框来定位感兴趣的区域，始终是只针对眼睛的区域。

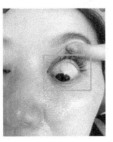

胆红素水平检测
年龄：25
性别：女性
血清总胆红素 19.8 μmol/L
直接胆红素：6.7 μmol/L
黄疸类别 隐性黄疸

图 7.4 获取当日胆红素水平检测结果的受试者巩膜照片

研究对象的性别包括男性和女性，年龄范围从 14 岁到 82 岁。数据集提供 402 例患者的图像，包括 134 例健康个体(H)，90 例隐匿性黄疸(OC)和 178 例显性黄疸(OB)。图像是 RGB，三通道和 4600×3400 大小。表 7.1 显示了每个黄疸诊断类别的三个类别的受试者分布的照片。

(2) 可靠性和推广。为了提高结果的可靠性，根据受试者的情况将所有受试者的照片分为三组，即训练子集、验证子集和测试子集(见表 7.1)。根据照片的情况，三组的比例是按照 7:2:1。在训练阶段，将训练子集用于 R-JaunLab 模型，并对不同神经元的参数进行了优化。验证子集用于测试我们模型的泛化能力。测试子集用于评价黄疸多层级识别的准确性和临床诊断的可靠性。在本研究中，使用弹性变形对被试照片进行扩充，解决了训练数据太少的问题。由于机器学习领域的标准方法，数据的增强是在训练阶段进行的。

三张照片的主体是不重叠的。所有实验的结果都是用平均标准差计算平均值的准确度，并使用辅助性能指标-s进行评估，即精度、灵敏度和特异性。为了评价其泛化程度，将R-JaunLab和RAN与其他先进的分类器进行了比较，并在多层级黄疸识别实验上进行了验证。

表7.1　患者目标数据集的图片分类

图片分类	黄疸分类		
	健康	隐性黄疸	显性黄疸
训练集	93	63	124
验证集	27	18	35
测试集	14	9	19
TBIL/(μmol/L)	≤17.1	17.1~34.2	≥34.2

(3) 识别率。评估所提模型在被试照片上的表现，有两种计算方法来报告结果。R-JaunLab的识别(即图像级)和专家级(即专家级)采用验证子集和测试子集的独立检验进行比较。由中南大学湘雅第二医院6名具有丰富临床经验的人体专家对受试者的照片进行识别。

首先，在专家水平上对识别率进行评估。N_e是被试照片的数量。如果能正确识别出N_{er}张图片，则专家评分可定义为

$$S_{\text{expert-level}} = \frac{N_{er}}{N_e} \tag{7.7}$$

其次，我们在图像水平上评估识别率，这提供了一种估计R-JaunLab的多类识别精度的方法。N_p是验证子集或测试子集中被试者的照片数量。将N_{pr}在患者所选照片上正确识别号码，图像级识别率如式(7.8)所示。

$$S_{\text{image-lerel}} = \frac{N_{pr}}{N_p} \tag{7.8}$$

我们计算被分配在验证子集和测试子集上的识别实验(专家级和图像级)的平均分数。黄疸的多类识别取得了显著的高性能和可靠的评分(图7.5)，专家级和图像级的总平均评分分别为78.04%和89.84%。该模型的验证集(均数得分为89.04%，标准偏差为5.25%)和检验集(均数得分为90.83%，均数标准差为7.19%)得分几乎

相同。该方法具有相似的识别率和较强的泛化能力。

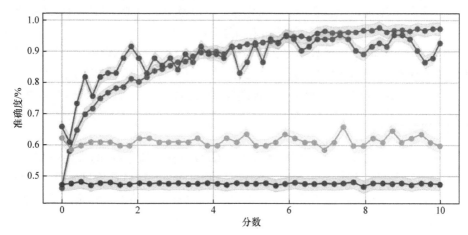

图 7.5 专家级和图像级对黄疸表现的多级别识别
曲线从上至下分别为：迁移学习训练、迁移学习验证、从头开始验证、从头开始训练

在 10000 步的训练过程中，准确性和损失被绘制成与时间相对应的曲线。

(4) 性能。从头开始的 R-JaunLab 和迁移学习的 R-JaunLab 的性能如图 7.6 所示，说明迁移学习策略比从头开始的训练有更好的前景。从头开始的训练和验证大体上收敛于一个较低的精度，这将是不合适的。在情节中，R-JaunLab 的训练可以从转移学习中摆脱出来。

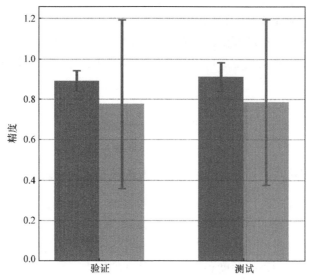

图 7.6 迁移学习和从头开始 R-JaunLab 在训练和验证子集上的比较

在 50 个 epoches 后(迭代整个数据集)，R-JaunLab 从学习转移的培训和验证

结果表明，它不仅在准确度和交叉熵损失方面具有优异的性能，而且具有均匀收敛性。这表明 R-JaunLab 转移学习泛化能力，以及避免过拟合和欠拟合的能力。

在 R-JaunLab 中使用了数据增强来增强小数据集，并取得了如图 7.6 所示的显著性能。两个数据集(增强数据集和原始数据集)相比，增强数据集的训练集和验证集的平均准确率为 95.01% 和 92.35%，原始数据集的训练集和验证集的平均准确率分别为 76.5% 和 75.5%，说明对受试者进行有效图片的增强可以满足模型的要求。

7.1.4　研究结论

综上所述，R-JaunLab 的架构体现了：①自动提取眼睛颜色的优点；②通过特征层次(分别为低级特征、中级特征和高级特征)自动丰富简单信息、显著信息和鉴别信息的学习；③培训流程简单(端到端)；④具有良好的微调性能；⑤最后，多类黄疸的计算机辅助诊断是一种基于受试者照片的无创诊断方法。

黄疸是一种常见而复杂的临床症状，可能涉及肝病、普外科、传染病、儿科学、遗传疾病、妇产科学等。目前，黄疸是通过医生检查和血清胆红素的实验室检测相结合的方法来检测的。然而，视诊的准确性取决于医生的花费和主观判断。虽然血清胆红素的检测结果是客观的和可负责任的，但患者只能在进行检测的医疗机构进行检测。此外，基于血液检测的诊断方法不仅不方便、耗时，而且增加了公共卫生支出。

本章节提出了一种基于巩膜照片的黄疸计算机辅助诊断系统，该系统能在输入巩膜照片后给出可靠的答案。因此，该系统可以在不依赖医生和医疗机构的情况下对黄疸进行智能诊断。智能诊断不仅可以弥补医生个人经验和视觉分辨率的局限性，而且可以为远离医院的患者带来方便，提高诊断的准确性和有效性。我们正试图把这个诊断系统变成可以安装在智能手机上的软件。未来，只要你有摄像头智能手机，就可以完成诊断[11-14]。

7.2　辅助皮肤颜色识别

7.2.1　自然光照片可感知的局部病变和全身疾病在皮肤的表现

自然光下照片可将可达部位的人的皮肤、黏膜及巩膜等的形态和色泽定格于当时的时间点上。能够有效地摄取病变部位的像片。因此，凡是可摄取部位的局部形态学改变或全身性疾病在局部的反应都可记录下来。运用人工智能的机器识别，远远超过人眼识别的深度和提取病变特征的能力。简便、无创伤，无技术限制的固化皮肤改变的照片与机器识别相结合将成为一项有效收集疾病表型数据的方法[15,16]。

1. 影响皮肤黏膜的局部病变

通过照片可以区分的皮肤黏膜病变体现在三个方面：完整性、平滑性和色泽。大多数皮肤病变都不是单一的变化，均包含有色泽的改变。

(1) 皮肤完整性受损的病变，典型代表为糜烂和溃疡。不仅表现为不同程度的皮肤缺损，同时也表现为缺损部位颜色的变化。人眼可以依据观察者的经验判断损伤的可能性质，尤其在恶变程度，而人工智能深度机器学习的方法区分这些病变细微变化并形成诊断模型明显优于人眼识别。皮肤平滑性改变的另一类疾病是突出于表面的皮肤肿瘤，皮肤癌、黑色素细胞瘤、皮疹等，是常见的皮肤病变。这类疾病的照片很容易获取。色泽和形态相似性强，差别细微，人眼判别有一定难度，人工智能识别可展示出其强大的优势。

(2) 单纯色泽改变的局部病变，各种色素斑，胎痣、淤血性改变等。这类病变尽管特征明显，人眼识别较易判断，无需人工智能的方法辅助。但是，若要建立综合判断皮肤疾病的自动化识别模型，仍不失为有价值的图片资料。

2. 全身性疾病的皮肤表型

全身许多脏器的疾病都可表现出皮肤的异常，皮肤犹如一个窗口，通过疾病的皮肤表型可判断出所患的疾病。另外，人体内含有许多色素成分，疾病时通过观察皮肤的色泽来诊断疾病。再者，许多人眼不能识别的色素成分，长期经食物摄入的色素分子和影响皮肤色素的无色分子，均可利用人工智能强大的图像识别能力进行判断。

1) 全身疾病的皮肤病变表型

许多全身性疾病在不同阶段或不同严重程度均伴有人眼可见的皮肤病变。尚不清楚这些皮肤损害是否自始至终伴随这些疾病存在，还是在疾病的某个阶段出现人眼可见的变化时才被发现，而早期改变超出了人眼识别的范围。对这类皮肤病变的照片，进行人工智能识别，不仅有助于疾病诊断，也有助于机理的探讨。

(1) 免疫相关性疾病。

全身免疫性疾病：系统性红斑狼疮、干燥综合征、炎症性肠病、过敏性紫癜、肠源性紫癜等。

(2) 感染性疾病、结核病、麻风病、出血热、寄生虫病等。

(3) 其他疾病、慢性肝病、风湿病、遗传病等皮肤病变。

2) 影响人体色素成分改变的皮肤表现

(1) 人体肉眼可分辨色素成分的改变。

人眼可分辨的正常人体色素如胆红素和血红蛋白。胆红素增多的黄疸，红细胞增多的多血质皮肤表型。红细胞减少的皮肤苍白等。正常人体不存在通过摄入食物或药物引起的皮肤色泽改变。

(2) 人体非色素物质改变对皮肤色泽的影响。

这类物质可能是人眼不能识别的低色素物质，浓度增加后对皮肤色素产生影响。如高脂血症，皮肤黏膜组织间水肿或黏液增多等，这些改变超过了人眼识别的能力，机器识别可能有其发展空间。

7.2.2　自然光下皮肤照片的机器学习

人工智能判别自然光下的皮肤照片大多采用的是机器学习方法，主要分为四个过程：首先通过滤波去噪对图像进行预处理；再通过图像分割得到疑似病变组织；接着对病变组织进行图像特征提取；最后结合分类器，以实现病变图像的识别[17-20]。

1. 皮肤照片的处理

图像数字化是通过取样和量化过程将一个以自然形式存在的图像变换为适合计算机处理的数字形式。图像在计算机内部被表示为一个数字矩阵，矩阵中每一元素称为像素。皮肤照片属于三原色(red green blue，RGB)彩色图像。RGB 图像分别用红、绿、蓝三原色的组合来表示每个像素的颜色。但与索引图像不同的是，RGB 图像每一个像素的颜色值(由 RGB 三原色表示)直接存放在图像矩阵中，由于每一像素的颜色需由 R、G、B 三个分量来表示，M、N 分别表示图像的行列数，三个 $M \times N$ 的二维矩阵分别表示各个像素的 R、G、B 三个颜色分量。RGB 图像的数据类型一般为 8 位无符号整形，通常用于表示和存放真彩色图像。自然光下采集的皮肤照片相对于计算机来说就是一张由像素点组成的数字矩阵。一张适合计算机识别的照片，必须经历图片采集和处理加工。

1) 图像采集

图像采集主要目的是摄取一张高质量的照片，包括三个要素：光源、照相设备、摄像部位要求。光源要求在光线充足的环境进行。室内靠近窗户的地方摄取比较好。室外避开过强的阳光；照相设备，为方便起见和我们的经验，手机拍照不失为一项好的选择，华为 P20 或 mate20 或更优的手机采集的照片可满足要求；摄影距离为离摄取目标 30~60cm 的范围均可。照片传输要求原图。部位要求，有损害的病变部位不做预处理，无损伤的皮肤应在采集照片前 12 小时常规洗澡即可。

2) 图像处理技术

一般包括图像预处理、图像描述和图像识别三个部分。

图像预处理的主要目的是消除图像中无关的信息，恢复有用的真实信息，增强有关信息的可检测性、最大限度地简化数据，从而改进特征提取、图像分割、匹配和识别的可靠性。

一般的预处理流程为：灰度化→几何变换→图像增强。

常用分量法、最大值法、平均值法、加权平均法四种方法对彩色图像进行灰度化。

图像几何变换又称为图像空间变换，通过平移、转置、镜像、旋转、缩放等几何变换对采集的图像进行处理，用于改正图像采集系统的系统误差和仪器位置(成像角度、透视关系乃至镜头自身原因)的随机误差。此外，还需要使用灰度插值算法，因为按照这种变换关系进行计算，输出图像的像素可能被映射到输入图像的非整数坐标上。通常采用的方法有最近邻插值、双线性插值和双三次插值。

图像增强是指增强图像中的有用信息，它可以是一个失真的过程，其目的是要改善图像的视觉效果。针对给定图像的应用场合，有目的地强调图像的整体或局部特性。将原来不清晰的图像变得清晰或强调某些感兴趣的特征。扩大图像中不同物体特征之间的差别，抑制不感兴趣的特征，使之改善图像质量、丰富信息量，加强图像判读和识别效果，满足某些特殊分析的需要。

图像增强算法可分成两大类：空间域法和频率域法。空间域法是一种直接图像增强算法，分为点运算算法和邻域去噪算法。点运算算法即灰度级校正、灰度变换(又叫对比度拉伸)和直方图修正等。邻域增强算法分为图像平滑和锐化两种。平滑常用算法有均值滤波、中值滤波、空域滤波。锐化常用算法有梯度算子法、二阶导数算子法、高通滤波、掩模匹配法等。频率域法是一种间接图像增强算法，常用的频域增强方法有低通滤波器和高通滤波器。低频滤波器有理想低通滤波器、巴特沃斯低通滤波器、高斯低通滤波器、指数滤波器等。高通滤波器有理想高通滤波器、巴特沃斯高通滤波器、高斯高通滤波器、指数滤波器。

2. 分割病变组织

分割病变组织的目的是准确定位特征性的病变部位，目前疾病识别方面主流的研究方案包括端到端识别方案和基于病灶检出的方案。端到端方案试图借助深度学习模型直接对输入影像的疾病进行识别，这种方案对病灶比较明显且占影像中较大比例的数据来说能取得较优的结果，常用的深度学习模型有 ResNet(residual neural network)、DenseNet(densely connected CNN)和 VGGNet 等。

在医学图像的研究中，我们常常更为关注患者的病变位置，其余的图像信息并不是那么重要。甚至于它们的存在会影响图像的分类准确率。而对于那些不易察觉的非常小的病灶，深度学习很难捕捉到病灶的关键位置，就难以得到准确的识别结果。因此在进行图像分类之前，我们需要检测、定位和分割患者病变组织，过滤无用的图片信息。对这类问题通常有两种解决方法，第一种方法是通过分割等手段将病灶所在部位提取出来后再对局部区域进行识别。这种方案常用在具有明确解剖位置的病灶上，如皮肤肿瘤；第二种方法则借助注意力机制(attention)自动地让模型捕捉到关键区域，降低无关区域的影响，在肺炎、糖尿病视网膜病系统性红斑狼疮等应用中，这种方法学习到的关键区域主要覆盖在病灶及其相关位置附近，因此可以作为弱监督下的病灶定位方法。

基于病灶检出的方案需要训练一个检测模型，一般使用监督学习方法首先对病灶的位置和类别进行标注来作为训练数据，在使用时，检测模型则可对应给出病灶的位置和类别信息。然而在医学图像数据足够多的情况下，可以给算法以大量的未标注数据，训练学习出较好的特征描述，以自动从这些训练图像中找出其潜在分割规则，这也是机器学习中的无监督学习方法。这一学习方法不需要人工标记数据，而是以输入更多的图像数据作为代价让计算机为我们代劳，解决了因先验信息不足导致的分类精度下降和人工标记成本过高等问题，使得机器更为智能化。

医学图像识别中常用于检测和定位病灶位置的目标检测模型有 YOLO(you only look once)、SSD(single shot multibox detector)；如需分割提取患者的病变组织，则使用语义分割方法，如 M-Net、V-Net、FCN(fully convolutional network)、PSPNet(pyramid scene parsing network)、SegNet(sementic segmentation)。

3. 提取病变组织的图像特征

待分割得到患者的病变组织后，我们需要对病变组织的图像进行特征提取。图像往往有特征过多、像素过大等特点，它属于高维数据，其中包含许多冗余信息以及噪声信息，为了降低噪声和冗余信息带来的图像分类误差，我们需要剔除图像中的冗余信息、寻找图像的主要特征。所以特征提取有降低数据维度、提取或整理出有效的特征供后续分类使用等重要作用。

图像识别实际上是一个分类的过程，为了识别出某图像所属的类别，我们需要将它与其他不同类别的图像区分开来。这就要求选取的特征不仅要能够很好地描述图像，更重要的是还要能够很好地区分不同类别的图像。我们希望选择那些在同类图像之间差异较小(较小的类内距)，在不同类别的图像之间差异较大(较大的类间距)的图像特征，我们称之为最具有区分能力(most discriminative)的特征。而在医学影像中我们最常关注的图像特征如下。

(1) 颜色特征。

颜色特征是图像检索中应用最为广泛的视觉特征。颜色特征无需进行大量计算。只需将数字图像中的像素值进行相应转换，表现为数值即可。因此颜色特征以其低复杂度成为了一个较好的特征。而常用于提取颜色特征的算法有颜色直方图算法。

(2) 形状特征。

形状特征有两类表示方法：一类是轮廓特征，另一类是区域特征。图像的轮廓特征主要针对物体的外边界，而图像的区域特征则关系到整个形状区域。两种最为经典的形状特征提取算法是尺度不变特征转换(scale-invariant feature transform，SIFT)和方向梯度直方图(histogram of oriented gradient，HOG)。

(3) 纹理特征。

纹理是一种反映图像中同质现象的视觉特征，它体现了物体表面的具有缓慢变化或者周期性变化的表面结构组织排列属性。常见的算法有局部二值模式(local binary pattern)、灰度共生矩阵等。

(4) 边缘特征。

边缘检测旨在检测一张数字图像中有明显变化的边缘或者不连续的区域。边缘是一幅图像中不同区域之间的边界线，通常一个边缘图像是一个二值图像。边缘检测的目的是捕捉亮度急剧变化的区域，而这些区域通常是我们关注的。Sobel边缘检测算子、Canny 边缘检测算法都是提取边缘特征的常用算法。

上述在影像特征提取任务中常见的算法都是传统的特征提取算法，它们只能提取图像中低级语义特征，即颜色、纹理、形状和边缘特征。然而医学影像中还存在大量抽象的高级语义特征，它们蕴含丰富的图像信息但目标特征位置较为粗糙，这是传统算法捕捉不到但是会大大影响图像分类精度的有效特征。越深层特征包含的高级语义性越强、区分不同类图像的能力也越强。而深度学习中卷积神经网络的就是提取图像高级语义特征的强有力工具。在医学图像识别任务中，常用的卷积神经网络模型如 VGGNet、ResNet 系列、Inception 系列等都对医学图像有非常好的特征提取效果。

4. 实现特征分类

提取到有效的医学图像特征后，再结合特征分类器，我们就可以完成图像分类任务。输入分类器的数据是一个数字特征矩阵，这个数字特征矩阵就包含了上一步提取到的图像特征信息。接着分类器根据算法度量输入的特征信息与每个类别图像特征信息的相似度，最后计算并输出该图像所属每个病类的可能概率以达到疾病诊断的目的。如果我们还有患者的其他信息资料如血常规、心电图检查等其他检查数据、既往病史数据和生活饮食规律信息等多模态医疗数据，则可以将这些信息数据组成一个 n 维特征向量与图像特征提取得到数字特征矩阵一同输入分类器中，以辅助医学图像信息进行更准确的疾病诊断，即多模态诊断。图像识别流程如图 7.7 所示。

常见的特征分类算法有 SVM、softmax 等。SVM 常用于二分类，是一种小样本学习方法，有较强的泛化能力；softmax 函数广泛地被用于解决多分类问题，有计算简便、优化简单等优点。

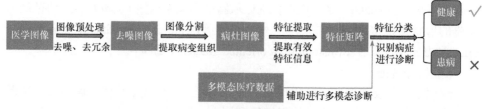

图 7.7　图像识别流程图

参 考 文 献

[1] Winger J, Michelfelder A. Diagnostic approach to the patient with jaundice[J]. Primary Care: Clinics in Office Practice, 2011, 38(3): 469-482.

[2] Thompson B L, Wyckoff S L, Haverstick D M, et al. Simple, reagentless quantification of total bilirubin in blood via microfluidic phototreatment and image analysis[J]. Analytical Chemistry, 2017, 89(5): 3228-3234.

[3] Laddi A, Kumar S, Sharma S, et al. Non-invasive jaundice detection using machine vision[J]. IETE Journal of Research, 2013, 59(5): 591-596.

[4] Jung C, Sun T, Jiao L. Eye detection under varying illumination using the retinex theory[J]. Neurocomputing, 2013, 113: 130-137.

[5] Chhabra P, Garg N K, Kumar M. Content-based image retrieval system using ORB and SIFT features[J]. Neural Computing and Applications, 2020, 32: 2725-2733.

[6] He K M, Zhang X Y, Ren S Q, et al. Deep residual learning for image recognition[C]//The IEEE Conference on Computer Vision and Pattern Recognition, Las Vegas, 2016: 770-778.

[7] Huang G, Liu Z, van Der Maaten L, et al. Densely connected convolutional networks[C]//The IEEE Conference on Computer Vision and Pattern Recognition, Honolulu, 2017: 4700-4708.

[8] Girshick R. Fast R-CNN[C]//The IEEE International Conference on Computer Vision, Santiago, 2015: 1440-1448.

[9] He K M, Zhang X Y, Ren S Q, et al. Spatial pyramid pooling in deep convolutional networks for visual recognition[J]. IEEE Transactions on Pattern Analysis and Machine Intelligence, 2015, 37(9): 1904-1916.

[10] Ren S Q, He K M, Girshick R, et al. Faster R-CNN: Towards real-time object detection with region proposal networks[J]. IEEE Transactions on Pattern Analysis & Machine Intelligence, 2017, 39(6): 1137-1149.

[11] Dargan S, Kumar M. A comprehensive survey on the biometric recognition systems based on physiological and behavioral modalities[J]. Expert Systems with Applications, 2020, 143: 113-114.

[12] Russakovsky O, Deng J, Su H, et al. Imagenet large scale visual recognition challenge[J]. International Journal of Computer Vision, 2015, 115: 211-252.

[13] Greenspan H, van Ginneken B, Summers R M. Guest editorial deep learning in medical imaging: Overview and future promise of an exciting new technique[J]. IEEE Transactions on Medical Imaging, 2016, 35(5): 1153-1159.

[14] Rajkomar A, Lingam S, Taylor A G, et al. High-throughput classification of radiographs using

deep convolutional neural networks[J]. Journal of Digital Imaging, 2017, 30: 95-101.

[15] Shin H C, Roth H R, Gao M, et al. Deep convolutional neural networks for computer-aided detection: CNN architectures, dataset characteristics and transfer learning[J]. IEEE Transactions on Medical Imaging, 2016, 35(5): 1285-1298.

[16] Tajbakhsh N, Shin J Y, Gurudu S R, et al. Convolutional neural networks for medical image analysis: Full training or fine tuning?[J]. IEEE Transactions on Medical Imaging, 2016, 35(5): 1299-1312.

[17] Tabatabaee R S, Golmohammadi H, Ahmadi S H. Easy diagnosis of jaundice: A smartphone-based nanosensor bioplatform using photoluminescent bacterial nanopaper for point-of-care diagnosis of hyperbilirubinemia[J]. ACS Sensors, 2019, 4(4): 1063-1071.

[18] Wu G R, Kim M, Wang Q, et al. Scalable high-performance image registration framework by unsupervised deep feature representations learning[J]. IEEE Transactions on Biomedical Engineering, 2015, 63(7): 1505-1516.

[19] Hinton G E, Salakhutdinov R R. Reducing the dimensionality of data with neural networks[J]. Science, 2006, 313(5786): 504-507.

[20] Shen D G, Wu G R, Suk H I. Deep learning in medical image analysis[J]. Annual Review of Biomedical Engineering, 2017, 19: 221-248.

第8章　基于机器学习辅助消化系统疾病临床诊治

8.1　辅助炎症性肠病的发病风险预测、疾病诊断、预测治疗效果

炎症性肠病是一种复杂的、免疫介导的慢性肠病，与遗传、免疫系统、环境以及肠道菌群相互作用相关，曾经仅高发于欧美的炎症性肠病目前在亚洲的发病率也在不断升高。该病以周而复始的"缓解-复发"循环为特点，给患者甚至社会带来了沉重的负担，不仅降低了患者的生活质量，而且损害了患者的社会功能。及时的诊断、正确的评估以及个体化的精准治疗，对于炎症性肠病患者来说至关重要。炎症性肠病的内在复杂性，不仅是由于其不确定的发病机制，还因为准确诊断并评估其严重度十分困难，由于炎症性肠病病情迁延漫长，药物失效、治疗方案更替、手术时机方式以及术后管理这些问题也均亟待解决。这些复杂性使得炎症性肠病在病情阐明、诊断、评估以及治疗方面均有待进一步发展。

机器学习是人工智能的子集，是指从数据中学习发现规律并做出决策的一种能力，机器学习算法为同时研究大量数据之间的内在关系提供了方法，从而有助于识别复杂医疗背后隐藏的规律，机器学习的快速发展对整个医学领域都带来了潜在影响，包括发病机制研究、疾病诊断、鉴别诊断、病情及预后评估、治疗优化、慢病管理等。

8.1.1　发病机制

炎症性肠病的发病机制十分复杂，目前认为疾病的发生与四个方面有关。

1. 遗传

由于过去几十年 DNA 分析以及测序技术的进步以及数据库的建立，目前发现炎症性肠病相关的基因位点数量已增加至 163 个，并且与基因-基因相互作用、基因-途径相互作用和基因-环境相互作用有关[1]。

2. 环境

吸烟的增加以及提前、高糖高脂饮食摄入的增多、药物如阿司匹林以及非甾体抗炎药的使用、维生素 D 缺乏、抑郁与焦虑的情绪以及空气污染等环境的变化，

均与炎症性肠病的发生发展有关[1]。

3. 微生物因素

炎症性肠病患者的肠道微生物群与健康个体相比，生物多样性显著降低，且微生物群也更加不稳定。此外，炎症性肠病患者与结肠紧密黏附的黏液层内相关细菌显著增多，暗示了其可能的致病作用[2]。

4. 免疫反应

现有证据表明，先天性和适应性免疫途径障碍是炎症性肠病患者肠道异常肠道反应的原因。克罗恩病认为是由 Th1 细胞反应所驱动的，而溃疡型结肠炎认为与非传统的 Th2 细胞反应有关[3,4]。

因为炎症性肠病具体的发病机制目前仍未被完全阐明，所以学者们开始尝试使用机器学习进一步探索炎症性肠病的病因。

基因与疾病密切相关，而人体内细胞的各种功能均依赖于多种基因、蛋白质以及代谢活动的相互作用，由于炎症性肠病目前被认为是一种多基因疾病，想要进一步深入了解疾病的发病机制，就需要明确炎症性肠病的易感基因、致病基因以及其与蛋白质-蛋白质相互作用(protein-protein interaction，PPI)等之间的联系[5]。基于分子网络的疾病分子标志物识别算法(network-based biomarker discovery，NBBD)是一种用于发现微生物生物标志物的新型宏基因组系统生物学框架，它集成了网络分析和机器学习方法，可以从宏基因组学数据中检测炎症性肠病有关的生物标记，此外，NBBD 与其他最新的特征选择方法(包括随机森林特征重要性(RFFI)分数)相比具有竞争力，当可用于生物标志物发现的数据样本数量较少时，NBBD 能够十分有效地可靠识别炎症性肠病生物标志物[6]；基于炎症性肠病基因表达数据确定差异基因表达(differential gene expression，DGE)，使用 DGE 和已知炎症性肠病基因构建炎症性肠病相关的 PPI 网络后，可以使用基于图的 DPClusO 聚类算法从 PPI 网络中提取高密度模块，确定含有已知炎症性肠病基因的模块富集，并使用具有统计学意义的模块来预测新的炎症性肠病基因和相关通路，正确预测率高达 93.8%[7]；通过惩罚 Logistic 回归、梯度提升树(gradient boosted trees，GBT)以及人工神经网络等多种机器学习模型分析 Immunochip 数据集寻找分析致病基因，ROC 均达 80%左右，联合使用不同的机器学习方式在一定程度上可以互补，增加可靠性[8]。

测序技术的进步使得人类对于疾病的遗传变异有了更加深入的认识，而机器学习则为基因组数据的深度学习提供了有力工具。

8.1.2　诊断与鉴别诊断

疾病诊断是否准确和迅速，最能反映临床工作的质量。肠道疾病病种繁多、病情复杂、变化多端，同一症状可以由多种不同疾病引起，同一疾病也可以表现为多种临床症状，对于炎症性肠病来说更是如此。临床上诊断炎症性肠病具有一定困难，克罗恩病、溃疡性结肠炎、肠结核、淋巴瘤、白塞氏病等疾病间不仅症状相仿，甚至检查结果都可能十分相似，相互误诊的现象并不少见。因此对于临床医生来说，及时正确的诊断是一个很大的挑战。

肠病的鉴别诊断需基于许多检查结果的综合判断，包括实验室检查结果、内镜结果、影像学结果以及病理结果等，正确的鉴别不仅是对临床医生水平的考验，也要求能够拥有高水平的影像科和病理科医生的共同合作，而在临床上各科医生水平难免参差不齐，因此迫切需要临床、病理、内镜、影像能力匹配的团队来解决这一问题。随着近期机器学习领域的进展，通过医学与数学信息跨学科合作，从而提高诊断精确性的想法逐渐萌生。

在皮肤科领域，通过机器学习分析皮肤镜图像诊断黑色素瘤的自动设备已获得美国食品药品监督管理局批准，最新的机器学习分类器在诊断色素皮肤病变时甚至优于皮肤病学专家；在血液科领域，通过卷积神经网络、决策树等机器学习鉴别不同种类的淋巴瘤或慢性淋巴细胞白血病以及 B 细胞淋巴瘤等。在肿瘤科领域，通过随机森林分析 DNA 甲基化，从而构建模型分辨中枢神经系统肿瘤。在消化科领域，机器学习也在逐步运用于疾病诊断。

内镜检查对于炎症性肠病的诊断是十分重要的，目前有一些研究集中于克罗恩病患者的胶囊内镜以及结肠镜的图像，通过 SVM、卷积神经网络和多纹理分析方法识别评估溃疡性病变，准确率高达 90%，其中一项包含 49 位患者的研究可以在胶囊内镜图像上检测出与克罗恩病相关的小肠溃疡，其准确率为 95.4%～96.7%[9]。自动化的病灶检测方法将平均胶囊内镜复查时间从传统阅读的(96.6 ± 22.53)min 减少到使用基于卷积神经网络辅助阅读的(5.9 ± 2.23)min，并且对疾病发现的敏感性没有统计学差异[10]。

MRI 和 CT 小肠造影(computed tomography enterography，CTE)是临床上评估肠道状态的重要检查手段。Ellmann 利用 MRI 多参数成像以及模型平均神经网络(a model averaged neural network，avNNet)所得到的模型可以很好地识别出具有肠道炎症的小鼠[11]。使用半监督分类和主动学习相结合，在一个包含 207 组 CTE 扫描的研究中，使用集成和卷积神经网络模型自动识别正常和患病肠道的准确率分别可达 96.3%和 90.7%[12]。

组织病理学检查对于炎症性肠病的诊断来说也是至关重要的，病理结果的解读与取材方式、取材部位、切片处理方式以及病理科医师的水平不同都息息相关。Syed 等[13]通过分析十二指肠 HE 染色病理切片，建立了一个可以分辨健康组织、克罗恩病以及环境性肠病的卷积神经网络模型，图像准确度达 92.1%，患者辨别准确度为 93.4%。

　　肠道菌群是人类胃肠道的重要组成部分，与肠道内共生的菌群处于免疫耐受的平衡状态，对于人类健康起着举足轻重的作用。虽然，目前仍不清楚肠道菌群组成以及功能的变化是炎症性肠病的原因还是结果，但是，肠道菌群是炎症性肠病发病的关键因素之一这点是毋庸置疑的。通过使用两步滤波算法以及集成特征选择(Ensemble Feature Selection，EFS)得到一种可以通过检测粪便菌群基因片段——16S 扩增子序列变异(Amplicon Sequence Variants，ASVs)——从而无创并准确地识别炎症性肠病[14]。同时利用差异丰度分析与随机森林也发现了免疫介导的炎症性疾病肠道菌群失调特点，以及不同炎症性疾病，如克罗恩病、溃疡型结肠炎以及类风湿性关节炎微生物种群的差异[15]。

　　炎症性肠病包含克罗恩病与溃疡性结肠炎，这两种疾病的临床表现十分相似，均为排他性诊断，没有具有特异性的生物学诊断标记，因此造成鉴别诊断的困难。为了鉴别该两种疾病，不少学者通过机器学习做出尝试。一项研究通过 SVM 分析内镜以及组织学数据，构建的分类模型准确率达 80%以上[16]。Granlund 等[17]通过 meta 分析认为，克罗恩病与溃疡性结肠炎所导致的炎症没有基因差异性，但是于同年，Montero-Meléndez 等[18]通过 FAM120A、GAS2L3、CPNE8、NQO2 以及 HOXA10 五个基因，使用监督学习(supervised learning)构建的模型准确率达 79%(留一交叉验证)。而后，基于克罗恩病与溃疡性结肠炎的基因相似性，Han 等[19] 使用 Gaussian Bayesian 网络创建了一种评分系统(PRObablistic Pathway Score)，该评分系统以基因表达路径为分析对象，可减少特征数量与过拟合，保持生物学的可解释性，较先前其他基于基因的分类器均显示出优越性，并且对于目前已知的克罗恩病与溃疡性结肠炎共同基因表达路径也具有分辨力，Hübenthal 等[20]通过使用 SVM 分析 miRNAs 所得到的判别模型也可以很好地分辨克罗恩病、溃疡性结肠炎以及健康对照组。基因的表达产物为蛋白质，蛋白质组学也是生物标志物研究的一大重要领域，Seeley 等[21]同样通过使用 SVM 分析结肠组织的蛋白质特征，构建了一个能够区分克罗恩病与溃疡型结肠炎的模型。

　　大数据分析与机器学习在疾病诊断方面显示了巨大的潜力，但是要将这些研究发现运用于临床仍有很长的道路要走，因此，需要将这些结果在更大的队列中进行复制以及验证研究，以期进一步提高诊断的正确性。

8.1.3　病情评价与治疗

　　目前在肿瘤病学领域，根据不同的生物标记准确预测肿瘤的预后以及对治疗效果，从而进行个体化治疗已经实现。事实上，炎症性肠病患者同样需要根据病情的不同进行个体化治疗，故通过机器学习对炎症性肠病患者进行评估、预测预后以及对药物的反应也已经成为研究热点。

　　为了更好地评估炎症性肠病的病情，目前临床上主要有三大类病情评估的方式，分别是临床评分，如克罗恩病的疾病活动指数 CDAI、HBi 评分和溃疡性结肠炎活动性 Mayo、Truelove 评分；内镜评分，如克罗恩病 SES-CD 评分和溃疡性结肠炎 UCEIS 评分，以及影像学评分如克罗恩病的 CDII 评分。虽然有各种各样的评分方式，但是以上所述的评分方法均具有一定的局限性，缺乏一定的客观性，并且与临床与辅助检查医师的水平有着很大的关系。

　　结肠镜检查是评估、治疗炎症性肠病患者的重要手段，它可以用于评估病情、治疗后黏膜愈合状态、手术后是否复发以及检测结直肠癌。内镜下对于炎症性肠病炎症情况的评估是高度主观的，目前基于深度学习已建立了评估溃疡型结肠炎活动度的评分系统，可辅助临床更加客观地评估患者病情。此外，对于 CT 或者 MRI 来说，病情的评估也十分主观，故机器学习也同样已运用于 MRI 评估克罗恩病活动度。

　　目前的证据显示，与内镜缓解相比，组织学缓解可以降低疾病发作、住院和手术的风险，所以目前对于炎症性肠病的治疗目标，已经从原来的内镜缓解逐步升级为组织学缓解。目前开发了一个深度神经网络评估溃疡型结肠炎患者的肠镜图像，得到的内镜下缓解准确率为 90.1%，组织学缓解准确率为 92.9%，因而可以在不进行黏膜活检的情况下准确识别组织学缓解患者。此外，目前已成功开发一项基于深度学习的人工智能诊断系统，能够在内镜检查时通过内镜图像进行实时自动化的肿瘤病变检测，该系统已在胃癌患者中进行评估；Su 等[22]通过卷积神经网络模型开发了一种自动质量控制系统，能够有效的提高退镜检查的质量，并且提高息肉与腺瘤的检出率；而是否能够开发一项识别炎症性肠病患者结肠镜检查下的肿瘤病变以及炎症病变，令人拭目以待。

　　剑桥大学医学院利用经典弹性网络(classic Elastic-Net)以及适应性弹性网络(adaptive Elastic-Net)的方法构建出一个 17 基因 qPCR 分类器，该分类器可以通过分析炎症性肠病患者纯化的 CD8 T 细胞以及全血，从而对炎症性肠病患者的预后进行评估[23]，目前大多数医院均能够应用 qPCR 技术，易于纳入标准的实验室流程中，该研究成果为炎症性患者个体化治疗提供了基础，是炎症性肠病精准治疗的重要一步。Waljee 等[24]通过使用随机森林分析临床以及实验室数据，预测炎症性肠病患者使用硫唑嘌呤治疗效果以及 6 个月内住院和糖皮质激素使用终点，从而指导个体化治疗，更合理地使用糖皮质激素以及免疫抑制剂，减少药物副反应。肠道微生物是某些药物功效的重要来源，通过机器学习分析肠道微生物的改变，同样也有助于评估治疗效果[25]。此外，利用人工神经网络还能够预测炎症性肠病的复发频率。

　　大数据、机器学习与医学的结合使得社会向精准医疗走近了一大步，它不仅有望辅助临床做出正确的治疗决策，且可以帮助临床医生合理评估患者病情。虽然目前的医学大数据与机器学习结合已得出许多令人欣喜的结果与发现，但是这些结果与发现直接使得临床获益的案例却很少，如何能使得这些研究结果能够运用于临床，真正使患者受益，还需要各方面更进一步的研究与探讨。

8.1.4　慢病管理

自然语言处理(natural language processing，NLP)是一种使用计算机来处理、理解以及运用人类语言的技术。该技术目前最广为熟知的应用领域为机器翻译，其他还包含有语音识别、手写体和印刷体字符识别、信息抽取与过滤和信息检索等，自然语言处理在医学领域的应用越来越广泛。利用自然语言处理技术自动识别临床记录中的某些结局从而进行分析，不仅提高了研究效率，其结果比使用单独 ICD9 代码识别特定结局的敏感度更高。此外，随着电子医疗技术的发展，研究者也开始寻找开发聊天机器人对炎症性患者进行慢病管理的可能，该应用可以使医疗资源得到更加合理的分配，慢病患者也能够得到更加规律有效的监测，从而改善疾病预后。

8.2　辅助诊断溃疡性结肠炎

溃疡性结肠炎(Ulcerative Colitis，UC)是一种慢性非特异性肠道炎症性疾病，其以结肠黏膜连续性、弥漫性炎症改变为特点，病因未明，暂无法治愈。我国流行病学资料显示，21 世纪以来，其就诊人数呈快速上升趋势，且其诊断方法和治疗手段亦在不断更新。其中以消化内镜为代表的诊疗手段在其中起着至关重要的作用。本章针对基于机器学习相关手段讨论其对溃疡性结肠炎的辅助诊疗价值。

8.2.1　溃疡性结肠炎内镜特点

根据 2018 年我国炎症性肠病诊断与治疗的共识意见，溃疡性结肠炎(UC)的内镜表现分为活动期与缓解期两大方面，活动期又从轻度、中度、重度三个方面对内镜下特征有所有差别。活动期 UC 的内镜下特征：①轻度 UC 内镜下表现为红斑、黏膜充血以及血管纹理消失；②中度 UC 内镜下表现为血管形态消失，出血黏附在黏膜表面、糜烂，且常伴粗糙颗粒状的外观和黏膜脆性的增加(接触性出血)；③重度 UC 内镜下表现为黏膜的自发性出血及溃疡。缓解期溃疡性结肠炎的内镜下表现为：可见正常黏膜，部分患者可见假性息肉形成，或呈瘢痕样改变；对于病程较长的患者，因黏膜萎缩，可见结肠袋形态的消失、肠腔的狭窄以及炎(假)性息肉的形成。溃疡性结肠炎合并巨细胞病毒(CMV)感染的内镜下表现为不规则、深凿样或纵行溃疡者。内镜下黏膜染色技术可以提升内镜检查对黏膜病变的识别能力,结合放大内镜技术更有助于观察和判别黏膜微细结构以及病变特征。亦可行共聚焦内镜检查，其对观察肠道隐窝结构改变和微血管改变有价值，且与病理分级显著相关。这些内镜技术均可提高活检的针对性和准确性，有助于临床医师准确判断病情，指导治疗。

8.2.2　黏膜愈合

内镜监测在溃疡性结肠炎中的应用逐渐着重于"黏膜愈合"的新概念。2007年，国际炎症性肠病组织提议，将黏膜愈合的概念定义为在内镜检查时肉眼观察下肠黏膜无出血、糜烂、溃疡及易脆性。近年来，研究者将临床缓解和内镜下黏膜愈合组成复合指标，即深度缓解或称完全缓解。而目前对黏膜愈合的兴趣更偏向于组织学黏膜愈合，达到组织愈合不但要求炎症性肠病(inflammatory bowel disease，IBD)患者达到临床缓解和内镜下缓解，而且要求所取的肠道黏膜标本没有炎性细胞浸润，是将临床、内镜和组织病理学结合的一种标准。大量的科学数据表明黏膜愈合对于 UC 的临床结局具有良好的预后价值，完全黏膜愈合是维持患者的持续临床缓解、预测复发的重要因子，并且与降低住院率和手术率、减少并发症、减少激素用量相关，因此被作为重要的治疗目标。所以对黏膜表面的精确和详细的实时评估对于炎症性肠病患者的医疗管理比以往任何时候都更加重要。人工智能辅助内镜下黏膜愈合评估的研究证明了其优越性。

Ozawa 等[26]基于 GoogLeNet 架构使用卷积神经网络(CNN)构建了计算机辅助诊断系统，用于训练的数据是来自累计 841 名 UC 患者的标有解剖位置和梅奥内窥镜评分(Mayo Clinic endoscopic subscore，MES)的结肠镜图像，使用反向传播算法来训练。经过训练的基于 CNN 的 CAD 系统为每个图像创建了一个从 0 到 1 的概率分数(probability score，PS)，表明给定图像属于每个 MES 分数的概率，采用 PS 值最高的类别作为 CNN 的最终分类。最终发现这个系统识别正常黏膜(MES 0)和黏膜愈合状态(MES 0-1)的受试者工作特征曲线(AUROC)值分别为 0.86 和 0.98，说明此系统对于识别黏膜愈合具有优异的性能。在辨别 MES 0 时，CNN 在直肠的表现好于右侧和左侧结肠(AUROC 值分别为 0.92、0.83 和 0.83)。并且这一系统的处理速度足够快，可以应用于实时视频图像，每帧需要的处理时间不到 30ms。但是他们并没有标记组织学结果。

Maeda 等[27]应用超放大细胞内镜成像的计算机辅助诊断系统(EC-CAD)评估 UC 患者的组织学炎症，他们回顾性地分析了 187 名在 EC 后取了活检样本的溃疡性结肠炎患者的数据。在传统的 WLE 模式下进行全结肠镜检查和常规观察，以确定 MES，并确定靶区域，即该节段炎症最严重的区域，使用超放大模式拍摄所选截面的 EC 图像。然后从切片中获取活检样本，用于同一区域的组织学分析。每个患者的 EC 图像和活检样本均取自 6 个结直肠节段：盲肠、升结肠、横结肠、降结肠、乙状结肠以及直肠。根据提取的特征输出 2 类诊断("活动"或"愈合")，并从 100 名患者中收集了 525 个测试集对系统进行了测试，系统的诊断性能通过参考活检样本的组织学活动来评估。最终发现该系统诊断的敏感性、特异性和准确性分别为74%、97%和91%，每幅图像的诊断时间为0.4s，并且可重复性好($k=1$)，可以为溃疡性结肠炎相关的组织学炎症分级提供全自动诊断。该 CAD 系统能够直接连接到内镜检查单元，只需按下内镜的捕获按钮获取图像，即可实现即时的自动诊断。但 EC-CAD 系统捕获的图像不一定能显示完整的环状结肠的炎症状态。

在临床中，通常梅奥内镜评分为0或1被定义为黏膜愈合。然而，有几项研究报道，MES 为0和1的溃疡性结肠炎患者的临床结局存在明显差异。并且 MES 是主观的，不同的内镜医师评估可能会有所不同。因此，用 I-SCAN TE-C 系统对静止期溃疡性结肠炎患者的黏膜愈合状态进行客观和定量的评估，该系统能够提供图像增强技术来增强黏膜微血管和血管的变化，从而可以早期发现炎症性肠病(IBD)中的胃肠道肿瘤和异常增生。在增强了颜色对比度的正常或炎症结肠黏膜的 TE-C 增强图像中，通过与 HSV 颜色空间中每个像素的参考值比对来量化炎症程度。在此基础上，他通过监督学习开发了 I-SCAN TE-C 图像对黏膜炎症程度的分析——Magic 评分，定义为每个像素的量化值的平均值。发现 MES 1 组的 Magic 评分显著高于 MES 0 组，且 Magic 评分与组织学评分(Geboes 评分)具有明显的相关性($p=0.015$)。虽然黏膜愈合的 Magic 评分界值尚未得到验证，但这一评分对于客观区分 MES 0 和 MES 1 是很有意义的。

如上所述，许多研究人员利用大量内镜图像以及人为标注的内镜评分，并结合组织学活检结果，开发了用于评估溃疡性结肠炎肠道黏膜炎症的人工智能模型。然而，因为溃疡性结肠炎中的黏膜愈合缺乏一个准确的定义，而深度学习的内容和方向会根据提供的数据发生很大变化，目前尚不清楚内镜图像、内镜评分和组织学评分是否是进行深度学习的合适参数。因此，如果要建立一个更准确的评估黏膜愈合的人工智能模型，下一步将生物学参数与内镜图像结合、加强图形处理单元的开发、增加分子分析数据，可能有助于实现黏膜愈合的准确识别。

8.2.3　内镜及组织学愈合评估

内镜和组织学愈合是 UC 治疗的主要临床治疗和研究目标。在以治疗为目标的 UC 管理时代，准确和可重复性的 UC 黏膜活性评估是至关重要的。内镜和组织学缓解的评估是溃疡性结肠炎患者药物开发和制定治疗计划的基础，目前临床中为了评估这些结果，必须通过活检并使用标准化的疾病活动性评分直观地解释黏膜炎症和组织学参数。然而，这些内镜和组织学活动性评分存在观察者间和观察者内的变异性。此外，组织学评估需要额外的时间处理，限制了实时决策的能力。因此，许多研究证明了计算机辅助诊断(CAD)在这一领域中的极大潜力。

人工智能于2003年被首次用于评估 UC 患者的内窥镜严重程度。Sasaki 等[28]从55名 UC 患者的133张数字结肠镜固定图像中，使用灰度级分析得出的黏膜红度图片参数，对内镜下表现的严重程度进行分级的 Matts 评分。从黏膜红度与组织学微血管床面积成正比的假设出发，随着疾病严重程度的变化，视觉参数的变化将反映出微血管的增大和更不均匀的空间分布。与此一致的是，通过贝叶斯驱动的 CAD 算法将黏膜红度作为血红蛋白量化的一个指标，具有较高的灵敏度和特异性。

Takenaka 等[29]开发了一种深度神经网络系统，用于对溃疡性结肠炎患者的内镜图像进行一致、客观和实时的分析。他们使用日本一个中心的 2012 名溃疡性结肠炎患者的结肠镜图像和活检结果作为训练集构建了一个深度神经网络 UC 评估算法(deep neural networks ulcerative colitis, DNUC)，且在一项对 875 名接受结肠镜检查的 UC 患者的前瞻性研究中对其准确性进行了验证。DNUC 能够通过对每个内镜图像的分析输出 3 种结果：①内镜缓解(是/否)；②组织学缓解(是/否)；③溃疡性结肠炎内镜严重程度指数(UCEIS)评分，从内镜图像的输入获得结果只需不到 0.2s。他们将内镜缓解(ER)定义为 UCEIS 为 0；组织学缓解定义为 Geboes 评分<3 分。将 DNUC 输出的结果与 UCEIS 和 Geboes 评分进行比较，最终发现 DNUC 算法识别 UC 内镜缓解的准确率为 90.1%，识别 UC 组织学缓解的准确率为 92.9%。可见，DNUC 在评估 UC 患者黏膜炎症方面的准确性与内镜医师相当，并且 DNUC 可以在结肠黏膜的任何区域预测是否存在组织学缓解，而不需要获取黏膜标本，从而能够降低医疗成本和活检相关的风险。

以前面提到的 Magic 评分为基础，Bossuyt 等[30]开发了一个基于内镜图像的独立于操作者的计算机工具，将其命名为 "Red density(RD)系统"。他们使用 29 名 UC 患者和 6 名健康对照者的数据，基于红绿蓝像素值的红色通道和内窥镜图像的模式识别，通过有监督的机器学习构建了一个计算机算法。为了验证算法，他们在验证队列中测试了 RD 系统评分与临床、内镜和组织学特征之间的相关性，发现 RD 评分与 Robart 组织学指数(RHI)、MES 评分、UCEIS 评分都相关。根据 ROC 分析，以 RD 评分 60 作为界值，可以区分活动性炎症(RHI>6)和组织学缓解(RHI≤6)。RD 评分≤60 预测患者有组织学缓解(RHI≤6)的敏感性为 96%，特异性为 80%，导致组织学缓解的阳性预测值为 74%，阴性预测值为 97%，曲线下面积(AUC)为 0.95。因此，RD 评分对于溃疡性结肠炎患者组织学缓解有良好的评估性能，并且由于它是基于与组织学评分相关的客观成像数据来建立的，克服了深层神经网络不可预测的失效模式和结论的无法解释性这些限制。

Bossuyt 等[31]还研发了另一种新的计算机辅助诊断技术，使用可以实时评估黏膜结构(包括隐窝、隐窝周围毛细血管和出血)的单一短波长单色 LED 为光源的内镜图像，这项技术不需要额外静脉注射造影剂。黏膜毛细血管充血、毛细血管渗漏和出血这些变化会随着炎症程度的增加而积累，因此可以基于对浅表毛细血管结构的活体评估来预测溃疡性结肠炎的组织学活动。这一系统应用自动特征提取技术，为每幅图像提供了一个值，指示有出血的像素数(NPBL)，NPBL 高的样本被自动归类为不缓解，非出血样本(低 NPBL)则利用基于 Hessian 协议的形态学血管识别技术从单色光图像中提取血管模式，在提取的血管模式图的基础上计算每像素黏膜血管的密度，根据这个密度图可以计算出高密度的像素数(NPHD)，用 NPHD 代表毛细血管充血的程度来进行对组织学缓解的评估。与 UCEIS 与 MES 相比，该算法检测组织学缓解的性能(敏感性 0.79，特异性 0.90，准确度 0.86)更高，有望为结肠黏膜提供即时和准确的组织学评分。

Stidham 等[32]使用深度学习算法来对溃疡性结肠炎的内镜严重程度进行分级，并将其应用于结肠镜检查的全动态视频记录。他们分析了美国一个三级护理转诊中心 3082 名 UC 患者的结肠镜图像，将这些图像随机分配到训练集(80%用于建模，10%用于调整模型超参数)和测试集(10%)，成功构建了 159 层卷积神经网络的深度学习模型，它可以对图像进行训练并将其分类为两组：内镜缓解(定义为 MES 0 或 1)和活动性疾病(定义为 MES 2 或 3)。这一模型区分内镜缓解和活动期疾病的 AUROC 为 0.966，阳性预测值为 0.87，敏感性为 83.0%，特异性为 96.0%，阴性预测值为 0.94。并且 CNN 和判定好的参考评分之间的加权 κ 一致性与独立评审者之间的一致性相似($\kappa = 0.84$ vs $\kappa = 0.86$)。另外他们还将开发的 CNN 模型应用于结肠镜检查视频，对结肠镜检查视频的每一帧的 MES 进行分类，最后汇总整体的 MES 分级为 0、1、2 或 3，发现它在识别结肠镜检查视频中的中到重度疾病方面也有较好的准确性(AUROC 0.97)，为一个 20min 的结肠镜检查视频评分所需的平均计算时间为 18s。综合来看，此深度学习方法有近似专家对疾病评估的能力，且有良好的重复性、客观性和速度。

如上所述，CAD 在溃疡性结肠炎的内镜和组织学评估中具有明显的优势，它可以提高评估的一致性，不需要患者接受活检从而大大提高决策效率，且能极大地节省医疗成本和对病理医生的需求，CAD 还有希望被用来培训未来的胃肠镜操作医生。当然，CAD 在临床中的应用也受到一些限制。人工智能的训练依赖于内镜医生已经确定内镜评分的图像，这会因提供图像的单位产生差异，而目前建立的 CAD 系统都是单一中心的，未来的研究需要从更多样化的患者和医疗保健系统中收集图像，并且对人工智能系统进行进一步的前瞻性验证，才能确保其可推广性。虽然已经运用深度学习算法对结肠镜检查的全动态视频进行评估，但样本量有限，今后需要更多的针对结肠镜视频而不是静态图像的研究。值得期待的是，也许人工智能系统更大的作用不在于复制人类的主观评估结果，而是重新定义评分标准，利用人工智能识别内镜专家看不到的特征，从而改进或超越现有的基于人类模式识别的疾病评估标准。

8.2.4　人工智能与 UC 疾病活动度

医生在确定了 UC 的诊断后，需要综合各方面评估该病的活动度以指导治疗。

其中主要通过改良 Truelove 和 Witts 疾病严重程度分型标准以及溃疡性结肠炎 Mayo 评分来评估疾病活动度。临床实践中放射学检查(钡剂灌肠检查)所见主要为：黏膜粗乱和(或)颗粒样改变；肠管边缘呈锯齿状或毛刺样改变，肠壁有多发性小充盈缺损；肠管短缩，袋囊消失呈铅管样。结肠镜下溃疡性结肠炎(UC)病变多从直肠开始，呈连续性、弥漫性分布；轻度炎症反应的内镜特征为红斑、黏膜充血和血管纹理消失；中度炎症反应的内镜特征为血管形态消失、出血黏附在黏膜表面、糜烂，常伴有粗糙呈颗粒状的外观及黏膜脆性增加(接触性出血)；重度炎症反应内镜下则表现为黏膜自发性出血及溃疡。组织学可见以下主要改变：固有膜内有弥漫性、急性、慢性炎性细胞浸润，包括中性粒细胞、淋巴细胞、浆细胞、嗜酸性粒细胞等，尤其是上皮细胞间有中性粒细胞浸润(即隐窝炎)，乃至形成隐窝脓肿；隐窝结构改变，隐窝大小、形态不规则、分支、出芽，排列紊乱，杯状细胞减少等；可见黏膜表面糜烂、浅溃疡形成和肉芽组织。有时还表现为肠外表现：关节损伤(如外周关节炎、脊柱关节炎等)、皮肤黏膜表现(如口腔溃疡、结节性红斑和坏疽性脓皮病)、眼部病变(如虹膜炎、巩膜炎、葡萄膜炎等)、肝胆疾病(如脂肪肝、原发性硬化性胆管炎、胆石症等)。

UC 活动度有多种评估方法，一些生物标志物，如粪便钙卫蛋白等提供了疾病活动程度的多样化指标，但黏膜损伤的内镜测量仍是溃疡性结肠炎(UC)疾病严重程度评估的重要组成部分，因此，内窥镜检查的重要性不能被低估，它仍是定义疾病活动程度的一个主要组成部分，指导着临床医生的日常决策。Mayo 内镜下评分(MES)是最常用的，该评分易在临床上实施且被临床医生所熟知。MES 是在 20 世纪 80 年代发展起来的，分为 4 个严重程度等级(0～3 分)，分数越高，疾病程度越严重，其特征包括红斑、糜烂、溃疡和出血。然而，定性判读图像的主观性造成了观察者之间和观察者内部的变异性问题，以及治疗和选择偏差等一系列性问题，这些问题威胁到评估的准确性和可复制性。为了解决这些问题，加州大学几乎所有的治疗性临床试验都采用了由经验丰富的临床医生进行内镜阅读，这些医生均接受过使用内腔镜进行分级的培训，但是上述方法仍面临着许多挑战，其中包括疾病活动程度之间的细微差别难以被察觉，训练有素的专业人员的短缺，以及高质量的评审视频审查所需的时间。因此，建立一个计算机辅助诊断(CAD)系统将为普遍、客观的判断提供极大的帮助。内镜与人工智能的结合应运而生。

人工智能提供了降低人类的内在主观性对图像的解释的影响的可行方案。最近的研究表明，人工智能(AI)和深度学习在各种医学和内窥镜领域可能存在作用[26]。深度学习技术可以对静态内窥镜图像中的 MES 进行分类，利用静态图像识别疾病以及判定疾病的活动程度，自动 MES 系统与胃肠病学专家给出的评分基本一致，在这里，研究者研究了区分视频的方法以自动生成 UC 患者的梅奥内镜评分，使用深度学习技术实现了 UC 内窥镜分级完全自动化。同时，新信息层的添加，即视频的哪些部分是有信息的(可分级)和无信息的(不可分级)，提高了内窥镜自动评分的性能。为进一步验证深度学习技术，研究人员在外部来源的视频上测试了自动化 MES 评分，其表现出了很好的分析潜力，然而，该性能是不完善的，除了图像分类之外，还需要新的方法来控制影响图像分析性能的混杂因素，包括出血、视频记录质量的变化和解决图像压缩伪影等问题。

除此之外，越来越多的神经网络分类方法被应用于内窥镜、组织学和放射学图像的评估。深度神经网络(DNN)是一种人工智能机器学习方法，可以创建深度学习架构。内窥镜图像的解释是主观的，并基于个别内窥镜医生的经验，因此进行标准化的评估和实时表征是具有挑战性的。同时，组织学疾病活动是一个很好的预测预后结果的指标，即使在内镜缓解的情况下，有持续组织学活动的患者临床复发风险增加四倍。因此，判断组织学活动度至关重要。组织学评估通常是在结肠镜检查过程中对结肠黏膜进行取样，然而，活检只能评估一个有限的区域，而人工智能系统可以评估结肠黏膜的任何区域，在研究中，研究人员试图开发一种基于 UC (DNUC)内镜图像的 DNN 系统，用于评估溃疡性结肠炎(UC)患者的内镜和组织学疾病活动，以达到与专家内镜医师相当的准确评估水平。研究人员对 UC 患者进行前瞻性队列的研究结果表明，他们的 DNN 在预测疾病活动方面表现良好。尽管基于当前 MES 规范的精确疾病严重程度分级需要做更多的工作，但基于 DNN 的 Mayo 0-1 和 2-3 分级(UC 内镜下反应的主要边界)的良好分离性能已经在近期协助临床试验登记中发挥了作用。此外，研究目标是创建一个人工智能系统来预测内镜图像的组织学缓解，提供有关组织学疾病活动的信息，以降低活检固有的成本和风险，因此构建了一个 DNUC 评估黏膜的表现和预测组织炎症的内镜图像；DNUC 预测的组织学缓解具有高准确度和高度一致性，同时，研究人员有了一个新的发现，如果 DNUC 显示正常的组织学，那么就不需要活检，目前的结果表明，DNUC 只能通过内镜图像来预测组织学缓解(这被认为是一个重要的治疗靶点)，通过这种方式，本书作者认为，如果在日常实践中使用该系统，就可以避免不必要的活检，从而降低与活检相关的医疗成本和风险水平。总之，在评估 UC 患者的黏膜炎症方面，DNUC 的准确性与内镜医师相当，并且 DNUC 可以在不需要黏膜标本的情况下预测组织学缓解，这给临床工作带来了极大的便利。由此可见，DNUC 是一种新的、客观的、一致的评估方法，可用于多种医疗情况。

如今，计算机辅助诊断(CAD)系统可以完全自动识别与 UC 相关的持续性组织学炎症。该系统通过使用 EC 图像识别持续性组织学炎症，总体上具有 74% 的敏感性、97% 的特异性和 91% 的准确性；在以患者为基础的分析中，CAD 系统使用 EC 图像对患者的组织学活动进行评估达到 86% 的敏感性，93% 的特异性和 89% 的准确性。CAD 具有支持即时治疗决策和预测长期结果的潜力，通过进一步积累学习图像，可以提高诊断能力。其中，红色密度(Red density，RD)是一种独立于操作员的基于计算机的工具，通过评估血管模式确定 UC 患者的疾病活动。RD 评分与 UC 活动的内镜和组织学特征相关，此算法可用于 UC 患者的数字内窥镜图像的计算机分析，并以客观的方式评估愈合或疾病进展情况。RD 评分是评价 UC 疾病活动性的一个重要新概念，提供了 UC 疾病活动度的完全独立的全数字评分。由于结合了模式识别和自动红色评估，因此排除了操作员的主观性问题，目前正在进行更大规模的前瞻性研究，以验证其准确性和预测价值。在现阶段，研究人员并没有将 RD 评分与其他疾病生物标记物(如粪便钙卫蛋白)进行关联或整合，但这将在后续前瞻性验证研究中完成，因为组织学是 UC 疾病病程的预测因子，因此研究人员将首先把 RD 评分与组织学相关联。在活跃 UC 中，隐窝的平均隐间距离和壁厚增加，虽然没有纳入目前的组织学评分，但黏膜周血管的变化与炎症程度相关，这些微小的血管变化目前只能通过共聚焦激光显微镜在体内检测到。研究人员提出了一种新的实时自动评估与 UC 疾病活动相关的隐窝周围黏膜血管结构特殊变化的方法。这些相关的变化与结肠壁炎症细胞的浸润有关，但目前在体内难以量化。这是第一个在不需要造影剂的情况下通过单波长单色光光源的创新照明作用，以光学的方式显示隐窝周围血管的内窥镜系统。同时研究人员开发了一个实时 CAD 算法，基于这些新突出的特征评估 UC 组织学活性。

Gui 等[33]开放了 Picasso(Paddington 国际虚拟染色内窥镜评分)组织缓解指数(PHRI)，其中包括黏膜评分(PMS)和血管评分(PVS)。对直肠和乙状结肠评估和内窥镜录像，至少进行了两次有针对性的黏膜活检，总共 307 名患者 614 例用于组织病理学分析。PHRI 与内窥镜评分(梅奥内窥镜评分 MES 和 UC 内窥镜严重程度指数 UCEI)密切相关。PHRI 区分活动期和静止期 UC 的敏感度为 78%，特异度为 91.7%，准确率为 86%。

综上所述，人工智能图像识别系统给临床医生的日常医学实践提供了很大的帮助，在 UC 内窥镜下和组织学活动度方面提供了客观和专业水平的评估。目前胃肠病学中的机器学习方法还处于起步阶段，但正在迅速成熟，人工智能已经逐渐开始展示专家水平的判断。尽管现有的方法还不成熟，但这些早期试验验证了人工智能在 IBD 中提供内窥镜疾病严重程度分级及组织学活动度中有巨大潜力，尤其是对于 UC 活动度较低的患者，对组织学活动性的阳性预测值为 74%，阴性预测值为 97%。由此可以看出，人工智能可以弥补临床医生的不足。但是，需要明确的是人工智能的全部潜力并不仅仅是复制临床专家的评估，而是实现对不同程度的疾病活动度进行重新评估。

8.2.5 结肠炎相关癌变

与普通人群相比，长期患溃疡性结肠炎的患者患结直肠癌的风险更高。溃疡性结肠炎相关的异型增生通常是扁平的或呈多灶性，与周围组织的边界不清，因此很难发现。Maeda 等[27]使用基于 AI 的检测系统 EndoBRAIN-EYE 识别了一位全结肠炎患者乙状结肠中的两个异型增生，活检标本的组织学鉴定显示这两个病变都是低度非典型增生。Fukunaga 等[34]也报道了使用 EndoBRAIN 系统在一位有长期溃疡性结肠炎病史的患者中诊断高度非典型增生的有效性。因此，人工智能可以帮助非内镜专家识别结肠炎的异型增生，从而早期识别癌变，避免不必要的活检。

8.3　辅助腹水的鉴别诊断

腹水一词来源于希腊语"askos"，意味着"大袋子"，在医学上腹水是腹腔内因为各种病理因素产生的液体。产生腹水的因素很多，常见的有肝病、心血管疾病、肾脏疾病、感染、腹腔恶性肿瘤等。生理状况下，腹腔内也有少量的液体存在，液体的多少取决于血管和淋巴管之间渗透压的平衡，当这种平衡被打破的时候，超过生理量的液体聚集在腹腔，形成了腹水。这种平衡的破坏可以是因为增加的毛细血管渗透压，增加的静脉血管内压力，降低的白蛋白或者淋巴管堵塞。腹水最常见于肝硬化和门脉高压的患者。在肝硬化患者中，15%的患者会在肝硬化一年后出现腹水，而五年内有 44%的患者会出现腹水，十年内超过一半的患者会出现腹水。在腹水患者中，有 85%的腹水是因为肝硬化，另有约 10%的腹水源于恶性肿瘤。腹水的性质常常对于疾病的诊断具有重要意义，如对于肝硬化腹水的患者，腹水为漏出液可以提示患者腹水来源于门脉高压，而腹水为渗出液提示患者可能同时存在感染或者并发有肿瘤。临床上腹水的良恶性鉴别诊断对于患者的疾病诊断和治疗方案都有着重要意义。

8.3.1　常见的腹水相关指标

目前，我们对腹水的分析多基于患者的临床症状、常规生化指标、腹水细胞学、腹水培养和影像学等多重因素。下面我们将对临床上常用的腹水分析指标进行简要的介绍。

1. 腹水的外观

腹水的大致外观有助于我们了解腹水产生的原因。澄清的腹水常见于肝硬化，浑浊的腹水通常见于感染，乳糜状腹水常见于恶性肿瘤和肝硬化，血性腹水常见于恶性肿瘤和穿刺创伤，棕色腹水见于严重黄疸或者发生十二指肠穿孔/胆囊破裂的患者。

2. 腹水生化指标

血清腹水蛋白梯度(serum albumin ascites gradient，SAAG)是评估腹水性质的

一个重要指标，它由同日的血清白蛋白减去腹水白蛋白获得，可以有效帮助我们识别门脉高压。当梯度大于 11g/L 提示患者存在门脉高压(准确度为 97%)，当梯度小于 11g/L 表示患者不存在门脉高压。值得注意的是，SAAG 升高提示存在门脉高压，不对肝硬化腹水存在特异性，对于门脉高压的来源仍需要进一步鉴别。像心力衰竭、布加综合征等疾病，都可存在非肝硬化的门脉高压。

总蛋白浓度：当腹水中总蛋白浓度大于或等于 25～30g/L 时，腹水被归类于渗出液，否则被归于漏出液。

葡萄糖浓度：腹水中葡萄糖浓度在正常情况下应与血清中葡萄糖浓度相当，在感染和恶性肿瘤的情况下，细菌和肿瘤细胞消耗葡萄糖，会导致葡萄糖浓度下降。

乳酸脱氢酶(LDH)浓度：LDH 是一种较大的分子，正常情况下不易进入腹水，在单纯的肝硬化门脉高压腹水中的 LDH 腹水/血清比值约为 0.4，在出现自发性腹膜炎时，比值升高，可接近 1；消化道穿孔或肿瘤的情况下，腹腔中产生或者已有的 LDH 被释放入腹腔，造成比值升高，可超过 1。

淀粉酶浓度：单纯肝硬化门脉高压腹水中淀粉酶腹水/血清比值约为 0.4，发生胰源性腹水时可升至 6.0。

腺甙脱氨酶(ADA)浓度：ADA 在鉴别结核性腹水中具有很好的敏感性和特异性，但存在肝硬化的结核性腹膜炎患者通常呈假性低值。

3. 腹水非生化指标

腹水的非生化指标包括细胞计数及分类计数、革兰染色、腹水培养、PCR，对于感染性腹水有较高的提示意义。

细胞计数及分类计数：细胞计数和分类计数是用于评估腹水中是否存在感染的最快速有效的检查，当中性粒细胞计数大于 250 个/mL 时应考虑进行抗感染治疗。

革兰染色：革兰染色的敏感性较差，只有菌落计数数值很大(约 10000 个细菌)时才会呈阳性结果。但是革兰染色对于消化道穿孔后内容物进入腹腔有较大的确定意义。

腹水培养：对于有腹水的患者，当出现发热、腹痛、意识改变时，应该采集腹水进行培养，尽管腹水培养阳性率低，但是阳性腹水及相应的药敏结果对于下一步抗感染方案有较大的指导意义。

细胞学检查：几乎所有的腹膜转移癌患者的腹水细胞学检查都为阳性，然而只有约 2/3 的恶性肿瘤患者腹水患者存在腹膜转移癌，不存在腹膜转移的恶性肿瘤患者的细胞学检查可以为阴性，肝癌较少发生腹膜转移。

血管内皮生长因子(VEGF)：VEGF 对于癌性腹水和非癌性腹水有一定的鉴别意义，恶性肿瘤患者的腹水 VEGF 可能升高，但目前尚未有公认的诊断值。

肿瘤标记物：肿瘤标记物如 CEA、CA199、CA125、AFP 的升高对于癌性腹水有较高的提示意义，值得注意的是肝硬化腹水 CA125 也可以升高，但女性患者需排除生殖系统肿瘤。

8.3.2　腹水鉴别诊断存在的困难

虽然我们介绍了诸多医学指标在腹水鉴别诊断中的应用，但在临床实践中，腹水的鉴别仍然是一个具有挑战的医学问题。患者的临床症状、病史、体格检查、检验检查等一系列复杂的信息汇总在一起，经过医生的思考，获得一个综合的判断。然而，真实的情况不会像理论上这么简单。例如：患者的腹水可以既有渗出液的特点，又有漏出液的特点，临床上我们称之为渗漏之间；患者可以有体重减轻、盗汗、发热等结核的表现，抽血γ干扰素释放试验(interferon gamma release assay, IGRA)阳性，但是腹水 ADA 不高。临床中每一个真实的患者都很可能不会是教科书上完美的"病例"，也不一定都可以按照指南的诊断流程顺利地得到一个结论；而既往对于这类"疑难病例"的判断，更多是基于临床医师的"经验积累"，因此年轻医师在此类患者的分析判断中难免感到困难，并且个人经验的积累也存在一定的局限性，难以避免个人偏见的存在。

近年来，人工智能在医学领域的应用正在快速地发展。人工智能与医学诊断的结合被认为是最有发展前景的领域之一。医学加 AI 的研究如火如荼，各个器官系统疾病诊断的模型都有研究和尝试，给予深度学习的 AI 应用目前已经覆盖病灶检测、病理诊断、术后预测等临床各个阶段[35]。下面我们将结合实例，为大家简单介绍人工智能在腹水领域的相关应用。

8.3.3　AI 技术辅助腹水诊断的相关研究实例

1. 腹水病理学相关深度学习系统的开发和验证

腹膜转移瘤的早期识别与诊断对于制定最佳的诊疗方案和避免不必要的手术具有重要意义，而细胞病理学在腹膜转移瘤的早期筛查中起重要作用。Su 等[36]收集了 139 名患者的苏木精-伊红染色(hematoxylin and eosin staining，HE staining)和过氧化物酶-抗过氧化物酶染色(peroxidase-anti-peroxidase staining，pap staining)染色图片，并构建了训练图集。他们通过转化学习的方式构建了深度学习系统，对病理图片中的细胞进行识别和分类。他们研究了预训练的 alexnet、vgg16、goolenet、resnet18 和 resnet50 模型。细胞检测数据集由 176 个裁剪的图像和 6573 个带注释的细胞组成。细胞分类数据集由 487 个裁剪的图像组成和 18558 个恶性以及 6089 个良性细胞组成。

他们建立了一个新的腹水细胞病理学图像数据集，并实现了自动细胞检测和识别。该研究工作中，细胞检测网络、细胞分类的迁移学习模型以及深度学习细胞病理学解释系统架构如图 8.1～图 8.3 所示。

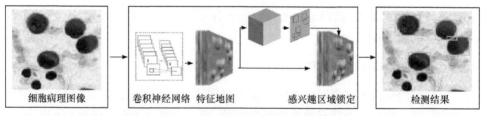

图 8.1　基于 Faster R-CNN 模型的细胞检测网络

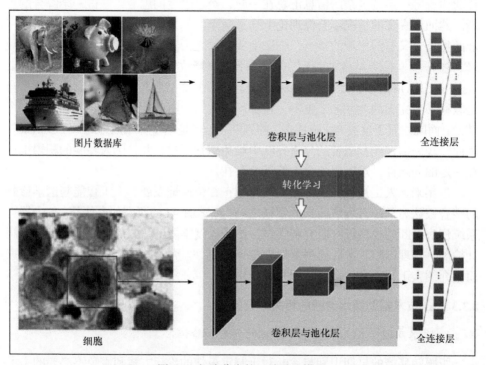

图 8.2　细胞分类的迁移学习模型

图 8.4 为该研究用于细胞识别深度学习模型的性能以及识别结果。图 8.4(a)为细胞分类数据集中 Bboxes 对角线长度的直方图。图 8.4(b)为图像增强和旋转平衡操作示意图。恶性细胞和良性细胞图像分别增强为 3 倍和 8 倍。图 8.4(c)为 7 种分类模型的 ROC 图。图 8.4(d)为 ClassificationNet 分类结果为 TP、FP、FN、NN 的图像样例。图 8.4(e)为基于深度学习的细胞监测和识别结果。所有细胞用基于 resnet18 的 DetectionNet 进行检测，再用基于 resnet50 的 ClassificationNet 进行自动分类。图 8.4(f)为每幅图像中耗时与检测到的细胞数量与计算时间的关系图。实验过程中，在 30 幅图像上测试了 2 种细胞检测模型和 7 种细胞分类模型。由基于 resnet18 的探测网和基于 resnet50 的分类网组成的目标模型，每 100 个单元耗时 3.7s。实验在 Win10 系统的 MATLAB 2019b 上进行，计算机内存 16GB，CPU 型号为 i7-7800X，

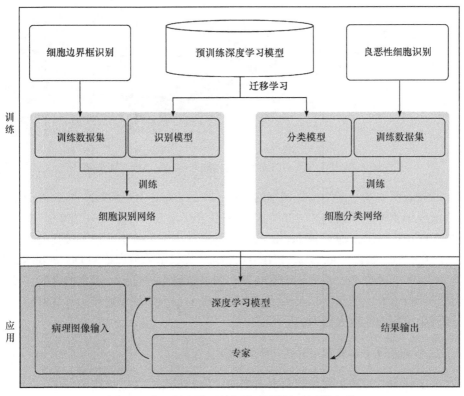

图 8.3　基于深度学习的细胞病理学解释系统架构

显卡型号为 NVIDIA GeForce GTX 1080 Ti。

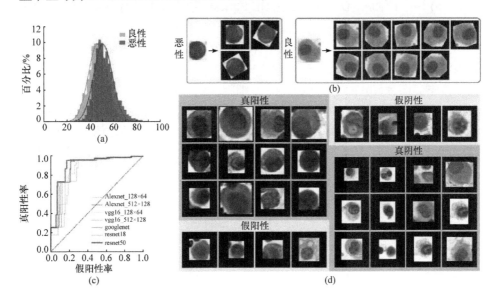

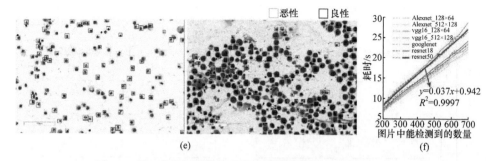

图 8.4　基于分类网的细胞分类性能和端到端系统识别结果

研究表明，基于使用预先训练的 resnet18 的 Faster R-CNN 的 DetectionNet，可以实现细胞检测，其中 87.22%的细胞的联合交叉点(IoU)大于阈值 0.5，平均精度(mAP)为 0.8316。基于 resnet50 的分类网络在细胞分类中获得了最高的性能，AUC = 0.8851，精度= 96.80%，FNR = 4.73%。集成了单独训练的 DetectionNet 和 Classi 阳离子网的 DL 系统在细胞病理学图像解释中表现出了出色的性能。使用转化学习技术开发的深度学习系统实现了准确的细胞病理学解释，并具有整合到临床医生工作中的巨大潜力。

2. 卵巢癌患者腹膜水中淋巴细胞的独特抗原簇

基于肿瘤激活的免疫细胞会重新靶向定位归巢相应肿瘤细胞的理论，Vazquez 等[37]通过对卵巢癌患者的 T 细胞，树突状细胞(DC)和先天淋巴样细胞(ILC)进行深入的免疫表型分析。他们将来自卵巢癌患者腹水($n = 15$)和绝经后健康供体的外周血($n = 6$)中的 T 细胞，DC 和 ILC 在 BD Fortessa 细胞仪上进行免疫分型(共分析了 48 个不同的细胞 marker)。

图 8.5 为使用特异性标记物从腹水样本中分离的 HGSOC 单核细胞中识别的 T 细胞。图 8.5(a)表示鉴别 HGSOC 腹水中 CD3+T 细胞(左)和 CD4/CD8 亚群(右)的门控方案。图 8.5(b)表示识别调节性 T 细胞(Treg)和 Treg 亚群的代表性门控方案。图 8.5(c)表示 CD3+T 细胞占 HGSOC 总活细胞的比例。图 8.5(d)表示 CD3+T 细胞中 CD4+和 CD8+的比例。图 8.5(e)表示 CD4+T 细胞亚群的比例。图 8.5(f)表示 Treg 子集的比例。图 8.5(g)表示 CD8+T 细胞亚群的比例，图中所示数据为最大/最小值、中位数、25 和 75 百分位数。

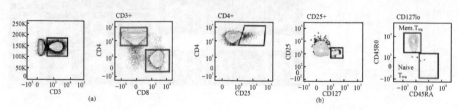

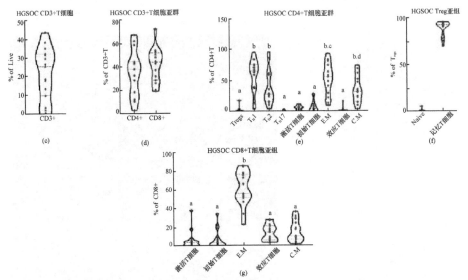

图 8.5　使用特异性标记物从腹水样本中分离的 HGSOC 单核细胞中识别的 T 细胞

图 8.6 为 HGSOC 腹水的亚群多样性显示的降维可视化。图 8.6(a)为 CD3+T 细胞、Lin−CD14−CD16−HLADR+DCs 和 Lin−CD34−CD45+ILCs 生成的 t-SNE 特征。图 8.6(b)为从合成数据集分离，并进行 t-SNE 降维的 HD 和 HGSOC 可视化，T 细胞、DCs 和 ILCs。

研究人员观察到腹水中 CD3+T 细胞减少,活化的 CD4+和效应记忆 CD4+/CD8+T 细胞，浆细胞样 DC，CD1c+和 CD141+髓样 DC 和 CD56Hi NK 细胞比例更高。与对照相比，t-SNE/DensVM 识别出了卵巢癌腹水中特有的 7 个 T 细胞，17 个 DC 和 17 个 ILC 簇。细胞频率的分层聚类可以明显地将 T 细胞和 ILC 簇与对照区分开。CA125 水平升高与 CD8+/CD45RA+/CD45RO-/CCR7-T 细胞减少有关。他们鉴定出的免疫簇为研究腹膜免疫环境和开发针对卵巢癌的新型免疫学方法奠定了基础。

8.3.4　人工智能技术在腹水等医学研究中的困境

人工智能似乎是解决临床医学困境的完美选择，然而，AI 从飞速发展到安全落地，仍然隔着一扇玻璃门，看得到美好，但是摸不到，感受不到，其中的一个核心问题就是数据。人工能智能不是一蹴而就的事情，同样的设备由不同的人使用，可能会获得不同的数据，正如同医生需要阅读学习大量的临床病例，人工智能的学习系统也需要通过"学习"获得判读的能力，进行"学习"的数据越充足，AI 分析的能力就越强大。但在真实世界中，我们获取的数据往往不是那么完美。每天都会产生大量的医疗数据，人人都知道这些数据是珍贵的资源，但是这些数据往往还需要进行清洗、整理，才能够进行使用，而"清洗"的过程，往往需要

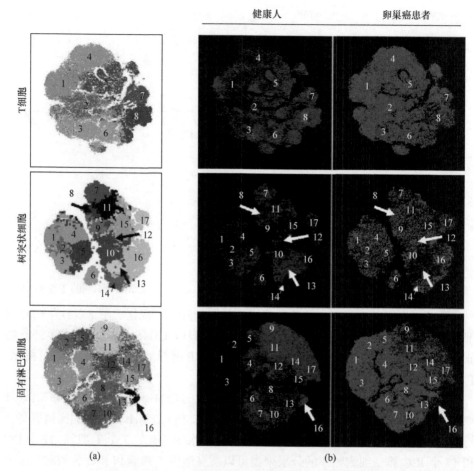

图 8.6　HGSOC 腹水的亚群多样性显示的降维可视化

消耗大量的人力。就如同一片垃圾场中有一颗钻石，人人都知道钻石就在这里，但是也明白钻石是深深覆盖在大量垃圾之下的。也许，当我们解决临床数据困境的时刻，就是 AI 在医学领域获得突破的时刻。

8.4　辅助消化道动力学检测识别

8.4.1　食管动力障碍性疾病与相关检测方法

1. 食管动力障碍性疾病概述

食管动力性疾病(esophageal motility disorders，EMD)是指食管的神经控制机能因受内部或外部病变因素的影响，不能进行正常动力活动时发生的异常改变和伴发症状。食管动力障碍性疾病所涉及的主要临床症状为吞咽梗阻、胸骨后不适、胸痛等，与之相关联的疾病症状还有如胃食管反流病(gastroesophageal reflux disease，GERD)的烧心、反流等，有些患者以食管外症状为主，如咽喉部不适、咳嗽、哮喘等，需要我们提高警觉性[38]。食管动力障碍性疾病可分为原发性和继发性。原发性食管动力障碍性疾病主要包括贲门失弛缓症、弥漫性食管痉挛、胡桃夹食管、食管裂孔疝等。同时食管动力障碍可继发于多种疾病，如中枢神经系统疾病、周围神经病变、代谢性疾病以及结缔组织疾病等。

　　了解食管动力功能对于食管动力障碍性疾病的诊断和治疗意义重大。食管动力功能是否异常可以通过不同方法加以判断，如上消化道内镜、上消化道钡餐、食管测压、24h 食管 pH 值监测等。这些检查手段对于食管动力功能有的是直接反映，如食管测压，有的是间接反应，如上消化道内镜、上消化道钡餐造影，使用它们在了解形态的基础上判断食管的动力功能，而 24h 食管 pH 值监测和胆红素监测则反映胃食管返流的情况。各种方法侧重点不同，但它们互为补充，适当、合理地选择检查方法，有助于临床医师提高食管疾病特别是食管动力障碍性疾病的诊断能力。

　　2. 高分辨率食管测压检查在诊断食管动力障碍性疾病中的应用

　　食管动力无论在正常时或发生异常改变时，均伴有相应的食管腔内的压力变化，食管动力检查是食管动力障碍性疾病的基本检测手段[39]。20 世纪末 21 世纪初高分辨率测压(high-resolution manometry，HRM)问世，其诞生是食管测压历史上的里程碑。与传统食管测压相比，高分辨食管测压是一种更为直观和准确的固态测压方法，它采用密集分布的固态压力传感器测压导管，电极导管由 36 个通道压力传感器组成，通道距离为 1cm，并且每个通道上还有 12 个环绕点组成共计 432 个测压点，能采集从咽到胃部的全部连续高保真的压力数据[40]，再通过计算机软件转变为"三维空间图像"，更加真实地反映食管动力状态，让临床医师得以仔细分析短暂、复杂的食管运动功能[41]。HRM 是胃肠动力障碍性疾病诊断的金标准[42]。

　　当患者一次吞咽发生后，食管括约肌松弛、食管体部收缩。正常吞咽状态下 HRM 图像可以展现食管的不同部分，依次包括上食管括约肌、近端食管(骨骼肌)、中远段食管(平滑肌)、下食管括约肌，除此之外，还可以显示出部分咽部及胃内的压力情况(图 8.7)。HRM 图像中，水平轴为时间，颜色的冷暖反映压力的大小，其中颜色越暖，代表的压力值越高。而不同疾病状态下，HRM 图像可呈现出不同的压力变化表现(图 8.8)。

　　目前《第 3 版食管动力异常芝加哥分类》是公认的 HRM 结果统一评价标准。HRM 检测的食管动力学参数主要包括完整松弛压(integrated relaxation pressure，IRP)、远端收缩积分(DCI)、收缩减速点(CDP)、LES 静息压(LESP)、LES 长度

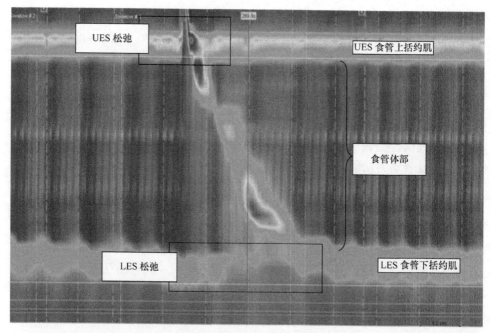

图 8.7　HRM 正常吞咽

深色代表高压，浅色代表低压

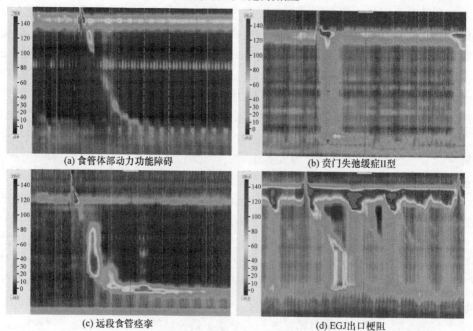

(a) 食管体部动力功能障碍　　　　　　　(b) 贲门失弛缓症II型

(c) 远段食管痉挛　　　　　　　　　　　(d) EGJ出口梗阻

图 8.8　不同疾病状态下 HRM 图像的表现

(LESL)、远端潜伏期(DL)、远端食管体部收缩波幅(DEP)等。目前，4sIRP 是评价

LESP 最常用的参数，其是指 LES 松弛窗中压力最低的连续或不连续 4s 内电子袖套的平均压力，是反映 EGJ 吞咽时的松弛功能。芝加哥分类标准的诊断方法是通过相关参数分析，首先对于每一次吞咽进行诊断(表 8.1)，然后再根据各种异常发生的综合情况进行最终诊断(表 8.2)。

表 8.1　芝加哥标准(第 3 版)对单次吞咽的诊断

Contraction vigor	
Failed	DCI<100mmHg.s.cm
Weak	DCI>100mmHg.s.cm, but<450mmHg.s.cm
Ineffective	Failed or Weak
Normal	DCI>450mmHg.s.cm, but<8000mmHg.s.cm
Hypercontractile	DCI⩾8000mmHg.s.cm
Contraction pattern	
Premature	DL< 4.5s
Fragmented	Large break (>5cm length) in the 20-mmHg isobaric contour with DCI>450mmHg.s.cm
Intact	Not achieving the above diagnostic criteria
Intrabolus pressure pattern(30mmHg isobaric contour referenced to atmospheric)	
Panesophageal pressurization	Uniform pressurization of >30mmHg extending from the UES to the EGJ
Compartmentalized esophageal pressurization	Pressurization of >30mmHg extending from the contractile front to the EGJ
EGJ pressurization	Pressurization restricted to zone between the LES and CD in conjunction with LES-CD separation
Normal	No bolus pressurization >30mmHg

表 8.2　芝加哥标准(第 3 版)对于食管动力的综合诊断

Achalasia and EGJ outflow obstruction	Criteria
Type I achalasia (classic achalasia)	Elevated median IRP (>15mmHg*), 100% failed peristalsis (DCI<100mmHg.s.cm) Premature contractions with DCI values less than 450mmHg.s.cm satisfy criteria for failed peristalsis
Type II achalasia (with esophageal compression)	Elevated median IRP (>15mmHg*), 100% failed peristalsis, panesophageal pressurization with ⩾20% of swallows Contractions may be masked by esophageal pressurization and DCI should not be calculated
Type III achalasia (spastic achalasia)	Elevated median IRP (>15mmHg*), no normal peristalsis, premature (spastic) contractions with DCI>450mmHg.s.cm with ⩾20% of swallows May be mixed with panesophageal pressurization
EGJ outflow obstruction	Elevated median IRP (>15mmHg*), sufficient evidence of peristalsis such that criteria for types I-III achalasia are not met#

Achalasia and EGJ outflow obstruction	Criteria
Major disorders of peristalsis (Not encountered in normal subjects)	
Absent contractility	Normal median IRP, 100% failed peristalsis Achalasia should be considered when IRP values are borderline and when there is evidence of esophageal pressurization Premature contractions with DCI values less than 450mmHg.s.cm meet criteria for failed peristalsis
Distal esophageal spasm	Normal media IRP, ≥20% premature contractions with DCI>450mmHg.s.cm*. Some normal peristalsis may be present
Hypercontractile esophagus (jackhammer)	At least two swallows with DCI>8000mmHg.s.cm*, $ Hypercontractility may involve, or even be localized to, the LES
Minor disorders of peristalsis (Characterized by contractile vigor and contraction pattern)	
Ineffective esophageal motility (IEM)	≥50% ineffective swallows Ineffective swallows can be failed or weak (DCI<450mmHg.s.cm) Multiple repetitive swallow assessment may be helpful in determining peristaltic reserve
Fragmented peristalsis	≥50% fragmented contractions with DCI>450mmHg.s.cm
Normal esophageal motility	Not fulfilling any of the above classifications

Cutoff value dependent on the manometric hardware; this is the cutoff for the sierra device. #Potential etiologies: early achalasia, mechanical obstruction, esophageal wall stiffness, or manifestation of hiatal hernia. $Hypercontractile esophagus can be manifestation of outflow obstruction as evident by instances in which it occurs in association with an IRP greater than the upper limit of normal.

虽然 HRM 可以对食管各部位运动情况及不同物质从咽部移动至胃部的驱动力进行客观测量，并且能提供较为清晰的图像结果，但其在诊断食管动力障碍性疾病的过程中还存在若干局限性。Wang 等[43]的研究指出，32%的 HRM 示食管动力异常者不能用芝加哥分类予以恰当描述。同时，临床医生应用分析系统自带的分析软件进行初步结果分析中，发现其准确率不高，仍需人工分析每次单口吞咽，再通过芝加哥标准进行综合诊断。然而随着高分辨食管测压检查越来越多地应用于临床，检查数量不断增多，临床医师阅片量亦逐渐增大，工作量大大提高。而临床医师的分析和诊断水平参差不齐，可能导致得出的诊断结论存在差异，会存在一定的漏诊和误诊率。

我们希望通过人工智能机器学习，帮助临床医师进行 HRM 图像的阅片以及协助诊断，不同于临床医师经验性定性分析，借助于人工智能计算机定量数据分析模式，可提供稳定准确的 HRM 图片分析信息供临床参考。希望能借此提高食管动力障碍性疾病诊断的精确性，并且提升临床诊疗效率。目前，人工智能机器学习与高分辨食管测压结合辅助诊断食管动力障碍性疾病的研究尚未有相关报道。

8.4.2　基于机器学习辅助识别 HRM 图谱协助诊断食管动力障碍性疾病

本节通过应用举例来阐述基于机器学习识别 HRM 图谱，协助临床医师诊断食管动力障碍性疾病的具体应用。以 ManoScanTM 固态高分辨率测压(HRM)系统为例说明。

为了提食管动力性疾病诊断的准确性，研究人员希望利用计算机辅助诊断(computer aided diagnosis，CAD)系统帮助医生对 HRM 图像进行自动分析。由于食管收缩活力的异常是鉴别诊断 EMD 的重要依据，我们利用深度学习方法，分别建立三种不同类型的计算模型对 HRM 图像进行食管收缩活力分类的方法，为今后使用机器诊断 EMD 奠定了基础。

1. 基于卷积神经网络的食管收缩活力自动分类

在研究工作中，研究人员将利用深度学习中的卷积神经网络(convolutional neural network，CNN)作为主要研究方法，提出了一个新的网络模型 Proposal of Swallowing frame-Classification Network(PoS-ClasNet)用于 HRM 图像上的食管收缩活力分类。PoS-ClasNet 是将 Proposal of Swallowing frame network(PoSNet)和 Swallowing frame Classification Network(S-ClasNet)相结合的一种感兴趣的区域分类器。前者用于提取 HRM 图像中的感兴趣区域(吞咽框)，后者则对吞咽框的收缩活力类型进行了分类(图 8.9)。根据研究结果，食管收缩活力分类器 PoS-ClasNet 在训练集、验证集和测试集上表现出优异的分类性能。在训练集上模型的分类准确性为 90.15%，在验证集上的准确率为 91.22%，在测试集上的准确率为 94.64%。

2. 基于 SVM 的食管收缩活力自动分类

下面通过自动诊断 HRM 图像预测食管收缩活力，以辅助评价食管的动态功能。首先，利用特征提取和梯度直方图(FE-HOG)分析感兴趣区域吞咽框(PoS)的特征，进一步提取高阶特征。然后根据这些特征，利用线性 SVM 对食管收缩活力正常收缩、弱收缩和失收缩进行分类。实验数据集包括 3000 个训练集，500 个验证集和 411 个测试集。经验证，该方法的正确率达到 86.83%，高于其他常用的机器学习方法。

方法流程图如图 8.10 所示。第一阶段，在胃肠科医生的帮助下，研究人员在 HRM 图像上分割得到了 PoS。这些图像被裁剪成更小的切片，与原始图像匹配，作为训练示例输入到 SwallowNet 中。然后将 HRM 图片输入到经过训练的 SwallowNet 网络并自动输出这张图片的 PoS。第二阶段，采用 FE-hog 算法对提取出的 PoS 进行特征提取分析。其中 FE-HOG 算法在传统 HOG 算法的基础上进行了改进，以便更好地提取图像特征，为后续的预测提供帮助。将 HOG 算法提取的特征向量输入 SVM 进行训练和识别，找到最优参数。最后，经过训练的 SVM

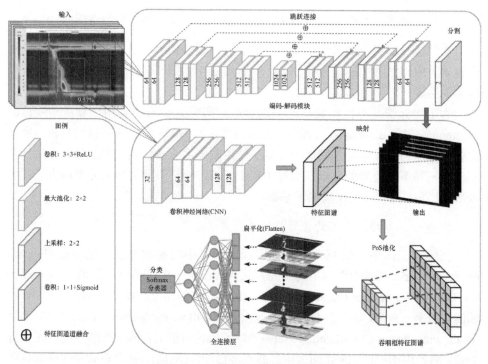

图 8.9　PoS-ClasNet 的模型结构图

分类器可以预测原始 HRM 图像的食管收缩活力。

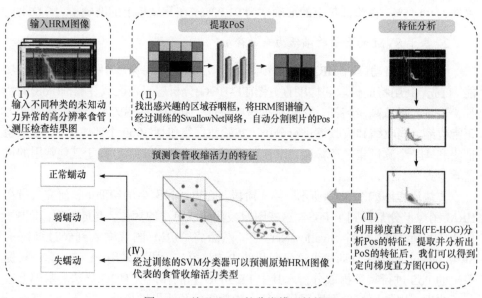

图 8.10　基于 SVM 的分类模型结构图

3. 基于长短时记忆神经网络的食管收缩活力自动分类

根据 HRM 图谱的时间序列的特性，研究人员运用专门处理时间序列图像的 Convolutional LSTM(ConvLSTM)网络结构进行 HRM 图像的特征提取(图 8.11)。LSTM 是处理时间序列数据最常用的网络结构之一。将时间信息保存在训练细胞的隐藏态中，运用"门"结构对数据信息进行筛选与更新。

除此之外，在图像处理中，CNN 能够充分提取到图像中数字特征，结合卷积特性和 LSTM 特性得到了 ConvLSTM 的神经网络。ConvLSTM 网络中将原来 LSTM 中矩阵运算的操作变更为卷积操作运算，与此相对的输入的数据也将时间序列数据改成了带有时间序列的图像数据。然后运用 ConvLSTM 网络对 HRM 图谱进行三分类任务，将 HRM 图谱分成 Failed、Weak 和 Normal 类别。分类效果在验证集中的准确度达到 89.96%。

在数据预处理中，为了得到对分类任务有用的图像部分，该论文运用了 Region Proposal Network(RPN)网络结构对图像的感兴趣区域进行提取得到 HRM 图谱中最核心的吞咽框的部分。之后将数据进行"分帧"处理从而放入 ConvLSTM 网络中去训练得到针对 HRM 图谱分类任务的网络结构，见图 8.11。

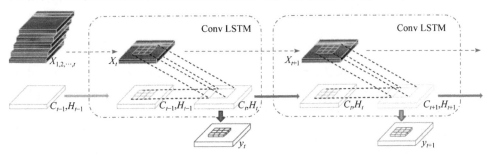

图 8.11 ConvLSTM 的网络结构图

8.4.3 展望

1. 机器学习在食管动力障碍性疾病诊治中的应用

食管动力检测手段多种多样,高分辨食管测压检查是检测食管动力功能的"金标准"。我们通过机器学习辅助 HRM 检测食管动力障碍性疾病取得了初步成效。我们希望继续收集更多的临床病例及丰富不同病种 HRM 图谱，深化机器学习在 HRM 辅助诊断中的应用，为今后准确进行人工智能辅助食管动力障碍性疾病的病种分类打下基础。此外，借助人工智能技术强大的数据分析能力，临床医师还可以结合人口统计学、血清学、影像数据，甚至基因表达等复杂的分子生物学信息，对患者的健康、疾病及未来可能的进展做出更准确的判断，有助于个体化的临床决策的制定。医疗大数据的应用将会给医学相关研究带来革命性的变化和前所未有的机遇。

其他食管动力检查手段，如上消化道内镜、上消化道钡餐检查在了解食管形态、排查机械性梗阻等方面起着重要作用。24 小时食管 pH 值检测是反映胃食管返流的检测技术，常常与高分辨食管测压联合应用。相关检查同样可以借助人工智能机器学习，辅助识别相应的图谱协助临床医师诊断食管动力障碍性疾病。

2. 机器学习在其他消化道动力学检测中的应用

目前消化道测压技术快速发展，不仅满足食管测压的需求，更深入开展了直肠肛门测压，而且由于内镜等技术的发展，临床医师具备了胃、小肠(十二指肠、空肠、回肠测压)、Oddi 括约肌测压及结肠测压的能力，真正实现了全消化道测压的目标。相信今后人工智能机器学习不仅可以在食管动力障碍性疾病的辅助诊疗中起重要的作用，对于其他消化道动力学检测也同样可以得到深远的发展。

8.5　辅助检测幽门螺杆菌感染

8.5.1　幽门螺杆菌的医学简述及检测方法

1. 幽门螺杆菌的医学简述

幽门螺杆菌(Helicobacter pylori，HP)在 1982 年由澳大利亚学者 Marshall 和 Warren 首次发现，是一种定植于人胃黏膜中的螺旋形革兰阴性杆菌。作为流行最为广泛的病原菌之一，HP 的全球感染率约为 43.1%[44]。大量研究表明，HP 感染与慢性胃炎、消化性溃疡、黏膜相关组织淋巴瘤、胃癌等多种上消化道疾病密切相关。人体感染 HP 后，如不进行根除治疗，其感染可终身存在。根除 HP 能促进消化性溃疡愈合并降低溃疡并发症发生率，还可使约 80%的早期胃黏膜相关组织淋巴瘤获得缓解，降低胃癌高危个体胃癌发生的风险。除上述消化道疾病以外，HP 感染还与特发性血小板减少性紫癜、不明原因的缺铁性贫血等胃肠外疾病相关，根除 HP 可能有助于上述相关疾病的治疗。我国的第五次全国 HP 感染处理共识报告[45]提出，HP 阳性患者均需进行根除治疗。而准确检测和诊断 HP 感染对后续的根除治疗十分重要。

2. 幽门螺杆菌的检测方法

临床上检测 HP 感染的方法可分为侵入性和非侵入性。其中侵入性检查手段包括电子内镜、快速尿素酶试验、组织学、细菌培养等方法。

(1) 电子内镜。

内镜可以直接观察胃黏膜的形态并取组织学活检，是评估上消化道疾病的常用检查手段。HP 感染患者几乎都有慢性活动性胃炎[46]，在胃镜下可以表现为黏膜点状发红或弥漫性发红，胃小凹变形，集合静脉不规则排列、融合，黏膜肿胀，黏膜萎缩，结节性改变，肠化生等。运用不同的内镜技术可以观察到不同的镜下病理特征，这些镜下表现是机器学习图像辅助诊断 HP 感染的图像基础。此外，内镜检查可以获得胃黏膜的活检标本，用于其他的进一步检查，获得丰富的诊断信息。

(2) 快速尿素酶试验。

尿素氮呼气试验(rapid urease test，RUT)的检测原理是 HP 存在脲酶活性，内镜下活检获得的胃黏膜标本中的 HP 可以将测试纸中的尿素酶解产生氨，升高 pH 值使试纸出现变色，其诊断的特异度接近100%，敏感度为85%～100%[47]。但在使用了质子泵抑制剂、铋剂、抗生素等药物后，HP 活性会被暂时抑制而出现假阴性结果[48]。

(3) 组织学。

胃黏膜活检标本的染色组织学镜检是病理科医生眼中诊断 HP 的金标准。苏木精-伊红染色为最常用的组织学染色方法，染色后可以直接观察到螺旋形的 HP。

(4) 细菌培养。

细菌培养是诊断细菌感染最准确的方法。使用胃黏膜活检标本进行细菌培养，将 HP 培养成菌落后，可以使用分子生物学方法进行菌群鉴定，其特异性可达100%。临床上的 HP 培养主要用于检测细菌对不同抗生素的敏感性以指导临床用药，但由于费用高、周期长等缺点在临床上并不常用。

侵入性检测方法特别是需要黏膜活检标本的 RUT、组织学及细菌培养等都依赖胃镜医师的技术和经验，取材时可能存在因 HP 分布不均的取样误差，因此存在灵敏度下降的缺点。

非侵入性的检测方法主要包括尿素氮呼气试验、血清学检测、粪便抗原检测。

(1) 尿素氮呼气试验。

尿素氮呼气试验(urea breath test，UBT)是临床是诊断 HP 感染最常用的检测方法，因操作简单基层医疗机构和体检机构都可以开展。其原理是和 RUT 一样利用了 HP 的脲酶活性，患者摄入含 ^{13}C 或 ^{14}C 标记的尿素，胃中的 HP 会将其水解成标记的 CO_2 和氨，标记的 CO_2 在血液中被吸收，最后呼出并被测量[49]。研究发现其特异度为93%，灵敏度度为96%[50]。UBT 安全、方便、准确性高，但和 RUT 一样，患者服用抗生素、铋剂等药物时会出现假阴性。

(2) 血清学检测。

HP 感染后难以自发清除，因此血清学检测出 HP 抗体阳性可认为存在活动性感染。然而由于 HP 根除后，血清中抗体长时间内仍可维持阳性，故通常不能区分患者为现症感染还是既往感染。

(3) 粪便抗原检测。

HP 黏附在胃上皮细胞壁上, 由于生理状态下更新脱落并在粪便中排泄。粪便抗原检测(stool antigen test, SAT)是对粪便样品中 HP 抗原的检测, 和 UBT 一样, 其准确性也受到抗生素、质子泵抑制剂等药物的影响[51]。非侵入性检测虽然方便、易获得, 但只能判断是否存在 HP 感染, 而无法提供 HP 感染相关的胃黏膜溃疡、萎缩、化生、癌变等信息。

8.5.2　机器学习在辅助检测幽门螺杆菌感染中的运用

1. 机器学习辅助检测 HP 的基本原理

HP 感染相关胃炎的典型内镜下特征包括黏膜水肿、萎缩、弥漫性红斑、黏膜皱褶增大或黏膜结节, 集合小静脉的和胃底腺的规则排列是 HP 阴性胃黏膜的预测标志[52]。然而, 内镜下根据图像特征进行 HP 感染的诊断既耗时又主观, 可出现假阳性和假阴性的诊断, 诊断的准确性与内镜医生的个人经验和水平密切相关。使用 CNN 或 SVM 等方法对不同 HP 感染状态的胃镜图片集构建 AI 诊断模型, 输入新的胃镜图片后模型可根据图片特征可快速判别 HP 感染状态。

2. CNN 在辅助检测 HP 感染中的运用

在人工智能辅助检测内镜下 HP 感染的研究中, CNN 是使用频率最高的机器学习算法。以 Shichijo 等[53]的研究为例, 他们首先回顾性分析了日本崎玉的 Tada Tomohiro 消化与胃肠病研究所 1750 例患者的胃镜图片, 在排除有胃癌、溃疡或黏膜下肿瘤的存在或病史的患者后, 被诊断为 HP 阳性或阴性的胃镜图像由内镜医生进一步筛选, 以排除由于各种原因而不清楚的图像, 包括胃中的食物残留、活检后出血和光晕。最后, 32208 张被归类为 HP 阳性(735 名患者)或阴性(1015 名患者)的图像组成训练集(表 8.3)。

表 8.3　训练集和测试集的基线资料

特征	训练集	测试集
图片数量	32208	11481
内镜医生数量	33	13
患者数量	1768	397
HP 状态, 数量(百分比)		
阳性	753(43)	72(18)
阴性	1015(57)	325(82)

1) 研究中 HP 的诊断标准

所有患者都至少通过以下一项检测来检测 HP 感染：血液或尿液中抗 HP 抗体滴度、粪便抗原试验或尿素酶呼气试验。在这些检测中任何一项检测呈阳性的患者被归类为 HP 阳性。

2) 训练集构建过程

用于显影的 32,208 张原始内镜图像随机旋转 0 到 359°，裁剪黑框，图像以 0.9 到 1.1 的比例放大/缩小。随后，图像被放大 15 倍。训练集中同样使用了模糊图像。

首先使用所有的图像一起构建 CNN。此外还使用胃中 8 个不同位置(胃底、胃体上部、胃体中部、小弯、胃角、胃体下部、胃窦和幽门)的图像构建了另一个 CNN。

3) 测试集的准备过程

为了评估构建的 CNN 的诊断准确性，并将其与内镜医生进行比较，准备了一个单独的测试数据集。在 2017 年 1 月至 2 月在 Tada Tomohiro 消化与消化学研究所接受内镜检查的 587 名患者中，190 名患者因各种原因被排除(完成根除 HP166 例；HP 感染状况不明 23 例；接受胃切除术 1 例)。最后，测试数据集包括 397 名患者的 11481 张图像(分别为 72 张 HP 阳性和 325 张阴性)。患者的人口学特征和影像特征如表 8.3 所示。测试数据集和开发数据集之间没有重叠。

4) 训练算法

采用先进的深度神经网络结构 GoogleNet 构建了一个基于人工智能的诊断系统。GoogLeNet 是一个由 22 个卷积层组成的深度 CNN，作为最流行和最广泛使用的框架之一，Caffe 深度学习框架最初是在伯克利视觉和学习中心开发，然后被用来训练、验证和测试 CNN。使用反向传播训练 CNN，这是一种训练神经网络的方法，可以有效地计算网络中所有权重的损失梯度。使 AdaDelta 对 CNN 所有层进行微调，这是一种全局学习率为 0.0001 的随机优化方法。将图片的大小调整到 244×244 像素以适应 GoogLeNet。

5) 评估算法

训练好的神经网络生成 0 到 1 之间的连续数值，对应图片 HP 阳性或阴性的概率。改变工作阈值绘制 ROC。

6) 测试集中 CNN 与内镜医生的判断方法

在没有得到任何其他信息和提示的情况下，CNN 和 23 名具有不同经验的内镜医生将测试的内镜图像归类为 HP 阳性或阴性。23 名内窥镜医生中有 6 名是日本胃肠内镜学会委员会认证的胃肠病专家。其他 17 名内镜医师被进一步分类为："较有经验组"，已完成超过 1000 次胃镜检查(n=9)；"初学者组"，已完成胃镜例数<1000

例检查($n=8$)。测量 CNN 和内镜医生诊断 HP 的敏感度、特异度和准确度，并采用双尾两样本比例检验进行比较。用 R 软件描述了 CNN 诊断准确率的 ROC。使用 STATA/MP 进行所有统计分析，p 值小于 0.05 被认为具有统计学意义。

7) 预测结果对比

在测试集中，未分类胃镜图像构建的 CNN 的阈值为 0.43，AUC 为 0.89，在敏感性、特异性和准确性方面与 23 名内镜医生没有统计学差异。而根据位置分类图像构建的 CNN 阈值为 0.34，AUC 为 0.93，准确性高于内镜医生(5.3%；95%CI，0.3～10.2)，而敏感度和特异度相似(表 8.4)。

表 8.4　诊断准确度：CNN 对比内镜医生

	CNN		内镜医生			
	第一个 CNN	根据位置分类的 CNN	认证级	相对有经验	初学者	合计
内镜医生数量			6	9	8	23
敏感度(SD)/%	81.9	88.9	85.2(4.5)	81.0(10.2)	72.2(14.3)	79.0(11.7)
特异度(SD)/%	83.4	87.4	89.3(2.6)	85.1(8.7)	76.3(10.8)	83.2(9.8)
精确度(SD)/%	83.1	87.7	88.9(2.9)	84.4(7.1)	75.6(8.2)	82.4(8.4)
AUC	0.89	0.93				
时间(SD)/min	3.3	3.2	252.5(92.3)	236.1(51.9)	206.6(54.7)	230.1(65.0)

注：SD，标准差

3. SVM 在辅助检测 HP 感染中的运用

使用深度学习的人工智能(特别是 CNN)在 HP 的识别中研究较多，但 CNN 很难从学习的模型中研究诊断的基本原理(例如，理解诊断的区别性特征)，因为它们通过端到端的监督学习来构建和优化非线性输入-输出映射。了解 HP 阳性或阴性标本的影像特征，不仅对提高诊断准确率有重要意义，而且对扩大内镜医师的知识面也有重要意义。

联动成像(linked color imaging, LCI)模式是一种新的图像增强内镜系统，特征之一是可以放大黏膜略带红色的细微差别。Yasuda 等[54]设计出了一种基于 SVM 的多阶段诊断算法来诊断 LCI 内镜图像中的 HP 感染。首先将 LCI 内镜图片根据红色的差别分为高色调(Hue,H)图像(紫红色：$0 \leqslant H \leqslant 45$)和低色调图像(杏红色：$315 \leqslant H < 360$)两种类型(图 8.12)。然后选择高色调图像作为 ROI。为提取 ROI 先对图片预处理，消除了光晕、内镜线缆、低像素区域等。基于 ROI 的机器学习 HP 感染诊断算法的构建将内窥镜图像分为高、低两种模式(高、低色调图像)。分别对

这些图像进行计算以确定黏膜颜色的特征值，并利用径向基函数核构造 SVM 分类器。在 128 幅图像中，86 幅图像被分类为低色调图像，42 幅图像被分类为高色调图像。SVM 中使用的特征值是 ROI 与整个图像大小的比率、高色调图像中的平均色调值和色调值中位数(图 8.13(a))，以及低色调图像中饱和值的模式以及色调值中位数和方差(图 8.13(b))。然后，训练好的分类器分别自动诊断一幅LCI内镜图像的 HP 感染，并综合判断 HP 的存在或不存在。

使用该系统连续回顾分析了 105 例患者的内镜图像：其中 42 例 HP 阳性，46例根除后，17 例未感染。每个病例 5 张来自不同区域的内镜图像被读入人工智能系统，并用于 HP 的诊断。同时与临床医生的诊断进行比较。结果发现 AI 系统诊断 HP 感染的准确性为 87.6%，敏感性为 90.4%，特异性为 85.7%，阳性预测值为80.9%，阴性预测值为 93.1%。该人工智能系统的诊断准确率高于经验不足的医生，但与有经验的医生的诊断没有显著差异。该人工智能系统可以提供 LCI 图像下 HP 的诊断支持，特别是对缺乏经验的医生。

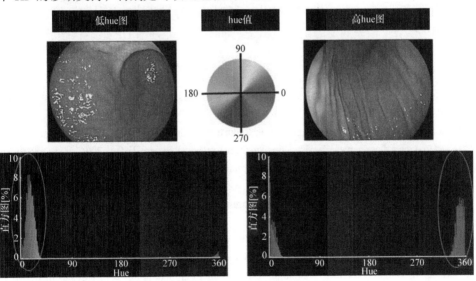

图 8.12　联动成像图片的分类及依据

高色调(紫红色: $0 \leqslant H \leqslant 45$)和低色调(杏红色: $315 \leqslant H < 360$)图像

4. 机器学习在辅助检测 HP 感染中的运用小结

使用机器学习构建的 AI 诊断模型可根据内镜图片特征快速判别 HP 感染状态，一项纳入 9 个研究的 meta 分析显示，AI 系统诊断 HP 准确率为 80%[55]，较常规的检测方法如 UBT、RUT 等传统方法仍有差距。后续随着内镜设备的更新、成像技术的迭代、采集图像分辨率的提高及建模图片数量的增加，构建的 AI 模型诊断率可能会随之提高。目前由图像开发的 AI 诊断系统更适合于辅助内镜下 HP

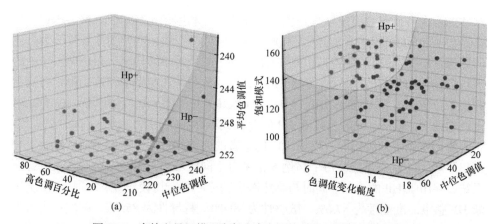

图 8.13　支持向量机模型中每个高色调和低色调图像的特征值
(a) 由高色调图像中的高色调区域占整个图像大小的比率、色调值中位数和平均值形成 3D 空间像素分布图
(b) 由低色调图像中的色调值方差、中位数和饱和模式值形成 3D 空间像素分布图

感染相关的胃黏膜糜烂、萎缩、化生、异型增生等黏膜病变的黏膜活检，提高胃黏膜 HP 感染及相关病变的阳性检出率，而不是单纯判断 HP 感染状态。

参 考 文 献

[1] Zhang Y Z, Li Y Y. Inflammatory bowel disease: Pathogenesis[J]. World Journal of Gastroenterology, 2014, 20(1): 91-99.

[2] Ott S J, Musfeldt M, Wenderoth D F, et al. Reduction in diversity of the colonic mucosa associated bacterial microflora in patients with active inflammatory bowel disease[J]. Gut, 2004, 53(5): 685-693.

[3] Targan S R, Karp L C. Defects in mucosal immunity leading to ulcerative colitis[J]. Immunological Reviews, 2005, 206(1): 296-305.

[4] Cobrin G M, Abreu M T. Defects in mucosal immunity leading to Crohn's disease[J]. Immunological Review, 2005, 206(1): 277-295.

[5] Menche J, Sharma A, Kitsak M, et al. Uncovering disease-disease relationships through the incomplete interactome[J]. Science, 2015, 347(6224): 1257601.

[6] Abbas M, Matta J, Le T, et al. Biomarker discovery in inflammatory bowel diseases using network-based feature selection[J]. PLoS One, 2019, 14(11): e0225382.

[7] Eguchi R, Karim M B, Hu P, et al. An integrative network-based approach to identify novel disease genes and pathways: A case study in the context of inflammatory bowel disease[J]. BMC Bioinformatics, 2018, 19(1): 264.

[8] Romagnoni A, Jégou S, van Steen K, et al. Comparative performances of machine learning methods for classifying Crohn disease patients using genome-wide genotyping data[J]. Scientific Reports, 2019, 9(1): 10351.

[9] Klang E, Barash Y, Margalit R Y, et al. Deep learning algorithms for automated detection of Crohn's disease ulcers by video capsule endoscopy[J]. Gastrointestinal Endoscopy, 2020, 91(3): 606-613. e2.

[10] Ding Z, Shi H, Zhang H, et al. Gastroenterologist-level identification of small-bowel diseases and

normal variants by capsule endoscopy using a deep-learning model[J]. Gastroenterology, 2019, 157(4):1044-1054.

[11] Ellmann S, Langer V, Britzen-Laurent N, et al. Application of machine learning algorithms for multiparametric MRI-based evaluation of murine colitis[J]. PLoS One, 2018, 13(10): e0206576.

[12] Enchakalody B, Henderson B, Wang S, et al. Machine learning methods to predict presence of intestine damage in patients with Crohn's disease[C]//Medical Imaging 2020: Computer-Aided Diagnosis, Houston, 2020.

[13] Syed S, Al-Boni M, Khan M N, et al. Assessment of machine learning detection of environmental enteropathy and celiac disease in children[J]. JAMA Network Open, 2019, 2(6): e195822.

[14] Wingfield B, Coleman S, McGinnity T M, et al. Robust microbial markers for non-invasive inflammatory bowel disease identification[J]. IEEE/ACM Transactions on Computational Biology and Bioinformatics, 2018, 16(6): 2078-2088.

[15] Forbes J D, Chen C Y, Knox N C, et al. A comparative study of the gut microbiota in immune-mediated inflammatory diseases—Does a common dysbiosis exist?[J]. Microbiome, 2018, 6(1): 221.

[16] Mossotto E, Ashton J J, Coelho T, et al. Classification of paediatric inflammatory bowel disease using machine learning[J]. Scientific Reports, 2017, 7(1): 2427.

[17] Granlund A V, Flatberg A, Østvik A E, et al. Whole genome gene expression meta-analysis of inflammatory bowel disease colon mucosa demonstrates lack of major differences between Crohn's disease and ulcerative colitis[J]. PLoS One, 2013, 8(2): e56818.

[18] Montero-Meléndez T, Llor X, García-Planella E, et al. Identification of novel predictor classifiers for inflammatory bowel disease by gene expression profiling[J]. PLoS One, 2013, 8(10): e76235.

[19] Han L, Maciejewski M, Brockel C, et al. A probabilistic pathway score (PROPS) for classification with applications to inflammatory bowel disease[J]. Bioinformatics, 2018, 34(6): 985-993.

[20] Hübenthal M, Hemmrich-Stanisak G, Degenhardt F, et al. Sparse modeling reveals miRNA signatures for diagnostics of inflammatory bowel disease[J]. PLoS One, 2015, 10(10): e0140155.

[21] Seeley E H, Washington M K, Caprioli R M, et al. Proteomic patterns of colonic mucosal tissues delineate Crohn's colitis and ulcerative colitis[J]. Proteomics Clinical Applications, 2013, 7(7-8): 541-549.

[22] Su J R, Li Z, Shao X J, et al. Impact of a real-time automatic quality control system on colorectal polyp and adenoma detection: A prospective randomized controlled study (with videos)[J]. Gastrointest Endosc, 2020, 91(2):415-424.

[23] Biasci D, Lee J C, Noor N M, et al. A blood-based prognostic biomarker in IBD[J]. Gut, 2019, 68(8): 1386-1395.

[24] Waljee A K, Lipson R, Wiitala W L, et al. Predicting hospitalization and outpatient corticosteroid use in inflammatory bowel disease patients using machine learning[J]. Inflammatory Bowel Diseases, 2018, 24(1): 45-53.

[25] Doherty M K, Ding T, Koumpouras C, et al. Fecal microbiota signatures are associated with response to ustekinumab therapy among Crohn's disease patients[J]. MBio, 2018, 9(2): e02120-17.

[26] Ozawa T, Ishihara S, Fujishiro M, et al. Novel computer-assisted diagnosis system for endoscopic disease activity in patients with ulcerative colitis[J]. Gastrointestinal Endoscopy, 2019, 89(2):

416-421. e1.

[27] Maeda Y, Kudo S E, Mori Y, et al. Fully automated diagnostic system with artificial intelligence using endocytoscopy to identify the presence of histologic inflammation associated with ulcerative colitis (with video)[J]. Gastrointestinal Endoscopy, 2019, 89(2): 408-415.

[28] Sasaki Y, Hada R, Munakata K, et al. Computer-aided grading system for endoscopic severity in patients with ulcerative colitis[J]. Gastrointestinal Endoscopy, 2004, 46: 2319-2324.

[29] Takenaka K, Ohtsuka K, Fujii T, et al. Development and validation of a deep neural network for accurate evaluation of endoscopic images from patients with ulcerative colitis[J]. Gastroenterology, 2020, 158(8): 2150-2157.

[30] Bossuyt P, Nakase H, Vermeire S, et al. Automatic, computer-aided determination of endoscopic and histological inflammation in patients with mild to moderate ulcerative colitis based on red density[J]. Gut, 2020, 69(10): 1778-1786.

[31] Bossuyt P, de Hertogh G, Eelbode T, et al. Computer-aided diagnosis with monochromatic light endoscopy for scoring histologic remission in ulcerative colitis[J]. Gastroenterology, 2021, 160(1): 23-25.

[32] Stidham R W, Liu W, Bishu S, et al. Performance of a deep learning model vs human reviewers in grading endoscopic disease severity of patients with ulcerative colitis[J]. JAMA Netw Open, 2019, 2(5): e193963.

[33] Gui X, Bazarova A, Del Amor R, et al. PICaSSO histologic remission index (PHRI) in ulcerative colitis: Development of a novel simplified histological score for monitoring mucosal healing and predicting clinical outcomes and its applicability in an artificial intelligence system[J]. Gut, 2022, 71(5): 889-898.

[34] Fukunaga S, Kusaba Y, Ohuchi A, et al. Is artificial intelligence a superior diagnostician in ulcerative colitis?[J]. Endoscopy, 2021, 53(2): e75-e76.

[35] Dong T S, Kalani A, Aby E S, et al. Machine learning-based development and validation of a scoring system for screening high-risk esophageal varices[J]. Clinical Gastroenterology and Hepatology. 2019, 17(9): 1894-1901.

[36] Su F, Sun Y, Hu Y, et al. Development and validation of a deep learning system for ascites cytopathology interpretation[J]. Gastric Cancer, 2020, 23(6): 1041-1050.

[37] Vazquez J, Chavarria M, Lopez G E, et al. Identification of unique clusters of T, dendritic, and innate lymphoid cells in the peritoneal fluid of ovarian cancer patients[J]. American Journal of Reproductive Immunology, 2020, 84(3): e13284.

[38] 肖英莲. 芝加哥分类之外的高分辨率测压异常[J]. 中华消化杂志, 2018, 38(7): 441-444.

[39] van Hoeij F B, Bredenoord A J. Clinical application of esophageal high-resolution manometry in the diagnosis of esophageal motility disorders[J]. Neurogastroenterol Motil, 2016, 22(1): 6-13.

[40] Broderick R, Fuchs K H, Breithaupt W, et al. Clinical presentation of gastroesophageal reflux disease: A prospective study on symptom diversity and modification of questionnaire application[J]. Digestive Diseases, 2020, 38(3): 188-195.

[41] Grubel C, Hiscock R, Hebbard G. Value of spatiotemporal representation of manometric data[J]. Clinical Gastroenterology and Hepatology, 2008, 6(5): 525-530.

[42] Fox M R, Bredenoord A J. Oesophageal high-resolution manometry: Moving from research into clinical practice[J]. Gut, 2008, 57(3): 405-423.

[43] Wang Y T, Yazaki E, Sifrim D. High-resolution manometry: Esophageal disorders not addressed by the "Chicago classification"[J]. Journal of Neurogastroenterology and Motility, 2012, 18(4): 365-372.

[44] Li Y, Choi H, Leung K, et al. Global prevalence of Helicobacter pylori infection between 1980 and 2022: A systematic review and meta-analysis[J]. The Lancet Gastroenterology & Hepatology, 2023, 8(6): 553-564.

[45] 刘文忠, 谢勇, 陆红, 等. 第五次全国幽门螺杆菌感染处理共识报告[J]. 中华消化杂志, 2017, 37(6): 364-378.

[46] Sonnenberg A, Lash R H, Genta R M. A national study of Helicobactor pylori infection in gastric biopsy specimens[J]. Gastroenterology, 2010, 139(6): 1894-1901. e2.

[47] Bezmin Abadi A T, Taghvaei T, Wolfram L. Inefficiency of rapid urease test for confirmation of Helicobacter pylori[J]. Saudi Journal of Gastroenterology, 2011, 17(1): 84-85.

[48] Lewis J D, Kroser J, Bevan J, et al. Urease-based tests for Helicobacter pylori gastritis: Accurate for diagnosis but poor correlation with disease severity[J]. Journal of Clinical Gastroenterology, 1997, 25(2): 415-420.

[49] Wang Y K, Kuo F C, Liu C J, et al. Diagnosis of Helicobacter pylori infection: Current options and developments[J]. World Journal of Gastroenterology, 2015, 21(40): 11221-11235.

[50] Ferwana M, Abdulmajeed I, Alhajiahmed A, et al. Accuracy of urea breath test in Helicobacter pylori infection: Meta-analysis[J]. World Journal of Gastroenterology, 2015, 21(4): 1305-1314.

[51] Garza-González E, Perez-Perez G I, Maldonado-Garza H J, et al. A review of Helicobacter pylori diagnosis, treatment, and methods to detect eradication[J]. World Journal of Gastroenterology, 2014, 20(6): 1438-1449.

[52] Suzuki H, Warren R, Marshall B. Helicobacter Pylori[M]. Tokyo: Springer, 2016: 157-167.

[53] Shichijo S, Nomura S, Aoyama K, et al. Application of convolutional neural networks in the diagnosis of Helicobacter pylori infection based on endoscopic images[J]. EBioMedicine, 2017, 25: 106-111.

[54] Yasuda T, Hiroyasu T, Hiwa S, et al. Potential of automatic diagnosis system with linked color imaging for diagnosis of Helicobacter pylori infection[J]. Digestive Endoscopy, 2020, 32(3): 373-381.

[55] Dilaghi E, Lahner E, Annibale B, et al. Systematic review and meta-analysis: Artificial intelligence for the diagnosis of gastric precancerous lesions and Helicobacter pylori infection[J]. Digestive and Liver Disease, 2022, 54(12): 1630-1638.

第9章　对人工智能驱动下的未来医疗的展望

9.1　人工智能在医疗中前景广阔

　　AI 高速发展，从语音电子病历、智能导诊、智能问诊为代表的虚拟助理，到 AI 医学影像实现病灶识别与标注、三维重建、靶区自动勾画与自适应放疗，AI 深入到医疗工作的各个细分领域。由中国信通院等部门编写的《2020 人工智能医疗产业发展蓝皮书》指出预计到 2025 年，人工智能应用市场总值将达到 1270 亿美元。其中，医疗行业将占市场规模的五分之一。

9.2　人工智能与未来医疗

　　AI 在医疗领域的应用，意味着全世界的人都能得到更为普惠的医疗救助，获得更好的诊断、更安全的微创手术、更短的等待时间和更低的感染率，并且还能提高每个人的长期存活率。从全球医疗行业发展状况来看，AI 医疗将会在这 5 个方向深入影响我们的生活。

　　"人工智能+医学影像"，即将人工智能技术应用于医学影像诊断中，目前这一场景在人工智能医疗领域中应用最为广泛。具体而言，医学影像诊断主要依托图像识别和深度学习这两项技术。依据临床诊断路径，首先将图像识别技术应用于感知环节，将非结构化影像数据进行分析与处理，提取有用信息；其次，利用深度学习技术，将大量临床影像数据和诊断经验输入人工智能模型，使神经元网络进行深度学习训练；最后，基于不断验证与打磨的算法模型，进行影像诊断智能推理，输出个性化的诊疗判断结果。

　　"人工智能+公共卫生"，即将人工智能技术应用于公共卫生领域之中。公共卫生是关系到一国稳定、大众健康和人民福祉的公共事业，是针对社区或全社会的医疗措施，区别于医疗机构提供的个体性医疗服务。公共卫生主要包括重大疾病特别是传染病的预防与控制、健康宣教、卫生监督、疫苗接种等场景。

　　"人工智能+医院管理"，是以医院为对象的管理科学，涵盖对医院医疗、教学和科研活动等各项职能的管理工作，通过对人、财、物、信息、时间等资源进行计划、组织、协调与控制，实现医疗效用最大化。与欧美等发达国家相比，我国医院的智能化管理水平整体偏低，仍处于智能化技术的初期应用阶段。目前，人工智能在我国医院管理领域的主要应用方向包括电子病历管理、智能导诊与分诊、质量管理和精细化运营等。

"人工智能+药物研发",主要包括药物发现、临床前研究、临床研究以及审批上市四个阶段。目前,药物研发的核心困难在于研发过程中存在诸多不确定性因素,如靶点有效性、模型有效性等问题,需要通过大量实验予以确认。而在药物研发过程中引入人工智能技术,利用深度学习技术对分子结构进行分析与处理,在不同研发环节建立拥有较高准确率的预测系统,可以减少各个研发环节的不确定性,从而缩短研发周期,降低试错成本,提高研发成功率。

"人工智能+精准医疗",是以个人基因组信息为基础,结合患者的个性化生活习惯和生活环境,为其提供定制化治疗解决方案的新型医学模式。其本质是利用基因组特征、人工智能与大数据挖掘、基因检测等前沿技术,对大样本人群和特定疾病类型进行生物标记物分析与鉴定,找到精确发病原因和作用靶点,并结合病患个人的实际身体状况,开展个性化精准治疗,提高疾病预防与治疗效果。

9.3 展 望

人工智能凭借其智能化、自动化的特点,在医学影像、药物研发、医院管理等多个医疗场景落地应用,能够辅助提高医院诊疗效率和运营管理水平。但鉴于临床决策的复杂性和潜在的滥用后果,在医学领域实施 AI 技术需要所有利益相关者的积极参与,在医生、医疗服务提供者、数据科学家、计算机科学家和工程师之间形成沟通和协作。